全国高职高专医药院校课程改革规划教材

供高职高专护理、助产等专业使用

案例版™

老年护理学

主　编　张静芬

副主编　崔德花　李　红　刘丽萍

编　委（按姓氏汉语拼音排序）

陈毅俊	上海医药高等专科学校
崔德花	曲靖医学高等专科学校
姜　娜	岳阳职业技术学院
李　红	河套学院
李晓兰	四川护理职业学院
李香群	六盘水职业技术学院
李海莲	锡林郭勒职业学院
刘丽萍	广西医科大学护理学院
邱　瑾	上海市黄浦区顺昌老年护理医院
吴黎明	唐山职业技术学院
杨　蕾	上海建峰职业技术学院
张静芬	上海医药高等专科学校
张颖杰	岳阳职业技术学院

科学出版社

北　京

内 容 简 介

　　本教材是全国高职高专医药院校课程改革规划教材之一。全书共 8 章,分别阐述了老化理论、老年人各系统生理变化及病理变化、老年人的健康保健、老年人的健康评估、老年期心理护理与沟通交流、老年人日常生活护理、老年人常见疾病的护理、老年临终关怀等。教材内容顺应国家关于社会养老服务体系建设政策要求,并与国家护士执业资格考试相衔接,特别体现社区家庭老年护理的操作技能,适合医学护理类相关专业学生学习、社区家庭养老护理培训等之用。通过引导案例,使学生能在情景中体验学习,让知识与临床实践深度融合。每章后有目标检测题,帮助学生归纳、学习正文内容,掌握知识要点,使学生能切实掌握本门课程。

图书在版编目(CIP)数据

老年护理学 / 张静芬主编 . —北京:科学出版社,2014. 12
全国高职高专医药院校课程改革规划教材
ISBN 978-7-03-042486-0

Ⅰ. 老⋯　Ⅱ. 张⋯　Ⅲ. 老年医学-护理学-高等职业教育-教材
Ⅳ. R473

中国版本图书馆 CIP 数据核字(2014)第 263065 号

责任编辑:丁海燕　邱　波 / 责任校对:张怡君
责任印制:赵　博 / 封面设计:范璧合

科学出版社 出版
北京东黄城根北街 16 号
邮政编码:100717
http://www.sciencep.com
新科印刷有限公司 印刷
科学出版社发行　各地新华书店经销
*
2014 年 12 月第 一 版　　开本:787×1092　1/16
2018 年 1 月第二次印刷　　印张:13 1/2
字数:311 000

定价:39.00 元
(如有印装质量问题,我社负责调换)

前　　言

　　随着社会与经济的发展，许多发达国家早在20世纪中叶就先后进入了人口老龄化时期。当今的中国也同样出现了人口老龄化的急速发展征象。人口老龄化带来了一系列的社会问题，如社会劳动力相对不足，社会保障资金负担沉重，老年人的医疗、护理、生活照料等供需矛盾十分突出。做好老年护理与保健直接涉及老年人的生活质量，涉及社会的稳定和发展。全社会真正做好老年人的护理工作，不仅关系到医疗卫生工作中老年护理学科建设，更重要的是围绕老年人身心护理、疾病康复、家庭生活照料等各方面的人才队伍建设。日本是全世界最早进入老龄化社会的国家，在近半个世纪的护理实践中，逐步摸索、总结了经验，并从医学护理主干中创立了老年介护（care）专业，为家庭、养老机构的老年人进行个体化的生活援助。老年介护（care）的理念是："以老龄人和身体障碍引起的，在日常生活过程中出现困难的个人为对象，以专业化对人援助为基础，为确保精神上、身体上及社会适应上能获得健康的生活、成长及发育，使之达到对生活获得满意的自立目标为目的的活动。"因此，研究老年人的健康问题及需求，促进老年人的健康状况，提高老年人群的生活质量，已成为老年护理研究的重要课题。培养适应社会发展需要的应用技能型老年护理人员，是提高老年护理质量的重要任务。我们编写的这本适应新形势和新要求的《老年护理学》教材，主要供全国高等医学职业技术学院和高等医学专科学校的护理专业教学使用，也可作为临床护理人员、社区养老机构、家庭卫生保健人员的培训用书或参考书。

　　本书的编写坚持思想性、科学性、先进性、启发性和适用性相结合的原则，以培养适应市场需要的技能型高素质的老年护理专门人才为目的，编写体系以个案情景导入课程内容，按护理程序展开描述，通过链接形式插入相关专业知识，拓展学生学习思路，以求得理论与临床相结合，培养学生的临床护理观察、分析和解决问题的能力。本教材共分8章，内容紧跟教改发展前沿，与护士执业资格考试改革同步。作者们怀着对老年护理的真挚情怀，在编写过程中力求以满足老年群体健康需求为重点，体现护理专业特色。本教材在已出版同类教材的基础上，除了阐述老年疾病护理、心理护理、老年健康保健及相关知识外，增加了老年人福利与养老护理方式、老年人业余文化娱乐生活指导、老年人日间生活作息安排、老年人日常生活介护技能操作、临终关怀与死亡教育等非常实用的内容，突出老年社区、家庭护理的特色，为学生毕业后进入临床护理、社区护理工作能直接上岗铺垫了扎实的基础。为方便师生开展教学活动，在各章内容后附上目标检测题、教材之后列出课间实践内容等，供学生复习、讨论和实践操作。

　　本书编写过程中得到广西医科大学护理学院、河套学院医学系、曲靖医学高等专科学校及上海医药高等专科学校，以及全体作者单位领导的高度重视和大力支持，上海市黄浦区顺昌老年护理医院及上海长宁区颐家老年日间照料中心的全体护士为本书提出了许多宝贵的意见，在此致以诚挚的谢意。

　　本书凝聚了编委们多年来丰富的老年护理教学心得，但由于时间和水平有限，错误和疏漏之处难免，恳请使用本书的同仁和师生惠予指正。

编　者

2014年3月

目　　录

第 1 章　绪论 ……………………………………………………………………… (1)

　第 1 节　老年护理学概述 ………………………………………………………… (1)

　第 2 节　老年人与人口老龄化 …………………………………………………… (3)

　第 3 节　老年人福利与养老护理 ………………………………………………… (4)

第 2 章　老化理论 ………………………………………………………………… (11)

　第 1 节　老化的生物学理论 ……………………………………………………… (11)

　第 2 节　老化的心理学理论 ……………………………………………………… (13)

　第 3 节　老化的社会学理论 ……………………………………………………… (14)

　第 4 节　老年人各系统生理变化及病理变化 …………………………………… (16)

第 3 章　老年人的健康保健 ……………………………………………………… (24)

　第 1 节　老年保健概述 …………………………………………………………… (24)

　第 2 节　老年保健原则 …………………………………………………………… (25)

　第 3 节　老年保健任务和策略 …………………………………………………… (26)

　第 4 节　老年人自我保健和健康行为促进 ……………………………………… (28)

　第 5 节　老年人业余文化娱乐生活指导 ………………………………………… (30)

第 4 章　老年人的健康评估 ……………………………………………………… (36)

　第 1 节　老年人的健康评估概述 ………………………………………………… (36)

　第 2 节　老年人躯体健康的评估 ………………………………………………… (38)

　第 3 节　老年人心理健康的评估 ………………………………………………… (43)

　第 4 节　老年人社会健康的评估 ………………………………………………… (48)

　第 5 节　老年人生活质量的综合评估 …………………………………………… (52)

第 5 章　老年期心理护理与沟通交流 …………………………………………… (58)

　第 1 节　老年期的心理特点 ……………………………………………………… (58)

　第 2 节　影响老年人心理的因素及健康心理的促进 …………………………… (60)

　第 3 节　老年人的沟通护理 ……………………………………………………… (65)

　第 4 节　老年人常见的心理问题与护理 ………………………………………… (67)

第 6 章　老年人日常生活护理 …………………………………………………… (82)

　第 1 节　老年人日常生活功能状态评估 ………………………………………… (82)

　第 2 节　老年人日间生活照料 …………………………………………………… (85)

　第 3 节　老年人安全护理 ………………………………………………………… (99)

　第 4 节　老年人日常生活介护技能操作 ………………………………………… (102)

第 7 章　老年人常见疾病的护理 ………………………………………………… (136)

　第 1 节　老年疾病的护理概述 …………………………………………………… (136)

　第 2 节　老年人安全用药 ………………………………………………………… (138)

　第 3 节　老年人呼吸系统疾病及护理 …………………………………………… (143)

　第 4 节　老年人循环系统疾病及护理 …………………………………………… (147)

第5节 老年人消化与泌尿系统疾病及护理 ················· (153)

第6节 老年人内分泌、代谢性系统疾病及护理 ················· (157)

第7节 老年人神经系统疾病及护理 ················· (164)

第8节 老年人运动系统疾病及护理 ················· (173)

第9节 老年人感官系统疾病及护理 ················· (179)

第8章 老年人临终关怀 ················· (191)

第1节 老年人临终关怀概述 ················· (191)

第2节 老年人的死亡教育 ················· (194)

第3节 安宁护理 ················· (196)

第4节 与临终老年人家属的沟通及护理 ················· (199)

参考文献 ················· (204)

《老年护理学》教学大纲 ················· (205)

目标检测题参考答案 ················· (210)

第1章 绪 论

目前,我国是世界上老龄化速度最快的国家,而老年人的健康护理服务却远没有达到同步发展要求。要解决这一问题,不仅要了解老年人对健康服务的要求,还需要从社会经济发展的角度了解老年人对健康服务的需求意向,便于全面提高老年人的健康水平和生存质量。

第1节 老年护理学概述

人口老龄化是21世纪世界各国共同面临的一个重要问题,随着社会的发展和科学的进步,人类平均寿命不断延长,老年人在人口中所占的比例不断增加。当前,人类社会已全面进入老龄化的时代。我们应该清醒地认识到:人口老龄化所带来的影响广泛而深远,需要对现有的法律、法规进行全面完善,这对社会保障、医疗和护理工作提出了更多更高的要求。因此,研究老年问题的相关学科和老年医学迅速发展起来,与之相适应的老年护理学也逐渐发展成为一门新兴的学科。通过教育、研究和实践活动,加快老年护理人才培养,发展老年护理事业,充实和完善老年人照料服务体系,不仅可满足老年人群健康保健的需要,同时也是社会人口老龄化发展的客观需要。

一、老年护理学的概念

老年护理学(gerontological nursing)是一门研究与维护和促进老年人健康相关的护理理论、护理技术及其发展规律的学科。它是老年学研究的一项重要内容,是老年医学、老年生物学、老年心理学、老年社会学等学科和护理学的交叉领域,既有一般护理学的基础,但又区别于一般护理学,是社会科学、人文科学和自然科学相互渗透的综合性应用科学。

老年护理学的主要内容包括自然衰老对老年人生理心理和社会的影响、老年人健康评估、老年人健康保健、老年人的日常生活护理、心理护理、疾病护理、康复护理、社区护理和老年人临终关怀等。老年护理学体现了现代护理的理念、科学的老年观念和职业特征,注重人文关怀,强调对老年人个性的尊重和隐私的保护。

由于老年人在生理、心理、社会适应能力方面有别于其他年龄段人群,同时老年人患病有其特殊性,这就决定了老年护理学有其特殊的规律,也形成了自己相对独立的学科体系。

二、老年护理学的研究范畴

老年护理学研究的内容涉及自然、社会、文化、教育和心理等因素对老年人健康的影响,以及如何运用护理原理、护理技术和方法来帮助老年人促进和恢复健康,不断提高老年人的生活质量。其研究范畴包括以下几个方面:

(一)临床护理

对患病老人的护理研究是老年护理学的重要内容,主要包括如下几点。

1. 老年疾病的特点与专科护理 长期以来人们认为,多数疾病对老年人的影响与对其他年龄人影响没太大区别,因而对老年疾病的护理往往没有超出一般常规护理范畴。实践证明,老年疾病的发生、发展、临床表现和转归都有自己的特点,直接影响到治疗和康复,因此,研究老年疾病的特点是老年护理学的重要内容。只有充分了解老年疾病的特点，才能在此基础上有针对性地将临床护理技术运用于实践，更好地提高护理质量和促进老年患者康复。

老年病专科护理一方面表现为深层次认识老年人对疾病的反应，深刻理解老年人病理生理改变和心理、社会改变，以及彼此之间的相互影响，在临床工作中更好地满足老年患者的实际需求，开展以实证为基础的护理；另一方面，要求一部分高层次护理人员在掌握一般疾病护理知识，积累了丰富的经验、具有熟练技术的基础上，再进一步掌握宽泛的交叉学科的理论知识。包括基础和应用科学、教学理论、组织管理学、交往冲突的解决，以及法律、保健原则、财经管理和信息技术等，成为在这一特殊的护理领域具有专门学识和能力的老年护理专家。从而在临床实践中对老年人和老年病患者进行全面评估、判断健康问题，应用丰富的专业知识和技能，制定最有效的护理方案，对治疗中护理的参与以及参与的效果负责，从而促进临床老年护理质量的提高。

2. 老年病患者的康复护理　当人们步入老年期后，由于不可抗拒的自然衰老、疾病、意外事故等因素影响，老年人群中残疾和身心功能障碍的比例逐渐增加。这些残、障老人往往因生活难以自理，失去劳动能力，精神上陷入深深的痛苦，也给家庭和社会造成压力。对于这些老人除提供一般养护服务外，更需要提供预防性、治疗性、恢复性的康复护理，以最大限度地消除老年人精神上和躯体上的功能障碍，使他们老而不残、残而不废，实现生活自理、精神自立，提高其生活质量。

3. 老年疾病的预防护理　老年疾病的预防护理是病因性护理和根本性防病护理。需要了解老年人群的基本特点、老年人疾病谱和流行谱，研究社会和自然环境对老年人疾病和健康的影响，探求病因，寻找规律，对老年人进行预防性指导。通过加强健康教育，普及预防疾病和促进健康的知识，提高老年人群的健康水平。经常以定期健康体检等方式早期发现、诊断和治疗疾病，以减轻疾病的危害。

（二）社区护理

社区护理在老年卫生服务和医疗保健工作中具有重要的作用。社区护士应经常对个人或家庭进行访视，为不同人群提供各种慢性疾病的护理、饮食指导、用药指导、精神或语言治疗、健康咨询、健康检查、精神调理、缓解疼痛、临终关怀，以及生活照顾等多方面的服务。中国老年人以家庭养老为主，社区是老年人生活的主要空间，老年人医疗护理的工作重点应放在社区，以便于满足老年人就近医疗、经济方便的需求。

社区护理应与社区居家养老和社区居家养老服务相结合。所谓社区居家养老，是指老人既不必离开家庭及社区环境，又可以享受到由社区专业服务人员提供的紧急救助、日常照料、康复护理、保健治疗、心理咨询与精神慰藉等社会化专业养老服务的养老方式。社区居家养老服务是指"以家庭为核心，以社区为依托，以专业化服务为依靠，以居住在家的老人为对象，为他们提供生活照料、医疗护理、康复护理和精神慰藉等方面服务的一种社会化养老服务形式"。由此可见，社区护理的发展空间很大。

（三）护理教育

护理教育通过研究老年护理人才培养的规律、方法及模式，不断提高教育质量，改善老年护理人员包括护理师资的知识结构，适应老年护理学发展的需要。

我国目前受过专业训练，具备职业水平，能够给老年人提供专业护理的护士较少，尤其是高级老年护理人才匮乏。因此，老年知识的教育和培训不足将影响老年护理质量。目前许多高等医学院校已适当调整了课程设置，增设了老年护理学以及相关的人文学科，但将规范的老年护理学课程列为必修课的还比较少。因此，老年专科护士的培养仍需加强。

（四）护理科研

老年护理学科的发展需要护理科研的支持和推动。护理理论的构建、护理理论与护理实践相结合、护理技术和方法的改进、护理设备和护理工具的改革、护理管理模式的建立等,都有赖于护理科学研究去探索规律、总结经验,这样才能推进专业的不断发展。

三、学习老年护理学的意义

老年护理学已形成一门独立的学科,但面临着人口老龄化所致护理需求复杂、护理人员不足,以及老年知识教育欠缺等诸多问题。我国老年护理水平与发达国家相比尚有距离,特别是对一些老年人多发病,如心、脑血管疾病、肿瘤、糖尿病、认知症(老年痴呆症),以及老年人特有症状如跌倒、骨折、卧床不起、大小便失禁等的护理理论和技术等有待进一步研讨与提高。此外,对老年人生活质量的评估、辅助用具的开发、照料者(包括家属、陪护)身心疲劳的改善及老年心理护理等都将成为老年护理研究的课题。这就更需要我国老年护理工作者不断努力,积极借鉴国外老年护理的发展经验,着力加强研究的深度和广度,加快转化研究结果,以更好地指导护理实践。

第2节 老年人与人口老龄化

一、老年人年龄划分和人口老龄化的标准

1. 老年人年龄划分标准 世界卫生组织(WHO)对老年人年龄的划分有两个标准:发达国家将65岁以上人群定义为老年人,而发展中国家(特别是亚太地区)将60岁以上人群称为老年人;联合国卫生组织根据现代人生理结构的变化,对人的年龄界限作了新的划分:44岁以下为青年人;45~59岁为中年人;60~74岁为年轻老人(the young old);75~89岁为老老年人(the old old);90岁以上为非常老的老年人(the very old)或长寿老人(the longevous)。

根据中华医学会的规定:我国60岁以上的人称为老年人;老年分期按45~59岁为老年前期;60~89岁为老年期;90岁以上为长寿期。

2. 人口老龄化的标准 世界卫生组织对老龄化社会的划分有两个标准。

发达国家的标准:65岁以上人口占总人口比例的7%以上称为老龄化社会(老龄化国家或地区)。发展中国家的标准:60岁以上人口占总人口比例的10%以上称为老龄化社会(老龄化国家或地区)。自1990年以来,我国老年人口以平均每年3%的速度增长,截至1999年年底,60岁及以上人口占我国总人口比例的10.09%,我国已进入老年型人口国家之列。2013年,我国老年人口已突破2亿,成为超老龄化社会。

二、世界人口老龄化的发展概况

21世纪是老年型世纪,主要特征是世界人口老龄化、劳动人口老龄化、老年人口高龄化。

1. 总人口老龄化 从世界各国和地区人口老龄化进程看,全世界65岁以上老年人占总人口比例已经达到10%,发达地区占14%以上,欠发达地区也已达到7%。65岁以上人口占总人口18%以上的国家有日本、丹麦、挪威、英国、比利时、法国、希腊、西班牙、德国等。日本是世界上老龄化最严重的国家,国民的平均寿命为83岁,而且其老龄化速度还在继续加快。

2. 发展中国家老龄人口增长速度快 目前世界上65岁老年人以每月90万人的速度增长,其中70%发生在发展中国家,2013年发展中国家的老年人口数占全球老年人总数的70%以上。

3. 高龄老年人增长速度快 高龄老年人是指年龄在80岁及以上的老年人。全世界的高龄老人占老年人口的16%,其中发达国家占22%,发展中国家占12%。日本的老年人增长迅速,预计到2025年,每3个老年人中就有一个高龄老人。

4. **女性老年人增长速度快** 一般而言,老年男性死亡率高于女性,如法国女性老年人的平均预期寿命比男性老年人高8.4岁,美国为6.9岁,日本为6.9岁,中国为5岁。据统计,60岁年龄组男女之比为81∶100;80岁年龄组男女之比为53∶100;100岁年龄组男女之比为25∶100。平均而言,在年龄达到60岁以后,男性预计可以再活17年,女性则为20年。

5. **人口平均期望寿命不断延长** 人口平均期望寿命即某一年龄人口平均还有可能活多少年。通常所说的平均寿命是指出生婴儿在今后一生中可能活的岁数。随着社会经济和医疗技术的发展,从1900—1990年的90年时间,发达国家男性平均预期寿命增长66%,女性增长71%。2013年,全世界平均期望寿命最长的国家是日本,83岁,其中女性为86岁、男性为79岁。我国人口平均预期寿命为75.5岁,其中女性为78岁、男性为73岁。世界人口平均预期寿命为70岁。

三、我国人口老龄化的发展趋势和基本特征

1. **我国人口老龄化的基本现状** 我国既是进入老龄社会较早的发展中国家,也是世界上老年人口最多的国家。到2000年,我国60岁及以上老年人口总数为1.3亿,占人口总数的10.6%。截至2012年底,60岁以上老年人口超2亿,占总人口15.38%,其中80岁及以上高龄老年人口2 273万人,需专业有效的日常护理。据联合国预测,21世纪上半叶,中国将是世界上老年人口最多的国家,占世界老年人口总量的五分之一。同时,我国老年人健康状况也不容乐观。根据各地老年人健康普查表明,无重要脏器疾病的老年人仅占20%~25%,而老年人慢性病发病率高达74.5%,其中认知障碍是最普遍的问题。

2. **21世纪老龄化趋势与特征** 据2006年中国老龄工作委员会办公室(简称老龄委)预计:21世纪中国的人口老龄化发展趋势可以划分为3个阶段:第一阶段,从2001年到2020年是快速老龄化阶段,届时,老年人口将达到2.48亿;第二阶段,从2021年到2050年是加速老龄化阶段,到2050年,老年人口总量将超过4亿;第三阶段,从2051年到2100年是稳定的重度老龄化阶段。2051年,预计中国老年人口规模将达到峰值4.37亿,老龄化达30%以上。与其他国家相比,中国的人口老龄化主要特征是:老年人口规模巨大、老龄化发展迅速、地区发展不平衡、城乡倒置显著、女性老年人口数量多于男性、老龄化超前于现代化。

3. **人口老龄化对养老护理的挑战** 人口老龄化的趋势,使老年人问题成为我们这个时代的重要课题。当人们进入老年期后,由于生理、心理的变化,对社会、生活的适应能力下降,同时面临退休、丧偶、慢性病折磨、身体功能下降、经济状况改变等人生大事,容易产生焦虑、抑郁、孤独等心理问题,使得老年人的心理状况更为复杂。因此,如何全方位地护理老年人,发挥其残存功能,使其保持心理健康,自主、自立地提高其生活质量;如何尊重生命,注重生命质量;如何尊重死亡,不加速也不延迟死亡;如何协助临终老人安静地、有尊严地离世;如何做到去者能善终,留者能善留,是今后面临的重大挑战。

第3节 老年人福利与养老护理

一、社会福利制度

1. **社会福利的概念** 社会福利是指在国家扶持下,以解决社会生活问题为目的的社会性对策的总称。社会福利是通过社会性手段对国民在生活和社会方面的障碍予以物质上和精神上系统的援助,以保证国民的基本生活质量。服务宗旨是满足人们物质、精神和人格等方面的全面需要。其范围有狭义和广义之分。狭义的社会福利特指通过国家和社会扶助对

需要援助、抚育和康复的人进行援助，以使他们作为正常的社会人而生活的社会福利事业。而广义的社会福利除了狭义的社会福利内容外，还有教育保障、保险、保健、医疗、雇佣、住宅等社会对策性的社会服务。

2. 养老服务的概念　养老服务是指老年人在生活中获得的全方位服务支持的系统。既包括家庭提供基本生活设施和生活环境，也包括社区提供的各种服务和条件，更包括政府、社会提供的有关服务的形式、制度、政策、机构等各种条件。一般不包括物资和经济供养内容。

养老服务主要涵盖与经济和社会发展水平相适应，以满足老年人基本生活需求、提升老年人生活质量为目标，面向所有老年群体，提供基本生活照料、护理康复、精神关爱、紧急救援和社会参与的设施、组织、人才和技术要素形成的网络，以及配套的服务标准、运行机制和监督制度。

3. 养老护理服务的概念　养老护理服务是指以照顾日常生活起居为基础，为独立生活有困难者提供帮助。养老护理服务工作有别于以病人为主要服务对象的医疗护理工作。养老护理服务的服务对象是生活不能自理的弱势人群，包括不能完全独立生活的老年人、儿童和残障者，工作内容以照顾养老护理服务对象的日常生活并丰富他们的文化生活为主，如为老人烧饭、洗衣、洗澡、喂饭、整理房间，陪老人谈心、读报、逛街、游公园、去医院看病，甚至护送老人访亲拜友等。服务内容是帮助服务对象的生活正常化，其中需要一些特殊的专业技术，并需有一定的专业理论知识为指导，而且养老护理服务是发生在人与人相互交流、沟通的基础上，这就要求从事养老护理服务工作的人员必须具备良好的沟通交流技巧。养老护理服务的目标是提高被养老护理服务者的生活质量，最大限度地实现其人生价值。

二、日本老年介护理念与介护保险制度

1. 日本老年介护理念　日本是全球老龄化进程最快、老龄人口比例最高的国家。"介护"一词最早出现于1963年的日本老年人福利法中，作为概念词用以阐明特别养老院的功能。直到21世纪，社会人口老年化程度加剧，介护问题成为社会普遍关注的课题，"介护"（看护、照顾的意思）一词才开始被广泛使用，并成为一个常用的专业术语。

介护理念：介护是以对因老龄化或身心障碍导致日常生活处于困难状态的人进行专业性援助为基础，以满足被介护者身体、精神、社会各方面要求，确保其健康的生活为目标，最终使介护者能够达到满意的自立的生活。日常生活介护（即生活援助）的内容包括：饮食介护、排泄介护、移动（床-轮椅）和翻身介护、心理沟通护理、临终介护、老人安全介护等。

（1）尊重人的尊严的原则：所谓尊重人的尊严，即主张只要是人，就必须承认和尊重其人格。具体地说，人不论处于怎样的状况，富裕还是贫困，健康还是残疾，无论有怎样的个性差别，都具有宝贵的生命和人格尊严；即使能力不同，能够创造出的价值不同，但在接受养老护理服务方面应该平等。在养老护理服务工作中必须将每一位需要护理的老年人作为具有独立人格的人来看待。尽管有些老年人不能像健康人那样行走、讲话、思维，但养老护理服务人员应尊重他们的人格，通过一定的援助和鼓励手段，使他们尽可能使用各种可以用的方法，表现其自身的存在，彰显他们的人格和残存能力。

（2）主体性援助的原则：主体性援助原则指养老护理服务是为满足个体维持自我尊严和自立需求而进行的援助。养老护理服务工作应"以人为本"，从促进被援助者自立的角度出发，活用被援助者的残存能力、维持和促进其身体功能及重视其自我决定权，最大限度地提高被援助者的生活质量和促进个人价值的实现。

每个个体包括老年人都具有独立人格和自尊，都有自立和参与社会生活的愿望，因而没有一个人愿意以被同情或被怜悯的方式接受援助。因此，老年介护服务的提供应尊重被养老护理服务的老年人的选择，重视其自我认定，特别是有独立思考能力的老年人，应根据其意愿

提供最为合适的养老护理服务。可见,主体性援助原理强调促进个体自立的目标取向。

(3) 整体养老护理服务的原则:指养老护理服务工作不仅要满足被养老护理服务者的生理需要,还应满足其心理需要和社会需要。因此,养老护理服务工作的内容除了包括协助被养老护理服务者完成日常的生活活动如备餐、进餐、排泄、穿脱衣服、洗浴、修剪指甲等,还包括帮助被养老护理服务者整理住所,维持必要的卫生条件及与其交谈,进行情感交流;对于有能力者,还应指导其参加一定的劳动或文娱活动,如对于行走不便者,应陪同外出参加一定的社交活动。

(4) 和谐社区共生的原则:和谐社区共生的原则是指尊重被援助者实际生活的需求,将其置于与普通人一样的社会生活状态下(即普通社区)予以援助。这里的共生指被养老护理服务者和正常人之间虽有差别,但却在尊重各自独立个性的基础上在同一区域共同和谐地生活。

因为,只有正常社区的社会人际关系网络才能提供一个人实际生活所需要的所有社会交往、社会关系,其心理需求和社会需求才有可能得以满足。因此,不论是老人还是儿童,不论是残疾人还是普通人,只有在正常的社区中生活,才能真正满足自己的基本需求,树立健全的人格,并使其潜能得以充分发挥,最大限度地体现其存在的意义和自身价值。

(5) 实现正常人的生活:实现正常人的生活的原则是指养老护理服务工作应帮助老年人维持或恢复正常的生活状态。一个人的生活状态包括日常生活方式及其生活环境两个方面。老年人正常生活方式的维持与其自立程度密切相关,并受生活环境的影响。也就是说,老年人生活越自立或生活环境改变越少,其越可能维持正常的生活方式。因此,让老年人生活在普通社区比将其安置在较为偏远的与正常人群分离的郊区,更有利于保证其生活的正常化,维持其身心健康。

2. 日本介护保险制度 进入 20 世纪 90 年代,日本社会老龄化向高龄化急剧发展,人的平均寿命更加提高,与此同时,卧床不起、有认知症状的老龄人日趋增多,他们需要介护。而且,家庭核心化、女性走向社会等状况越来越多,原先由传统的大家庭形式赡养、介护老人的功能大大降低。老龄人养老问题日益成为亟待解决的社会问题。对此,日本政府于 1996 年起为实行介护保险制度作准备,制定《介护保险法》(1997 年),2000 年 4 月实行介护保险制度。

《介护保险法》规定,介护保险对象主要为 65 岁以上的老人,称为第 1 号被保险者。同时规定 40 岁以上的国民必须加入并缴纳介护保险金,称为第 2 号被保险者。对于参加介护保险但不满 65 岁的中老年人,如患有早期痴呆、脑血管疾病、肌肉萎缩性侧索硬化症等 16 种疾病,才可以享受介护保险服务。

老年人(被保险人)如果需要介护服务,个人必须先向市、町、村提出书面申请,市、町、村在听取主治医生(经常直接与该老人接触的社区医生)意见的基础上,派调查员前往老人家中调查健康状况。将调查结果送交介护认定审查委员会,依照国家标准进行判定。30 个工作日以内将判定意见和介护等级以书面形式通过市、町、村转告申请人。

申请人得到介护保险的认定后,有 1 名专业的介护师(取得国家认定的介护师资格)上门帮助申请人制订一份符合认定的介护等级、适合本人健康状况和要求的介护服务计划。将此计划交有关医疗机构。医疗机构照此计划上门提供介护服务,或用车接患者到相关机构接受服务,然后送患者回家。介护计划实施半年后,再进行一次健康调查和重新评估,根据健康状况的改善程度(或恶化程度),调整介护等级,制订新的介护计划。

介护保险服务利用者一般个人负担服务费的 10%,其余部分的一半由政府税金负担,另一半由保险费负担。政府税金由中央政府负担 25%,都、道、府、县负担 12.5%,市、区、町、村负担 12.5%。保险费中,65 岁以上老人缴纳的保险费占 18%,40~65 岁人群缴纳的保险费占 32%。

三、国内外养老护理现状

1. 国外养老护理服务现状　社区护理源于 19 世纪由丽莲开始的公共卫生护理,于 20 世纪 70 年代发展为社区护理专业学科,并在 20 世纪 90 年代初期迅速发展。美国是社区护理发展较早的国家之一,其提供的方式多样,如社区护理服务中心、老年服务中心、临终关怀服务中心、妇女避难所、社区护理诊所等。

20 世纪 60 年代以来,德国社区护理有了较快的发展,目前全国已有 1 万余家护士站,近 5 000 个家政服务中心,约有一半护士从事社区护理工作。在社区服务中主要服务者有家政人员、护理员、护士,其服务对象主要是社区老年人、儿童、手术后恢复期患者、慢性病患者、残疾人等,服务内容为慢性病预防、自我保健康复和护理工作。

韩国从 20 世纪 60 年代开始大力发展社区护理事业,到了 20 世纪 70~80 年代,已公认护理人力是社区居民健康管理的有效人力,引进了为农、渔村居民服务的保健诊疗员制度,到了 20 世纪 90 年代已培养出 2000 多名护士保健诊疗员(CPHN),并陆续引进了保健看护师、管理学校健康的养护教师、精神保健看护师、家庭看护师等专业领域的护理专家制度。

澳大利亚 2005 年全国年龄超过 65 岁的有 260 多万人,虽然人口老龄化问题严重,但澳洲政府早在 1980 年就开展了老年护理,在医疗卫生机构中设置由老年医师、物理治疗师、职业治疗师、社会工作者、语言治疗师及足疗师组成的老年护理评估组,其社区护理模式主要为居住性老年护理和老年病人治疗与护理。

2. 我国养老服务的现状　我国是一个以“儒家文化”为主导的传统国家,大部分老年人在家庭养老,老年人同子孙后辈们一起生活,由子孙们赡养、照料。中国有尊重、关心、帮助老年人的优良社会风尚,数千年来,人们把敬老、爱老、养老作为传统美德世代相传。老年人不仅能在物质生活上享受优于家庭的人均生活水平,而且在精神上受到儿孙们的敬重、爱戴、享受天伦之乐。

但随着经济发展及老龄化步伐的加快,传统养老方式正在逐渐弱化。出现以下状况: ①家庭支持系统被“4-2-1”型家庭结构和“空巢家庭”存在所破坏;②自我照顾方式由于慢性病高发和经济条件而受到限制;③社会支持系统也由于老年照护设施的不充足和养老法律、保险系统的不完备等原因而不能满足老年人长期照护的社会需要。

为此,从 20 世纪末开始,北京、上海、广州等国内经济较发达城市在借鉴国外养老护理服务建设经验基础上,结合我国国情开始兴办福利院和老年护理院,也陆续兴办了一些商业化的养老设施和保险服务,使得老年人养老服务事业得到一定的发展。但在经济欠发达地区,受经济落后、家庭养老功能弱化、农村劳动力输出、社区居家养老服务功能不健全等因素影响,使老年人养老服务的供需矛盾进一步加剧。因此,大力发展老年人养老服务,加快老年人养老服务社会化进程,是我国包括经济发达与欠发达地区应对人口老龄化挑战的迫切要求,其对构建和谐社会有着重大的现实意义。

3. 现代养老护理模式的转变　针对全球人口老龄化趋势,1990 年世界卫生组织(WHO)提出健康老龄化战略。健康老龄化不仅体现在寿命跨度的延长,更重要的是生活质量的提高。健康老龄化使养老护理的内涵发生了重大转变:护理对象从个体老年病人扩大到全体老年人,护理内容从老年疾病的临床护理扩大到全体老年人的生理、心理、社会、生活能力和预防保健,工作范围从医院扩展到了社会、社区和家庭。护理模式由“以病人为中心的整体护理模式”转向了“以人为中心、以健康为中心的全人护理模式”。传统医疗护理活动的目标在于诊断、治疗及治愈疾病,病人康复的速度和程度是护理活动成效的评判标准。现代养老护理的目标是:延缓衰老及恶化,增强自我照顾能力,支持濒死病人并保持其舒适及尊严,提高老年人的生活质量。许多发达国家如日本,已经把“提高老年人的生活质量”作为老年护理的最终和最高目标,同时也作为养老护理活动效果评价的有效判断标准之一。

四、我国养老护理的内容与方式

1. 养老护理的内容　养老护理内容包括运用生活性和技术性护理技能,完成老年人的日常生活护理、生活技术护理、心理护理、康复保健预防和老年人闲暇活动组织等护理工作。

(1)生活护理:生活护理是指养老护理人员对老年人日常生活所做的照顾和料理工作。这项工作是保证老年人正常生活的前提,也是养老护理的基础工作。生活护理内容有老年人居室卫生、衣物洗涤、晨晚间起居护理、饮食护理、排泄护理、老年人个人卫生、老年人搬运、卧床老年人翻身、尿和粪常规标本的采集以及老年人生活情况的巡视观察。

生活护理方式应根据老年人的具体情况、意愿和要求,由老年人自己选择帮助与照料的方式。具体的方式有:老年人自己做力所能及的事,养老护理人员在一旁进行指导和监护,这种方式可以使老年人现有的生活自理能力得以保持;养老护理人员与老年人一起做,这种方式可以保持或恢复老年人的一些生活自理能力;养老护理人员替老年人做,这种方式大多用于高龄老年人和患病老年人的生活护理照顾。让老年人做些力所能及的事,可以使他们感到自己还行,从而减轻对生活自理能力减退的忧虑。

(2)医疗护理:随着老年人增龄、生理功能衰退及机体抵抗力下降,健康老年人体力及活动功能等有明显减弱,同时患病老年人各系统脏器功能更加减退,其慢性疾病开始出现或增多,如高血压、冠心病、前列腺增生、慢性支气管炎及肿瘤等。因此,做好老年人的医疗护理是养老护理工作的重要内容。

(3)康复保健预防:据统计,我国城乡老年人的患病率均高于城乡人口平均患病率,这表明我国老年人的健康水平不高。特别是高龄老年人更易患病,或几种慢性病缠身,或因病致残。因此,康复保健对老年人身体健康至关重要,也是养老护理的主要工作之一。包括:康复、保健、预防3项工作。①康复是使用各种康复治疗手段对患病老年人或伤残老年人进行治疗,使其病情或症状得到康复或缓解的治疗方法,治疗手段主要有体疗、理疗、推拿、按摩等。②保健是通过体育锻炼和其他保健措施,使老年人增强机体抵抗力,提高老年人健康水平的方法。主要包括拳操、器械健身、健康咨询、定期健康检查和保健品服用的指导。③预防是指防止某病在人群中发生。各种养老护理服务机构是老年人进行群体活动的地方,老年人又是传染病的易感人群。所以作好预防工作,其意义更为重大。

(4)心理护理:心理护理是运用各种心理护理措施,减轻老年人的精神压力,排解心理负担,帮助他们正视生活,积极调节心理状态,恢复和保持心理健康的护理方法。

2. 养老护理的方式　我国目前正逐步建立以居家为主、社区服务为依托、机构养老为补充的多元供给养老模式,主要是以家庭为核心、政府主导、社会养老服务机构参与的多元化服务模式,资金来源也呈现出公共财政投入、市场化运作、非营利机构服务等多种渠道,实施多元化运营机制,提供养老基本保障、社区照料服务、个性化服务市场购买的多层次养老服务内容。我国养老模式与西方发达国家的福利多元模式的政策取向因历史条件不同而存在差异。西方国家是在国家社会福利政策成熟之后采用的多元模式,而我国是在由政府向城镇居民提供全方位社会养老的全面计划体制退出之后,在向市场化方向改革进程中采取的多元养老模式。

我国的多元养老模式不同于西方的养老模式,而且政府、市场、社会服务组织、家庭和个人在多元模式中所扮演的角色、发挥的作用、互动的机制也存在独特性。我国目前采取社会治理框架下的多元养老模式。在此框架下,一方面,多元主体之间的关系和定位需要重新安排,政府对于公民的养老投入,并不因多元化的养老机制而减轻所承担的责任。另一方面,政府在框架内行动,要警惕"政府失灵"问题,以保持多元化供给模式和运行机制,避免重蹈行政主管、政府控制甚至与民争利的覆辙。通过多元养老机制,提供有效的"老有所养、老有所医、老有所教、老有所为、老有所乐"社会保障,使老年群体晚年生活得有价值、有尊严。目前的养老方式有:

（1）家庭养老:即老年人居住在家庭中,主要由具有血缘关系的家庭成员对老人提供赡养服务的养老模式,发达国家比例较低。

（2）社区居家养老:即老人居住在家中,由社区提供全方位服务,如治疗、康复、护理、生活照料等的养老方式。社区居家养老模式将居家和社会化服务有机结合,使老年人既能继续留在熟悉的环境中,又能得到社会全面的生活和精神照顾,免除后顾之忧。目前欧美等发达国家接受社区居家养老服务的老年人的比例为80%左右。社区居家养老服务的主要内容包括基本生活照料、休闲娱乐设施支持等(图1-1)。

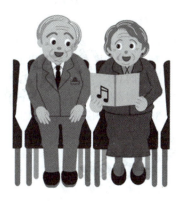

（3）机构养老:即将老人集中在专门的养老机构中养老的模式。该模式的优点在于通过集中管理,能够使老年人得到专业化的照顾和医疗护理服务,无障碍的居住环境设计也使老年人的生活更加便利;缺点在于容易造成老人与子女、亲朋好友间情感的缺失,且成本较高。

机构养老的老年人大部分是:①个人生活基本不能自理,又无直系亲属供养的老人;②个人生活基本不能自理,子女不便照料或不能照料的老人;③身患慢性病或残障需要长期疗养的老年人;④丧失劳动能力自愿到养老机构过集体生活的老人。目前,西方发达国家有5%~15%的老年人采用机构养老,其中北欧为5%~12%,英

图1-1　老年人娱乐

国为10%,美国为20%。此外,还有其他一些模式,如老年人日间照料中心、互助养老、以房养老、旅游养老、候鸟式养老、异地养老、乡村田园养老等。

五、21 世纪养老新概念

国际老龄联合会2002年提出21世纪全球养老新理念,体现在下面4个方面:①养老的概念:从满足物质需求向满足精神需求方面发展;②养老的原则:从经验养生向科学养生发展;③养老目标:从追求生活质量向追求生命质量转化;④养老的意义:从安身立命之本向情感心理依托转变。

链接 ⋯⋯⋯⋯ **上海老龄化现状**

上海是我国最早进入老龄化的城市（图1-2）,其老年人口比例始终高于全国8%~10%,是迄今为止我国老龄化程度最高的特大城市。截至2012年底,全市户籍总人口1426.93万人。其中,60岁及以上老年人口367.3万,占总人口的25.7%。80岁及以上高龄老年人口62.92万,占60岁及以上老年人口的18.2%,占总人口的4.7%。2013年,上海户籍人口平均期望寿命已达82.47岁。老年人口死亡比例最高的前3种病:循环系统疾病39.9%,肿瘤27.9%,呼吸系统疾病11.6%。

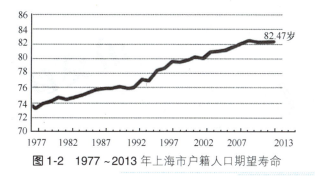

图1-2　1977~2013年上海市户籍人口期望寿命

目 标 检 测

A₁ 型题

1. 人口老龄化的标准( )
   A. 发达国家是 65 岁以上人口占总人口比例的 5% ,发展中国家是 60 岁以上人口占总人口比例的 8%
   B. 发达国家是 65 岁以上人口占总人口比例的 6% ,发展中国家是 60 岁以上人口占总人口比例的 9%
   C. 发达国家是 65 岁以上人口占总人口比例的 7% ,发展中国家是 60 岁以上人口占总人口比例的 10%
   D. 发达国家是 65 岁以上人口占总人口比例的 8% ,发展中国家是 60 岁以上人口占总人口比例的 11%
   E. 发达国家是 65 岁以上人口占总人口比例的 9% ,发展中国家是 60 岁以上人口占总人口比例的 12%

2. 养老护理的基础工作是( )
   A. 生活护理　　　B. 医疗护理
   C. 康复预防　　　D. 保健护理
   E. 心理护理

3. 社区居家养老是( )
   A. 由具有血缘关系的家庭成员对老人提供赡养服务的养老
   B. 老人居住在家中,由社区提供养老服务
   C. 老人在专门的养老机构中养老
   D. 老人在日间照料中心养老
   E. 老人在托老所养老

4. 日本介护保险制度实行时间是( )
   A. 1996 年 4 月　　　B. 1997 年 4 月
   C. 1998 年 4 月　　　D. 1999 年 4 月
   E. 2000 年 4 月

5. 现代养老护理目标强调( )
   A. 延缓衰老及恶化
   B. 寿命跨度的延长
   C. 预防老年痴呆症的发生
   D. 预防保健
   E. 生活质量的提高,最大限度地实现其人生价值

(陈毅俊)

第2章 老化理论

衰老是一个多因素复杂过程,目前提出了多种理论。随着社会老龄化的到来,各国政府及相关生命科学领域学者对衰老机制正进行积极的研究,寻求防治或延缓衰老的方法。因此,老化理论迅速发展,成为了人类探究的重要课题。

第1节 老化的生物学理论

一、老化的定义

老化即衰老,是所有生物种类在生命延续过程中的一种生命现象。人体从出生到成熟期后,随着年龄的增长,其形态和功能发生进行性、衰退性变化,称为老化。老化是具有积累性、普遍性、渐进性、内生性和危害性的生命过程。

1. 积累性　老化是在漫长的岁月变迁中,机体组织、器官的结构和功能的微小变化长期积累下来的,老化一旦表现出来,不可逆转。

2. 普遍性　老化在多细胞生物界普遍存在,是同种生物在大致相同的时间内都可以表现出来的现象,所以老化具有普遍性特点。

3. 渐进性　老化的演变过程是循序渐进的,生物往往在不知不觉中出现衰老的征象。

4. 内生性　老化虽然受环境因素影响,但不是由于环境造成的,环境因素只是加速或延缓老化的进程而不能阻止老化。老化源于生物固有的特性,如遗传。

5. 危害性　在老化过程中由于机体结构和功能的衰退,对机体会产生不良影响,老化易导致机体感染各种疾病,最终死亡。

二、老化的生物学理论

老化的生物学理论重点是研究和探讨老化过程中人体器官生理改变的特性和原因。相关问题主要有:细胞如何老化? 遗传和环境会不会影响生物寿命? 启动老化的过程来自机体内部病理变化,还是外界因素刺激、影响所致? 各种老化的生物学理论均强调生理性老化的主要原因是细胞发生突变或耗损,导致细胞内基因或蛋白质发生改变、细胞停止分化和修复、废物的堆积,导致细胞功能衰退和死亡。目前老化的生物学理论主要有基因程控理论、免疫理论、神经内分泌理论、长寿和衰老理论、自由基理论等。

(一) 基因程控理论

1. 细胞定时老化论　细胞定时老化论认为,基因程序预先设定了生物的生命周期,体内细胞的基因有固定的生命期限,细胞分化次数决定个体的寿命。生物学的同一物种其基因结构有很多相似之处,因此同一种生物体都有其大致相同的平均寿命和最高寿命;反之,不同的物种基因结构不同,其老化基因也不同,由此其老化速度不同,寿命长短也不同。例如:人类最高寿命是 110 岁左右,鼠类的寿命通常是 2～3 年;另外,单卵双胎者其寿命大致相同,人类长寿家族的子女也常常长寿。但同一种生物体的寿命和老化速度并不完全一样,有的老化速度快些,有的老化速度慢些,例如人与人之间的寿命可相差 10～30 年甚至更多,女性的寿命一般比男性长。生物体的这些特征说明老化过程受基因程控。

2. 基因突变论　该理论认为老化是因为体细胞突变或细胞 DNA 复制出现错误引起损伤,造成老年人体内细胞特性的改变,从而使细胞功能受到影响,老年人体内细胞的功能与特性逐渐发生变化,因而使其心智功能、行为特质不同于成年人,如记忆力减退、适应新事物的能力下降等。

(二) 免疫理论

免疫理论是由沃尔福德于 1962 年提出的,该理论认为:一方面,随着个体年龄的增长,机体免疫活性细胞的各种功能变化很大,机体对抗原的精细识别能力下降、精确调控能力减弱,出现免疫应答紊乱、低效和无效,使免疫系统的防御、自稳和免疫监视 3 大功能失调或减弱,最终机体难以抵御有害物质的侵害,对疾病感染的抵抗能力降低,导致感染和癌症的患病率增加。另一方面,免疫理论认为老化与自身免疫有关。随着年龄的增长,体内细胞突变的概率随之增加,机体免疫系统会把这种突变细胞误认为是外来异物,因而激发机体发生免疫反应而产生抗体,该反应称之为自身免疫。自身免疫使机体自我识别能力下降,不能准确地识别自己和非己,从而使自身免疫性疾病的发病率上升,加速组织的老化。

(三) 神经内分泌理论

神经-内分泌系统对机体的生长发育、功能维持和内环境的稳定具有重要意义。机体在神经-内分泌系统调节下,完成其生长、发育、成熟、衰老乃至死亡的一系列过程。该理论认为大脑和内分泌腺体的功能改变是衰老的重要因素。下丘脑作为神经内分泌的调节中枢,在衰老过程中起着十分重要的作用。随着年龄的增长,下丘脑发生明显的老年性改变:细胞受体数量减少、反应减退、与神经调控有关的酶合成减少、神经递质含量改变、代谢异常等,下丘脑的这些改变将影响内分泌腺的功能和机体的代谢,从而使机体新陈代谢减慢、代谢异常,最终导致机体衰老和死亡。

(四) 长寿和衰老理论

长寿和衰老理论是老化的重要生物学理论之一,该理论不仅研究人类长寿的原因,更注重研究提高老年人的生活质量。通过对健康的、具有正常功能的长寿人群的相关研究发现,健康长寿者均与下列因素有关:①遗传因素;②物理环境;③社会环境;④终身参与运动;⑤适量饮酒;⑥饮食因素;⑦性生活维持至高龄等,其中遗传因素是预告寿命的重要因素。对百岁老人的调查研究显示,与健康长寿有关的因素有:笑口常开、心态平稳、生活规律、家庭和睦、信仰健康、自由与独立、行动有目的的、积极的人生观。

Kohn 于 1982 年提出衰老理论。该理论认为:当人开始衰老时,自然伴随着疾病。Kohn 对 200 例 85 岁以上老年人的尸体进行解剖,经分析后得出:同样程度的疾病如果在发生老年可能致死,而发生在中年则不会成为致死因素。对老年人而言,老化是引起死亡的直接原因。他还进一步指出,当老年人的死亡不能归结于可导致中年人死亡的疾病时,死亡证明书上死亡原因应填写"衰老"。由此可见,老化可视为一种普遍的、渐进的、最终致死的疾病。

(五) 自由基理论

衰老主要是由自由基特别是氧自由基对细胞成分的有害进攻造成的,维持体内适当水平的抗氧化剂和自由基清除剂可以延长寿命和推迟衰老。自由基理论由 Harman 于 1956 年提出。该理论认为,衰老过程中的退行性变化是由于细胞正常代谢过程中产生的自由基的有害作用造成的。细胞在代谢过程中会不断产生自由基,这些自由基可直接或间接地发挥强氧化剂的作用,从而损害生物体的大分子和多种细胞的成分。随年龄的增长,人体内产生的自由基不断增加,由其诱导产生的有害物质也在不断增加,而人体对自由基的防御能力却随年龄的增长而逐渐下降,因此,自由基对人体的损害作用也在增加,其主要表现为细胞膜、DNA、

RNA 和蛋白质结构的破坏,体内细胞、组织、脏器的功能降低且不再修复,机体免疫系统功能下降,最后导致疾病的发生甚至死亡。

人体可产生防御自由基损害的物质——抗氧化剂和抗氧化酶,随着年龄的增长,人体自身合成这两类物质的能力逐渐降低,人体对自由基损害的防御能力下降,从而加速衰老的进程。因此,人体补充适量的抗氧化剂或抗氧化酶,可达到延缓衰老的目的。积极寻找抗氧化剂和抗氧化酶,是当今医学研究的重要课题。

(六)分子串联理论

分子串联理论也称交联理论,由比约克斯坦于 1962 年提出。该理论认为是生物体内胶原纤维、弹力纤维、酶、DNA 的串联导致老化产生。根据分子串联理论的观念,串联的分子成分附着于 DNA 分子的单链上,并对其造成损害。正常状态下,人体的防御机制可以修复这些损害,但随着年龄的增长,人体的防御功能逐渐减弱,串联分子结构继续产生作用,直至损害不能修复并导致细胞突变,使细胞丧失运输电子和排泄废物的能力,胶原纤维失去弹性和功能,最终导致组织和器官的衰败。该理论可以解释为什么老年人容易发生动脉粥样硬化及皮肤松弛等现象。

(七)预期寿命与功能健康理论

预期寿命与功能健康理论强调维护老年人功能健康的重要性,主张将老年优质护理工作的重点放在维护老年人的功能健康上面,以提高老年人的生活质量。该理论认为:个体的生活质量直接依赖于个体的功能健康状况,生理、心理和社会等综合因素影响个体的功能状态、健康状况和预期寿命,同时老年人的年龄和疾病的变化也会影响其健康状态。要为老年人提供优质护理,最重要的是转变观念,最大限度地恢复和维护个体的功能状态和独立性,从而达到维护老年人功能健康与延长寿命的最终目的。

(八)脂褐质和游离放射理论

脂褐质和游离放射理论于 19 世纪提出。该理论认为,游离放射性物质能损伤 DNA 或其他分子,造成杂质在细胞核和细胞质堆积,从而产生基因型病变,致正常细胞功能受损而死亡。这些堆积的杂质即是称为脂褐质的色素,细胞中脂褐质的沉积是老化的具体表现。抗氧化物如 β-胡萝卜素、维生素 E、维生素 C 等,能减少体内游离放射物质的产生和堆积。随着年龄的增长,机体防御功能逐渐减退,抗氧化物产生减少,而接触产生游离放射物质的比率增加,因而体内的游离放射物质增加。当人体不能及时清除过剩的游离放射物质时则导致脂褐质的沉积,老化现象随之发生。

第2节 老化的心理学理论

老化的心理学理论主要是从心理层面探讨老化的机制。相关理论主要解释老化过程对老年人的认知、智能、学习动机及适应能力的影响。其中适应能力包括学习、记忆、情感和智力。关注心理因素对老年人的影响在老年护理学中尤其重要。目前老化的相关心理学理论主要有人的需要理论、自我概念理论和人格发展理论。这些理论有助于指导护理人员注重心理因素对老化的影响,加强对老年病人的心理护理。

一、人的需求理论

在人的需求理论中,以马斯洛的"人类基本需要层次理论"最具代表性。马斯洛将人的基本需要按其重要性和发生的先后次序分为 5 个层次,分别为生理的需要、安全的需要、爱与归属的需要、自尊的需要及自我实现的需要。这些需要是人类普遍存在的并有先后层次的倾向,只有当较低层次的需要得到满足后,更高一层的需要才会出现。老年人作为成熟个体,对各种层次的需要均有所追求,并对高层次的需要更为迫切,只有在这些需要得到满足后,他们才能保持良好的功能状态,才能达到成功老化。

二、自我概念理论

自我概念强调个人对自己角色功能的认知和评价。强调自我,包括思想、情感和行为 3 个方面。自我概念是在社会沟通和社会互动中形成的。当个体进入老年期,家庭角色、社会角色的多重改变,以及生理健康状况的衰退,必将导致自我概念发生改变。在老年护理工作中指导老年人对自己的角色功能做出正确的认知和评价是老年期正向发展的关键。

三、人格发展理论

精神科医生艾瑞克森将人的整个生命过程分为 8 个主要阶段:婴儿期、幼儿期、学龄前期、学龄期、少年期、青年期、成年期和晚年期。而且每一个发展阶段各有其特定的发展任务。他强调老年期的主要任务是发展自我整合,运用科学方法完成正向人格的发展,人生则趋向成熟和完美。反之,个体呈现负向的自我人格,出现失败的停滞或扭曲的发展。

第 3 节　老化的社会学理论

老化的社会学理论解释了社会与老年人之间的相互影响。不同的年代研究的侧重点不同。20 世纪 60 年代出现了早期老化的社会学理论,它集中研究老年人失去自己原来的角色和社会群体以后,重新适应调整的过程。此阶段社会学观点的老化理论有隐退理论、活跃理论、持续理论、次文化理论等。20 世纪 70 年代,研究社会和社会结构大环境对老化的影响,年龄阶层论是本阶段的代表理论。近年来,着重探索老年人与他们的生理、政治及社会经济环境之间的相互关系、个体的生命过程对老化的影响,主要研究社会互动、社会期待、社会制度与社会价值对适应老化过程的影响。

一、隐 退 理 论

考点:老化的社会学理论主要内容

隐退理论由卜明和亨利于 1961 年提出。该理论主张社会平衡状态是否能维持,取决于社会与老年人退出相互作用所形成的彼此有益的过程。该过程根据社会的需要而产生,有一定规律且不可避免,不会因为个人意愿而改变,而且老年人希望隐退并感到愉快。老年人从社会角色和社会交往中隐退,是一种有制度、有次序、平稳的权力与义务的转移,也是人类生命生生不息、世代相传的道理。老年人的顺利隐退有助于社会的和谐、安定与进步。

二、活 跃 理 论

活跃理论由 Havighurst 等于 1963 年提出。该理论认为,参与社会活动是生活的基础,也是老年人重新认识自己,适应老年生活,重新获得社会角色,寻求生活意义,提高晚年生活质量的主要途径。尽管老年人有生理、心理、健康状况的减退,但他们仍然渴望能积极参与社会活动,维持原有角色功能,以证明自己的生存价值,而失去原有社会角色功能会使他们失去生活的信心和意义。积极的社会活动有益于身心健康,让老年人积极参与社会活动,帮助他们寻找新角色、新关系、新嗜好以取代已经丧失的原有角色功能,使他们重新有机会为社会贡献自己的才能,有助于老年人顺利适应老年生活,增加生活自信心,从而提高晚年生活质量。

三、持续理论

持续理论由 Neugarten 等于 1968 年提出。由于隐退理论及活跃理论无法完整解释成功老化，因而促进了持续理论的诞生，该理论主要用来补充说明能否成功适应老化与老年人的人格改变。持续理论更注意老年人的个体差异，它以对个性的研究为理论基础，重点探讨老年人在社会文化约束其晚年生活时，其生理、心理、人际关系等方面的调适。一个人的人格及行为特征是由环境影响与社会增强结果所塑造出来的。个体在成熟过程中会将某些喜好、特点、品味、关系及目标纳入自己人格的一部分。人格会随年龄的增长而持续地动态改变，个体如能适时改变人格，适应人生不同阶段的生活，则能较为成功地适应老化过程。有纵向性研究显示，老年人常有的人格行为，可能是一种适应年龄增长后，人格改变所表现出来的行为。

四、次文化理论

次文化理论由 Rose 于 1962 年提出。该理论认为，老年人是社会团体中的非主流人群，他们有自己特有的文化特质，自成一个次文化团体，必然形成具有自己特殊色彩的文化现象，即老年次文化。在这个次文化团体中，个人社会地位的认定由过去的职业、教育程度、经济收入、健康状态或患病情况等决定。随着老年人口的增加，该文化团体的队伍将随之壮大，社会影响也随之强烈，因而许多相关的组织亦随之设立，如美国的退休协会，我国的老年大学、老年活动中心等。有研究指出，同一次文化团体中，群体间的相互支持和认同与适应老化过程呈正相关。

五、年龄阶层理论

年龄阶层理论由 Riley 等于 1972 年提出。该理论认为，老年人的人格和行为特点是一种群体相互影响的社会化结果。该理论运用阶级、分层、社会化、角色等社会学理论，从年龄的形成和结构等方面研究和探讨老化期的发展变化，是一个新近发展的、较为全面的、颇具发展前景的社会学理论。它按一定年龄间隔将人群分成不同的年龄阶层，并且认为：①同一年代出生的人不仅有相似的年龄，而且有相似的生理特点、心理特点和社会经历；②新的年龄层群体不断出生，他们所置身的社会环境不同，因而对社会、历史的感受也不同；③社会根据不同的年龄及其所属的角色被分为不同的阶层；④每个人都属于自己的年龄群体，而且伴随他的成长将不断进入新的年龄群体，与此同时，社会对不同年龄群体所赋予的角色、所寄托的期望也在发生相应的变化，个人的行为必然会随着自己所属年龄群体的改变而发生相应的变化；⑤人的老化与社会变化之间的相互作用是动态的，因此，老年人与社会总是不断地相互影响。本理论认为老年人的人格和行为特点是一种群体相互影响的社会化结果。同一年龄阶层的老年人之间会相互影响其老年社会化过程，因而使得老年群体间拥有某些特定的普遍性行为模式。

六、社会环境适应理论

社会环境适应理论认为，人格与行为受社会环境的影响，生活在不同社会背景下的老年人会出现不同的行为与人格特点。人类人格社会化过程受环境影响，当环境改变时，人类为适应环境需求，会激发出多种潜能，以满足生存和发展的需要。所以，老年人为适应其生理、心理及社会环境的改变，会形成老年群体特有的行为特点。正是由于所处的环境不同，因而不同的老年群体会有自己群体特有的行为模式。

七、角色理论

角色是指与人们的某种社会地位、身份相一致的一整套权利、义务与行为模式,人们对具有特定身份的人的行为期望。随着增龄,个人扮演的角色也在增加和改变。由于角色性质不同,其表现的行为也不同。退休之前,一个人的成熟社会化行为主要是功能性角色,如父母、领导、教师、军人等,社会对他的期待主要侧重于工作能力与责任,因此,他表现为比较偏向积极进取的行为模式。进入老年期后,老年人退离原来的工作岗位,功能性角色逐渐由情感性角色所取代,他们的行为特点也随之逐渐变为谦和、保守。如果老年人对角色理论有所认识,并对角色改变的自然过程有所认知,将有助于适应老年生活。因此,用角色理论来指导和帮助老年人适应角色变化具有重要意义。

第4节 老年人各系统生理变化及病理变化

老化不仅表现为外表的变化,更为重要的是组织器官发生形态、结构、功能和代谢的一系列变化,出现退行性改变或功能性衰退现象,特别是进入老年后这种老化现象会不断加速。老化在改变组织器官功能的同时也容易引发疾病,进而严重影响老年人的生活质量和健康状况。因此,熟悉老年人的生理变化及病理变化,对于维护和促进老年人的健康、提高老年人的生活质量具有重要意义。

一、呼吸系统生理解剖体征

呼吸系统的功能是与外界进行气体交换,是维持人体生存的基本生理活动。随着年龄的增长,肺功能在逐渐减退,同时骨骼肌的老化也会影响肺功能,加上长期接触各种粉尘、烟雾、致敏原、细菌和有害气体,使老年人呼吸系统的生理功能受到不同程度的损害,影响正常的呼吸功能。

1. 上呼吸道 从鼻腔开始到环状软骨的呼吸道称为上呼吸道,包括鼻、咽、喉。鼻是呼吸道的门户和嗅觉器官,对吸入的空气有滤清、湿化、加温的作用。老年人鼻黏膜变薄,嗅觉功能减退。腺体萎缩,分泌功能减退。鼻黏膜的加温、加湿功能减退和防御能力下降,容易引起呼吸道感染。呼吸道干燥,血管脆性增加,容易发生破裂出血。老年人咽部有丰富的淋巴组织,是呼吸道的重要防御屏障。老年人的咽黏膜和淋巴组织萎缩,容易引起下呼吸道感染。老年人的咽喉黏膜、肌肉退行性变或神经通路障碍时,容易出现吞咽功能失调,在进食流质食物时容易发生呛咳。老年人喉上皮角质化,软骨钙化,防御反射迟钝,容易发生吸入性肺炎。

2. 下呼吸道 环状软骨以下的气管、支气管称为下呼吸道。老年人气管和支气管黏膜上皮细胞和黏液腺退行性变化,纤毛运动减弱,使其清除呼吸道异物的能力下降。细支气管黏膜的萎缩,黏液分泌的增加,可致支气管管腔狭窄,气道阻力增加。活跃于呼吸道中的巨噬细胞吞噬能力下降,气管黏膜中黏液分泌增加且黏稠,有利于细菌、病毒的生长繁殖,容易发生呼吸道感染。

3. 胸廓 老年人胸廓最显著的改变是胸廓呈"桶状",主要由于脊柱的退行性改变、骨质疏松、椎体下陷、脊椎弯曲后凸、胸骨前突,使胸廓前后径变大和横径变小所致。此外,肋骨软化、肋胸关节及关节周围韧带硬化,肋骨活动度减小,使整个胸廓活动受限,导致肺活量降低。

4. 肺 老年人肺组织重量减轻,体积减小,硬度增大,弹性下降。由于肺泡数目减少和肺泡壁弹力纤维数日逐渐减少,肺泡弹性减弱,扩张能力减弱,致肺不能有效扩张,终末细支气管和肺泡塌陷,出现肺通气不足。另外,肺弹性纤维减少,肺弹性回缩力减弱,呼气末肺残气量增多,肺活量减少,这样老年人的换气效率明显降低。随着年龄的增长,肺动脉壁相继出现肥厚、纤维化、透明化,肺静脉内膜硬化使肺血流量减少、肺动脉压力增高,肺毛细血管黏膜表面积减少。肺血管的这些改变,导致肺泡与血液气体交换的能力下降。由于肺泡弹性回缩力减弱及肺泡间隔的破坏,如肺泡壁断裂、肺泡相互融合等,导致肺泡数目减少,肺泡腔变大,形成老年性肺气肿。

5. 呼吸肌　随着年龄的增长,肋间肌和膈肌逐渐萎缩、弹性减退,胸壁肌肉弹性降低。膈肌是主要的呼吸肌,老年人由于膈肌退变,肌纤维萎缩,肌力减退,吸气时膈肌下降幅度受限,导致肺通气量和肺活量降低,使呼吸功能减退。

二、循环系统生理解剖体征

1. 心脏　老年人心肌结构最明显的变化是左心室肥厚,随着年龄的增长,左心室呈进行性增大。老年人心脏瓣膜因硬化、纤维化、钙质沉积而增厚,柔韧性降低,活动度降低,瓣膜的开放与关闭受到影响,出现瓣膜口狭窄或关闭不全,形成老年钙化性心脏瓣膜病,其中主动脉瓣病变多见。老年人心脏传导系统也发生退行性变。老年人窦房结的自律细胞数目减少,兴奋性减低,静息时心率减慢,容易发生病态窦综合征。房室束、希氏束的传导数目也减少,增加了传导的不稳定性,故易发生心律失常。

2. 血管　老年人的血管老化主要表现为动脉管壁胶原纤维增多,弹性纤维减少,钙质沉积,使管壁变硬、弹性减退、管腔缩小,导致外周阻力增加,使动脉血压波动过大,脏器血流量减少。

主动脉由于硬化在心肌射血时不能相应扩张,导致收缩压升高,而在舒张期硬化的主动脉弹性回缩力明显减退,因而舒张压降低,使脉压增大。另外,老年人血管硬化,自主神经对血压的调节功能减弱,容易出现体位性低血压。

老年人动脉由于硬化弹性减退,血管腔变窄,加之血脂过高,容易形成血栓,导致动脉闭塞,因而其冠心病、脑血管疾病的发病率增高。血管弹性降低,静脉回流缓慢,静脉曲张的发生率增高。

三、消化系统生理解剖体征

1. 口腔　①牙齿:老年人牙槽骨和牙龈退化萎缩,牙齿出现不同程度的松动、脱落,一方面咀嚼功能下降,从而影响营养物质的吸收,容易发生营养不良,另一方面食物残渣易于残留,使龋齿、牙龈炎的发病率增高。牙釉质和牙本质逐渐磨损,牙本质内的神经末梢外露,对冷、热、酸、甜、咸、苦、辣等刺激过敏而产生酸痛。②唾液腺:老年人唾液腺萎缩,唾液分泌较少,口腔干燥,尤其在病理或使用某些药物的情况下更是如此,因而老年人口腔天然的清洁和保护功能降低,容易引起感染和损伤,同时,唾液中的淀粉酶减少,直接影响淀粉类食物的消化吸收。③口腔黏膜:口腔黏膜上皮萎缩,表面因过度角化而增厚,失去对有害物质刺激,容易引起慢性炎症。④味觉:老年人味觉功能减退,对酸、甜、苦、辣、咸的敏感性下降,特别是对咸味感觉迟钝,同时,食欲减退,影响老年人摄取营养素。

2. 食管　随着年龄的增长,老年人食管平滑肌纤维萎缩,舒张幅度变小,蠕动减弱,排空延迟,容易发生胃内容反流。

3. 胃　随年龄的增长,消化道各器官中,胃的改变最为明显。

(1)胃酸分泌减少:老年人胃腺体萎缩,胃酸的分泌减少或缺乏,故对细菌的杀灭作用减弱,使细菌容易生长繁殖。胃酸的减少和缺乏使胃蛋白酶原转变为胃蛋白酶减少,从而影响蛋白质的消化,进而影响营养物质的吸收。胃酸的减少和缺乏还容易使一些必需依赖胃酸才能吸收的物质如铁、钙的吸收减少,因而容易引起缺铁性贫血、骨质疏松等。

(2)胃排空时间延长:老年人胃壁肌肉萎缩,胃肠蠕动减慢,胃排空时间延长,因而食物、代谢产物、毒素等不能及时排出体外,容易引起消化不良、便秘等,并在一定程度上影响药物的生物利用度。

4. 肝脏 老年人肝脏实质细胞减少、变性,肝脏缩小,重量减轻。随着肝细胞数目的减少,可出现白蛋白减低、球蛋白增高。肝内结缔组织增生,容易造成肝脏纤维化和肝硬化。肝内各种酶活性降低,使肝脏的解毒功能下降,影响药物的灭活与排出,易引起药物不良反应和药物性肝损伤。胆汁的分泌和排泄功能障碍,引起胆汁淤滞、胆石症。

5. 小肠 小肠是营养物质吸收的场所。老年人小肠黏膜和肌层萎缩,肠上皮细胞数目减少,小肠液分泌减少,血供减少,有效吸收面积减少,因而容易引起小肠吸收功能减退,甚至出现小肠功能紊乱,最终导致营养不良。

6. 大肠 老年人大肠黏膜萎缩,肠腺形态异常,肠壁肌肉或结缔组织变薄,使肠蠕动减慢,肠内容物通过时间延长,容易形成便秘。老年人盆底肌及提肛肌无力,直肠缺乏有效支撑,因此,在腹内压增加的情况下,容易发生直肠脱垂。

四、泌尿系统生理解剖体征

1. 肾脏 老年人泌尿系统以肾脏的变化最为重要。

(1)肾脏结构改变:①肾小球:老年人肾实质逐渐萎缩,重量逐渐减轻,到 80 岁时肾脏体积约减少 1/40,肾脏重量和体积的减少主要是肾皮质的萎缩,而肾髓质的影响相对较少。增龄使肾小球逐渐出现纤维化、玻璃样变、基膜增厚,最终致肾小球缺血而萎缩、数量减少,并出现生理性肾小球硬化。②肾小管:老年人的肾小管随肾小球的硬化而出现萎缩,近端小管上皮细胞萎缩,细胞数目减少,基膜增厚。远端小管常出现局限性扩张而形成憩室或小囊肿,严重时可形成肾囊肿。③肾血管:老年人肾血管变化主要表现为肾动脉粥样变化,肾小动脉弯曲、缩短、管壁内膜增厚,肾血流量减少。

(2)肾脏功能改变:人体肾功能从 34 岁开始下降,65 岁下降速度加快。①肾小球滤过率下降:老年人由于肾血管硬化,肾小球数目减少,加之心输出量减少,致使肾血流量减少,肾小球滤过率减少。②肾小管浓缩稀释功能下降:随着增龄,肾小管的浓缩功能和稀释功能均下降,出现排尿的昼夜规律改变,夜尿增多,尿渗透压下降。③水、电解质失衡:由于肾功能减退,对钠的调节能力受损,当机体缺钠时因保钠能力降低,易致脱水,而在钠负荷增加时,排钠能力降低,易致水钠潴留。④酸碱平衡失调:当老年人酸负荷或碱负荷时,动用碱或酸储备及改变尿 pH 值的代偿能力慢而费时,机体容易发生酸碱平衡失衡、酸碱中毒和急性肾衰竭。⑤药物排泄能力下降。老年人由于肾小球滤过率下降,药物排泄速度减慢,易发生药物蓄积中毒。

2. 输尿管 老年人输尿管平滑肌变薄,支配肌肉活动的神经细胞减少,输尿管张力减退,输送尿液进入膀胱的速度减慢,易反流而致肾盂肾炎。

3. 膀胱 老年人膀胱肌肉萎缩,肌层变薄,纤维组织增生,使膀胱括约肌收缩无力,膀胱容量减少。易产生尿外溢,残余尿增多,出现尿频、夜尿增多、排尿无力及排尿不畅等。老年妇女因盆底肌肉松弛,膀胱出口处呈漏斗状膨出,易引起尿失禁。老年人饮水少,尿液中代谢产物易在膀胱内积聚形成结石,结石在膀胱内被尿液冲洗而长期刺激膀胱内壁时,容易诱发膀胱癌。

4. 尿道 老年人因尿道肌肉萎缩、纤维化、括约肌松弛,出现尿流速度减慢、排尿无力及排尿不畅,并导致残余尿和尿失禁。老年女性尿道腺体上皮细胞分泌黏液减少,尿道抗菌能力减弱,因而泌尿系统感染的概率增大。有些男性老年人由于前列腺增生,压迫尿道而致尿路梗阻,更易发生排尿不畅甚至排尿困难。

链接

> 很多老年人对口渴的感觉不如年轻人敏感,日常生活中饮水很少,所以老年人不能以口渴的感觉来控制饮水量。那样易引起体内水分不足,导致脱水。老年人每天要保持适量饮水,以防机体缺水。

五、感官系统生理解剖体征

随着年龄的增长,老年人感官系统功能减退,其接受和感知信息的能力减弱,对内外环境变化的感知能力下降。

(一)视觉

1. 角膜 角膜为眼睛提供大部分屈光力,加上晶状体的屈光力,光线可准确地聚焦在视网膜上成像。由于无血管分布,角膜营养主要来自其周围的毛细血管、泪液和房水。随着人的增龄,老化的角膜表面微绒毛显著减少,导致其上皮干燥和角膜透明度减低,视力减退。角膜变平,屈光力减退导致远视或散光。60岁以后人的角膜边缘基质层发生脂肪变性,出现灰白色环状类脂质沉积,称为"老年环"。

2. 晶状体 晶状体位于虹膜之后,玻璃体前侧,周围接睫状体,通过晶状体悬韧带固定在虹膜和玻璃体之间。老年人的晶状体核逐渐变大、变硬、弹性减退,睫状肌逐渐萎缩,晶状体改变曲度的调节能力减弱,导致调节功能和聚焦功能逐渐减退,视近物能力下降,出现老视。晶状体中非溶性蛋白质逐渐增多而出现浑浊,导致晶状体的透光度降低,易发生老年白内障。晶状体老化后,对紫外线的吸收增强,对短波长光线吸收多于长波长光线,致使其对低色调颜色,如蓝色、绿色及红色的感觉减退。晶状体悬韧带张力降低,引起晶状体向前移位,使前房角狭窄甚至关闭,影响房水回流,致眼压升高。

3. 玻璃体 玻璃体为无色透明胶状物质,具有屈光、固定支持眼球壁和视网膜的作用,使视网膜与色素上皮贴紧。玻璃体的老化主要表现为液化和玻璃体后脱。玻璃体后脱增加了视网膜脱离的可能性,脱离的玻璃体随着眼球转动时,牵拉视网膜可引起"闪光感"。老年期瞳孔括约肌张力相对增强,瞳孔始终处于缩小状态,进入眼内光线减少,视野明显缩小。老年人可主诉视物不甚明亮,在室外明处时感觉耀眼、视物困难。若玻璃体因各种原因发生混浊时,看东西就会觉得眼前似有蚊虫飞舞。

4. 视网膜 视网膜位于眼球壁的内层,是一层透明的薄膜。由色素上皮层和视网膜感觉层组成,色素上皮层与脉络膜紧密相连,由色素上皮细胞组成,具有支持和营养光感受器细胞、遮光、散热以及再生和修复等功能。随年龄增高,可出现眼底动脉硬化,脉络膜增厚,视网膜变薄,黄斑变性,视力减退。患有高血压或糖尿病的老年人,易发生出血或血管阻塞。

5. 泪器 老年人的泪腺萎缩,泪液分泌减少,导致眼睛发干和角膜的透明度降低。同时,老年人泪管周围的肌肉、皮肤弹性均减弱,收缩力降低,不能将泪液很好的收入泪管,所以,有些老年人常有流泪现象。

(二)听觉

听觉的外周感受器是耳,它由外耳、中耳和内耳的耳蜗3部分组成。外界声波通过介质传到外耳道,再传到鼓膜。鼓膜振动,通过听小骨传到内耳,刺激耳蜗内的纤毛细胞而产生神经冲动。神经冲动沿着听神经传到大脑皮层的听觉中枢,形成听觉。老年人的听觉随年龄的增长逐渐减退,早期不易察觉,中耳各部分可变硬或萎缩,引起传音性耳聋。内耳到脑的神经传导功能退化,对声音逐渐失去辨识能力。内耳功能改变首先从高频听力开始,逐渐向低频扩张,随着听力敏感度的普遍下降,需要对话者提高说话音量,但老年人又会感到刺耳不适并有耳鸣,所以在日常生活中主要表现为小声音听不到,放大声音又怕吵。听觉高级中枢对语音信号的分析减慢,反应迟钝,定位功能差,导致在噪音环境中听力障碍变大,故老年人有喜欢静、听人讲话喜欢慢的特点。

(三) 味觉

随着老年人年龄的增长,其味蕾逐步萎缩,数量减少,功能减退;口腔黏膜细胞和唾液腺发生萎缩,唾液的分泌减少,影响食物的吞咽,造成食欲减退。而长期吸烟、饮酒会污染口腔,抑制味觉,使味蕾对食物的敏感性降低,所以老年人在饮食中常常增加食盐或糖的数量来提高对食物的敏感性,但摄入过量的盐或糖,对老年人尤其是患有糖尿病或心血管疾病的老年人十分不利。

(四) 嗅觉

老年人嗅神经数量减少、萎缩、变性,使得老年人的嗅觉敏感度降低,对气味的分辨力下降,男性尤为明显。嗅觉功能的减退,可能会降低食欲,从而影响机体对营养物质的摄取。此外,嗅觉丧失也会导致对一些危险环境的敏感度降低。

📖 **链接** ⋯⋯⋯⋯ 几种明目的食疗方法

1. 枸杞子20g,龙眼肉20枚,水煎煮连续服用有效。 枸杞子富含胡萝卜素、维生素和钙、磷、铁等微量元素。 龙眼肉富含维生素B_2、维生素C和蛋白质。 这些营养素均能益精养血、滋补明目。

2. 黑芝麻炒熟研成粉,每次以1汤匙冲入牛奶或豆浆中服用,并可加入1汤匙蜂蜜。 黑芝麻富含维生素E、铁和蛋白质,可延缓机体衰老,改善眼球代谢,能维护和增强造血系统、免疫系统的功能。

3. 猪肝150g,鲜枸杞叶100g,先将猪肝洗净切条,与枸杞叶共同煎煮,饮汤吃肝,每日口服2次,可明目清肝,改善视功能。

4. 红枣7枚,枸杞子15g,加适量水煎服,每日1剂,连续服用。 红枣含蛋白质、维生素C及钙、磷、铁等,可补血明目,提高视力。

六、造血系统生理解剖体征

随着老年人增龄,血液系统功能日渐减退,有造血功能的骨髓逐渐减少,再加上其他疾病的影响,所以,老年人具有贫血较为多见、抗感染能力下降的特点。

(一) 血细胞的变化

血细胞由红细胞、白细胞和血小板构成,是血液系统的重要组成部分。

1. 红细胞 老年人红细胞的生物化学变化主要为水分、磷脂、ATP、钾和酶的丢失,而钙离子、长链脂肪酸、高铁血红蛋白和钠增加。红细胞的物理变化主要是细胞密度增加,而细胞的柔韧性、渗透性、抗机械性和表面电荷密度增加。因此,红细胞容易破裂而发生溶血。

2. 白细胞 白细胞计数略有减少,主要以淋巴细胞尤以T淋巴细胞数减少为主;粒细胞分叶核增多,以中性粒细胞为主,且渗透阻力增加,因而中性粒细胞对病原微生物的吞噬、杀伤作用减弱。

(二) 血浆的变化

血浆中水分减少,黏稠度较高,血容量下降,故心排血量和血液分布可发生改变,容易引起直立性低血压。血浆总蛋白减少,其中血清蛋白降低、球蛋白增高,白、球蛋白比例降低。随着老年人增龄,血浆铁含量下降,总铁结合力递减,但由于单核-巨噬细胞系统的激活和老年人储备铁增加,老年人的血清铁蛋白增加。

七、内分泌与免疫系统生理解剖体征

(一)下丘脑

下丘脑是重要的神经-内分泌器官。随着增龄,下丘脑的重量减轻,血液供应减少,细胞形态发生改变。其主要改变是单胺类的含量变化和代谢紊乱,导致中枢控制失调。下丘脑的受体数目减少,所以对糖皮质激素和血糖的反应性降低。

(二)垂体

垂体是最重要的内分泌腺,能分泌生长激素(GH)、抗利尿激素(ADH)、促甲状腺激素(TSH)、促肾上腺皮质激素(ACTH)等多种激素。老年人垂体重量减轻,形态改变,结缔组织增生,血供减少,功能减退。老年人 GH 分泌减少,导致肌肉萎缩,矿物质减少,脂肪增多,蛋白质合成减少,出现消瘦、骨质疏松、体力下降等表现。老年人 ADH 分泌减少,可引起肾小管对水的重吸收减少,出现多尿现象。同时,老年人细胞内外水分的重新分配、泌尿的昼夜规律发生改变、夜尿的增多等也与 ADH 减少有关。

(三)甲状腺

老年人甲状腺体积缩小,重量减轻,并出现纤维化、细胞浸润、甲状腺结节;甲状腺激素生成减少,血清中甲状腺激素水平下降,使机体的基础代谢率降低,体温调节功能受损。因此,老年人易出现怕冷、皮肤干燥、脱发、便秘、心跳减慢、思维和反射减慢、忧郁等表现。

(四)肾上腺

老年人肾上腺发生不同程度的纤维化,腺体重量减轻,皮质变薄,皮质细胞内有脂褐素沉积。肾上腺皮质储备功能减退,应急能力下降,对外伤、感染、手术等有害刺激的反应能力下降。

(五)胰腺

老年人胰腺萎缩,胰岛功能减退,胰岛素分泌减少、生物活性降低,细胞膜上胰岛素受体数目减少,机体对胰岛素的敏感性降低,糖耐量能力减低。因此,老年人糖尿病患病率增高。

(六)性腺

老年男性雄激素分泌能力下降,精子生成障碍,性功能减退。老年女性阴道和子宫萎缩,卵巢纤维化,分泌物减少,乳酸菌减少,易患老年性阴道炎。卵巢滤泡丧失,分泌功能减退甚至停止,雌激素和孕激素水平下降,出现性功能减退,子宫内膜周期性变化停止。

八、神经系统生理解剖体征

神经系统是机体重要的调节系统,它通过一系列复杂的生理功能调节,使人体的活动适应内、外环境的变化,且保证人体与内外环境的平衡,以维持生命活动的正常进行。随着老年人增龄,老年人神经系统的结构和功能也将发生相应变化,这些变化势必导致老年疾病的发生,影响老年人的生活质量和健康水平。

(一)脑和神经细胞

老年人脑的体积缩小,重量减轻,脑回变平、缩小,尤以额叶、顶叶为甚。脑沟增宽,脑膜增厚,脑室扩大,脑灰质变硬、萎缩。随着老年人增龄,大脑神经细胞减少,神经细胞的突触和相应的神经递质释放均减少,而角质细胞增加,因而神经系统功能受损。老年人的血管硬化和血-脑屏障退化,可影响脑代谢导致神经功能的紊乱。

(二)神经递质

神经递质由神经细胞合成并通过突触释放。老年人合成神经递质的能力降低,出现递质间不平衡,导致神经系统的衰老。记忆是多种神经递质参与的耗能过程,其中主要是乙酰胆碱。老年人乙酰胆碱的合成减少,使突触后膜对钠、钾的通透性减低,引起记忆力减退,尤其是近期记忆力减退。老年人脑内儿茶酚的合成和释放减少,导致睡眠不佳、精神抑郁、表情淡漠。脑内多巴胺主要由黑质制造,黑质-纹状体多巴胺系统与震颤麻痹有关,老年人黑质-纹状体多巴胺减少,易引起肌肉运动障碍、动作缓慢及震颤麻痹。

(三)脑血管

脑动脉为脑部提供了丰富的血液供应。老年人脑动脉硬化引起脑血液循环阻力增大,血流速度减慢,脑血流量与氧代谢率降低,葡萄糖利用率降低,能量代谢减少,容易导致脑软化。此外,细胞膜的组成成分磷脂合成降低,影响膜的通透性,进而影响神经的传导和受体的结合能力,因此易导致头痛、头晕、眩晕、耳鸣、手颤、睡眠质量下降、易疲劳、记忆力减退等症状。脑动脉硬化,血管壁变得非常脆弱,跌倒时可有发生颅内血管破裂的危险。因此,老年人日常活动要注意安全。

(四)知觉功能

随着老人增龄,脑血管退行性变,脑血流量减少,脑组织耗氧量降低,使大脑皮层神经的兴奋和抑制转换速度减慢,因而老年人常出现思维与判断能力减退、反应迟钝、理解力缺陷、记忆力减退,对痛觉、触觉、冷热的刺激反应变得迟钝。

(五)反射功能

老年人的反射易受到抑制,其深反射减弱或消失。由于肥胖或腹壁松弛,腹壁反射迟钝或消失。老年人神经系统的生理性老化,很容易转化为病理性改变而出现一系列神经精神疾病,如老年性痴呆症、震颤麻痹、脑血管疾病等。

目 标 检 测

一、A_1/A_2 型题

1. 老年期呼吸道的退行性变化不包括(   )
   A. 咽黏膜和淋巴组织萎缩
   B. 腺体萎缩,黏膜干燥
   C. 肺泡残气量增加
   D. 呼吸道黏膜 SIgA 分泌增加
   E. 支气管纤毛运动减弱

2. 老年人容易发生传导障碍的主要原因是(   )
   A. 希氏束和束支连接部束支纤维丧失
   B. 心肌纤维逐渐发生脂褐质沉积
   C. 窦房结内的起搏细胞数目增多
   D. 心脏外面的间质纤维、结缔组织增多
   E. 老年人窦房结的兴奋性增高

3. 老年人肝脏萎缩,随着肝细胞数的减少,可出现(   )
   A. 白蛋白增高、球蛋白降低
   B. 白蛋白降低、球蛋白增高
   C. 白蛋白和球蛋白均降低
   D. 白蛋白和球蛋白均增高
   E. 白蛋白和球蛋白均正常

4. 老年期皮肤老化的表现不包括(   )

A. 皮肤脂肪减少,使皮肤松弛
B. 腺体减少,使皮肤干燥
C. 皮肤表皮层变增厚
D. 皮肤触觉敏感性降低
E. 汗腺减少,体温调节功能下降

5. 下列关于老年期肝脏变化的叙述,错误的是(   )
   A. 肝细胞数量减少   B. 肝结缔组织减少
   C. 肝功能减退   D. 肝解毒功能下降
   E. 肝脏变性,肝脏缩小

6. 老年人听力和视力的特点下列正确的是(   )
   A. 50 岁常可见双侧角膜老年环,多为病理现象
   B. 对高频的听力比对低频的听力损失晚
   C. 常有耳鸣,在喧闹环境下明显
   D. 视力的病变主要有白内障、青光眼等
   E. 老年人近视功能下降,出现近视眼

7. 男性,60 岁,机关干部,退休在家,感到整日无所事事,别人不再叫他"某某领导",感觉很不适应。这位老人的主要心理矛盾是(   )
   A. 角色转变与社会适应的矛盾
   B. 老有所为与身心衰老的矛盾

C. 老有所养与经济保障不充分的矛盾

D. 安度晚年与意外刺激的矛盾

E. 以上都不是

8. 人体老化主要发生在(　　)

A. 儿童期　　　　　　B. 少年期

C. 青年期　　　　　　D. 老年期

E. 幼儿期

9. 对老年人群来说,引起死亡的直接原因是(　　)

A. 社会环境　　　　　B. 疾病

C. 遗传因素　　　　　D. 老化

E. 自然环境

10. 以细胞分化次数解释老年人寿命的老年生物学理论是(　　)

A. 基因程控理论

B. 免疫理论

C. 分子串联理论

D. 脂褐质与游离放射理论

E. 长寿和衰老理论

11. 吴奶奶,近1周听力明显下降,其功能的改变首先从(　　)频听力开始

A. 低　　　　　　　　B. 中低

C. 中　　　　　　　　D. 中高

E. 高

12. 常阿姨患老年性白内障2年,下列哪项是其主要临床表现(　　)

A. 突发性眼压急剧升高

B. 剧烈的眼痛伴对侧头痛

C. 视物模糊

D. 有严重的眼球充血、水肿

E. 常有恶心呕吐

13. 下列关于老年人心血管生理改变的叙述是正确的是(　　)

A. 老年人周围血管阻力升高

B. 舒张压升高显著

C. 血流量减少以肝脏最为显著

D. 不易出现体位性低血压

E. 脉搏细数

14. 引起老年人高血压的主要原因是(　　)

A. 周围血管阻力增加　B. 心率增加

C. 心脏搏出量增加　　D. 循环血量增加

E. 以上均不对

二、A₃/A₄型题

(15、16题共用题干)

王大爷,77岁,农民。近2年来当别人说话时他常打岔,在家中看电视、听收音机时常将声音开得很大,常常不愿意与人交往,当别人有说有笑时,他常常独自离开或者睁大眼睛发愣。

15. 根据王大爷的表现,以下护理措施错误的是(　　)

A. 评估老人听力下降的程度

B. 指导正确使用助听器

C. 与老人交谈时语速要慢

D. 指导老人多吃维生素类饮食

E. 为安全起见尽量减少体育活动

16. 以下健康教育的内容错误的是(　　)

A. 避免噪声的损害

B. 合理饮食

C. 耳部按摩

D. 勤挖耳朵增强听力

E. 积极治疗和预防某些老年性全身性疾病

(吴黎明)

第3章　老年人的健康保健

健康越来越受到人们的重视,虽然我国目前还不是人口老龄化最为严重的国家,但老龄化的速度在发展中国家是最快的。做好老年保健工作,为老年人提供满意的医疗保健,让他们健康地享受生活是我们老年保健工作的重中之重。

第1节　老年保健概述

一、老年保健概念

世界卫生组织老年卫生规划项目认为,老年保健(health care in elderly)是指在平等享用现有卫生资源的基础上,充分利用现有人力、物力,以维护和促进老年人健康为目的,发展老年保健事业,使老年人得到基本的医疗、护理、康复、保健等服务。

老年保健事业是以维持和促进老年人健康为目的,为老年人提供疾病的预防、治疗、功能锻炼等综合性服务,同时促进老年保健和老年福利发展的事业。例如:建立健康手册、健康教育、健康咨询、健康体检、功能训练等保健活动,都属于老年保健范畴。

老年保健组织对于保障老年人的健康和生活具有重要意义。随着社会的进步和医学的发展,我国老年人的保健组织和机构正在不断发展和健全。在老年人的保健组织中,护士应该能够发挥越来越大的作用,从而把"老有所养,老有所依"的要求具体地落在实处。

二、老年保健的特点

(一) 老年人对医疗服务需求的特点

老年人卫生服务需求量正在加大。在门诊、住院患者中老年患者的比例逐年增加。普通人群中,2周患病就诊率为16.95%,而老年人的2周患病就诊率为28.0%。由于老年人患病的多样性、复杂性,老年人平均住院时间长,为非老年人的1.5倍;住院费用为非老年人的1.8倍。

(二) 老年人对保健服务设施需求的现状

1. **社会保障制度有待完善**　健康状况的社会保障较差,医疗保健水平不高。

2. **社会支持制度有待加强**　家庭养老功能弱化,社会化养老服务相对滞后。

3. **我国照护服务需求大**　总体趋势呈刚性上升;存量呈明显供给不足;城乡呈严重不平衡性。另有对全球的调查显示,老年人年龄每增加5岁,老年性痴呆症的发病率就会增加1倍;在85~90岁时,罹患该病症的老年人将高达33%,即每3~4位老年人中,就有1位需要接受长期照护服务。

4. **老龄化对社会经济发展的影响**　人口老龄化现象是人类社会发展到一定阶段的产物,反映了人类社会的进步。但是,老年人口比重的日益增大将给社会经济带来一系列的影响。

(三) 针对老年人的特点实施保健护理

随着年龄的增长,机体出现生理学、生化学、形态学等方面退行性变化。人到老年,由于机体内环境稳定机制减退,其内环境平衡很容易被打破,而老年人的储备能力明显降低,机体适应能力下降,免疫能力低下,出现明显的功能减退。再者,机体免疫系统功能下降,机体的抵抗力和对疾病的反应性也会出现不同程度的降低。因此,护理人员应针对老年疾病在起病、病程过程、临床表现及并发症等方面的特点,实施适合老人个性化的整体保健护理。

第 2 节　老年保健原则

老年保健原则是开展老年保健工作的行动准则,为今后的老年保健工作提供指导。

一、全面性原则

老年人健康包括身体、心理和社会三方面的健康,故老年保健也应该是多维度、多层次的。

全面性原则包括:老年人的躯体、心理及社会适应能力和生活质量等方面的问题;疾病和功能障碍的治疗、预防、康复及健康促进。因此,建立一个统一的、全面的老年保健计划是非常有益的。许多国家已经把保健服务和计划纳入不同的保健组织机构,例如身体的、心理的和环境的组织机构中,为了使这些机构能与各种社会服务一起更好地适应老年人具体的健康需求,需要寻找一个更为统一协调的办法。

二、区域化原则

为了使老年人能方便、快捷地获得保健服务,服务提供者能更有效地组织保健服务,所提供的以一定区域为单位的保健,我国的养老目前还主要以家庭养老为主,社区为基础来提供老年保健。社区老年保健的工作重点是针对老年人独特的需要,确保在要求的时间、地点,为真正需要服务的老年人提供社会援助。

三、费用分担原则

由于日益增长的老年保健需求和紧缺的财政支持,老年保健的费用应采取多渠道筹集社会保障基金的办法,即政府承担一部分、保险公司的保险金补偿一部分(如我国正在试行"以房养老"的模式,以产权独立的房产为标的,在不必出售房产所有权和继续保留住房使用权的前提下,以中低收入老年人为对象将其手中持有的房产以反抵押的形式向保险公司办理住房养老保险,再由保险公司通过年金支付形式,每一期向投保人支付养老金,从而解决养老问题)、老年人自付一部分。这种"风险共担"的原则越来越为大多数人所接受。

四、功能分化原则

老年保健的功能分化是随着老年保健的需求增加,在对老年保健的多层次性有充分认识的基础上,对老年保健的各个层面有足够的重视,在老年保健的计划、组织和实施及评价方面有所体现。例如,由于老年人的疾病有其特征和特殊的发展规律,老年护理院和老年医院的建立就成了功能的最初分化;再如老年人可能存在特殊的生理、心理和社会问题。因此,不仅要有从事老年医学研究的医护人员,还应当有精神病学家、心理学家和社会工作者参与老年保健,在老年保健的人力配备上也显示明确的功能分化。

五、防止过分依赖原则

生活中过分的照顾和保护,会影响老年人机体正常功能和能力的开发,最终导致功能废用。因此,对老年人的保健护理,必须防止其过分依赖,要充分调动老年人自身的主观能动性,依靠其自身能量,维护健康,促进康复,使其能够健康地享受生活。

六、联合国老年政策原则

1. 独立性原则

(1) 老年人应当有机会继续参加工作或其他有收入的事业。

(2) 老年人应当有机会获得适当的教育和培训。

(3) 老年人应当能够生活在安全、与个人爱好和能力变化相适应以及丰富多彩的环境中。

(4) 老年人应当能够尽可能长地生活在家中。

2. 参与性原则

(1) 老年人应当保持融入社会,积极参与制订和实施与其健康直接相关的政策,并与年轻人分享他们的知识和技能。

(2) 老年人应当能够寻找和创造为社区服务的机会,在适合他们兴趣和能力的位置上做志愿者服务。

(3) 老年人应当能够形成自己的协会或组织。

3. 保健与照顾原则

(1) 老年人可获得卫生保健服务,得到健康时期延长,生存质量提高。

(2) 老年人可获得社区或家庭的照顾和保护。

(3) 老年人应当能够获得法律保护和法律服务。

(4) 老年人应受老年保护法的庇护,享受人权和自由,全社会都应该尊重老年人的尊严、信仰、利益、需求和隐私。

4. 自我实现或自我成就原则

(1) 老年人在基本的衣、食、住、行等需要得到满足后,更渴望被社会认同。

(2) 老年人应当能够享受社会中的教育、文化、精神和娱乐资源。

5. 尊严性原则

(1) 老年人应当能够生活在尊严和安全中,避免受到剥削和身心虐待。

(2) 老年人无论出于任何年龄、性别、种族背景,能力丧失或其他状态,均应受到公平对待,且不论其经济贡献大小均应受到尊重。

第3节　老年保健任务和策略

一、老年保健的重点人群

1. 高龄老年人　高龄老年人是指年龄在 80 岁以上且体质脆弱的人群,老年群体中60%～70% 的人患有慢性疾病,且常有多种疾病同时存在。随着年龄的增长,老年人的健康状况不断退化,心理健康状况也令人堪忧,因此,高龄老年人对医疗、护理、健康保健等方面的需求加大。

2. 独居老年人　随着社会的发展和人口老龄化、高龄化及我国推行计划生育政策所带来的家庭结构变化和子女数的减少,家庭已趋于小型化,只有老年人组成的家庭比例在逐渐增高。特别是我国农村,青年人外出打工的人数越来越多,导致老年人单独生活的现象比城市更加严重。独居老人外出看病困难,对医疗保健的社区服务需求量增加。因此,帮助他们购置生活必需品,定期巡诊、送医送药上门,为老人提供健康咨询或开展社区老人保健具有重要意义。

3. 丧偶的老年人 随年龄增高而增加,丧偶对老年人的生活影响很大,所带来的心理问题也非常严重。多年的夫妻生活,所形成的互相关爱、互相支持的平衡状态因丧偶而突然被打破,使夫妻中的一方失去了关爱和照顾,常会使丧偶老人感到生活无望、乏味,甚至积郁成疾。据 WHO 报告,丧偶老人的孤独感和心理问题发生率均高于有配偶者,这种现象对老年人的健康有害,尤其是近期丧偶者,常导致原有疾病的复发。

4. 患病的老年人 老年人患病后,身体状况差,生活自理能力下降,需要经过全面系统的治疗,因而加重了老年人的经济负担。为缓解经济压力,部分老年人会自行购药、服药,而导致病情的延误诊断和治疗。因此,应做好老年人健康检查、健康教育、保健咨询,使其配合医生治疗,促进老年人的康复。

5. 新近出院的老年人 近期出院的老年人因疾病未完全康复,身体状况差,常需要继续治疗和及时调整治疗方案,如遇到经济困难等不利因素,疾病极易复发甚至导致死亡。因此,从事社区医疗保健的人员,应根据老年病人的情况,定期随访。

6. 精神障碍的老年人 主要是痴呆患者,包括血管性痴呆和阿尔茨海默病(老年痴呆症)患者。随着老年人人口增多和高龄老年人的增多,痴呆病人也会增加。痴呆使老年人生活失去规律,且不能自理,常伴有营养障碍,从而加重原有的躯体疾病。因此,痴呆老年人对医疗和护理服务的需要明显高于其他人群,应引起全社会的重视。

二、老年保健的基本任务

据联合国预测,2025 年全世界将进入老年型社会。过多的老年人对经济社会发展,生产建设及医疗保健各方面都将产生严重影响。老年人是比较脆弱的群体,如果任其发展必然成为严重的社会负担。老年人多病和生活不能自理的长寿是很痛苦的。相反,如果采取保健措施,使他们身心健康及发挥生活潜力,就可继续为人类做贡献。故应加强老年保健工作,提倡健康的增龄。

1. 维护老年人健康,保持老人组织器官生理功能,延长老年人预期健康寿命。

2. 探讨老年人心理特征,特别是老年人异常心理表现,做到早发现、早解决,促进老年人身心健康。

3. 给予老年人健康指导、健康教育和正确保健指导,延缓老年人衰老,达到老年人延年益寿的目的。

4. 根据老年人机体退行性变化和病理改变特征给予适宜的治疗、护理,使其早日康复并减少或减轻残障,提高老年人的生活质量。

总之,做好老年人保健工作的目的除了延长人类寿命之外,更重要的是运用老年医学知识开展老年疾病防治工作,指导老年人日常生活和健身锻炼,延长老年人的健康预期寿命,提高老年人的生存质量。因此,完成老年保健任务应依赖完整的老年医疗保健服务体系。

三、老年保健策略

不同国家由于文化背景和传统影响的差异,老年保健制度和体系也大不相同。因此,在现有的经济和法律基础上,建立符合我国国情的老年保健制度和体系是老年保健事业的关键。

根据老年保健目标,针对老年人的特点和权益,可将我国的老年保健策略归纳为"老有所医"、"老有所养"、"老有所乐"、"老有所学"、"老有所为"和"老有所教"。

1. 老有所医　大多数老年人的健康状况随着年龄的增长而下降,健康问题和疾病逐渐增多。"老有所医"关系到老年人的生命质量。要改善老年人口的医疗状况,就必须解决好医疗保障问题,只有深化医疗保健制度的改革,逐步实现社会化的医疗保险,运用立法的手段和国家、集体、个人合理分担的原则,将大多数公民纳入这一体系当中,才能改变目前支付医疗费用的被动局面,真正实现"老有所医"。

2. 老有所养　家庭养老仍然是我国老年人养老的主要方式,但是由于家庭养老功能的逐渐弱化,养老必然由家庭转向社会,特别是社会福利保健机构。建立完善社区老年服务设施和机构,增加养老资金的投入,确保老年人的基本生活和服务保障,老年人安度幸福晚年。

3. 老有所乐　老年人在离开劳动生产岗位前,奉献了自己的一生,因此有权继续享受生活的乐趣。国家、集体和社区都有责任为老年人的"所乐"提供条件,积极引导老年人正确和科学地参与社会文化活动,提高身心健康水平和文化修养。"老有所乐"的内容十分广泛,如社区内可建立老年活动站,开展琴棋书画、阅读欣赏、体育文娱活动,饲养鱼虫花草、组织观光旅游、参与社会活动等。

4. 老有所学　老年人虽然在体力和精力上不如青年人和中年人,但老年人在人生岁月中积累了丰富的经验和广博的知识,是社会的宝贵财富。因此,老年人仍然可以继续发展。老年大学为老年人提供了一个再学习的机会,也为老年人的社会交往创造了有利的条件。老年学员通过一段时间的学习,精神面貌发生了很大改变,生活变得充实而活跃,身体健康状况也有明显改善。老年人可根据自己的兴趣爱好选择学习内容,如医疗保健、少儿教育、绘画、烹调、缝纫等,这些知识又给老有所为创造了一定的条件或有助于潜能的发挥。

5. 老有所为

(1) 直接参与社会发展,将自己的知识和经验直接用于社会活动中,如从事各种技术咨询服务、医疗保健服务、人才培养等。

(2) 间接参与社会发展,如献计献策、社会公益活动、编史或写回忆录、参与家务劳动支持子女工作等。在人口老化日益加剧的今天,不少国家开始出现劳动力缺乏的问题,老有所为在一定程度上可以缓和这种矛盾;同时,老有所为也为老年人增加了个人收入,对提高老年人在社会和家庭中的地位及进一步改善自身生活质量起到了积极的作用。

6. 老有所教　一般来说,老年群体是相对脆弱的群体,经济脆弱、身体脆弱、心理脆弱。经济上分配不公、政治上忽视老人、情感上淡漠老人、观念上歧视老人等都可能造成老年人的心理不平衡,从而不利于交际关系的协调,不利于社会的发展,甚至会造成社会的不安定因素。国内外研究表明:科学的、良好的教育和精神文化生活是老年人生活质量和健康状况的前提和根本保证。因此,社会有责任对老年人进行科学的教育,充分利用先进文化武装人、教育人、塑造人、鼓舞人。创造健康、丰富、高品位的精神文化生活将会成为 21 世纪老年人的主要追求。

第4节　老年人自我保健和健康行为促进

一、自我保健的概念与内涵

自我保健(self-health care)是指人们为保护自身健康所采取的一些综合性的保健措施(包括个人、家庭、邻里,亲友和同事自发的卫生活动)。老年人自我保健(self-health care in-elderly),是指健康或罹患某些疾病的老年人,利用自己所掌握的医学知识和科学的养生保健方法,简单易行的康复治疗手段,依靠自己和家庭或周围的力量对身体进行自我观察、诊断、预防、治疗和护理等活动。通过不断地调适和恢复生理和心理的平衡,逐步养成良好的生活习惯,建立起一套适合自身健康状况的养身方法,达到增进健康,防病治病,提高生活质量,推迟衰老和延年益寿的目的。

自我保健活动应包括两部分:一是个体不断获得自我保健知识,并形成机体内在的自我保健机制,是人们自我防卫的本能之一;二是利用学习和掌握的保健知识,根据自己的健康保健需求自觉地、主动地进行自我保健活动。

二、自我保健的原则

(1) 自我观察:老年人通过"看"、"听"、"嗅"、"摸"等方法观察自身的健康状况,及时发现异常或危险信号,做到早期发现和及时治疗疾病。自我观察内容有观察与生命活动有关的重要生理指标;观察疼痛的部位和特征;观察身体结构和功能的变化等。通过自我观察,掌握自身的健康状况及时寻求医疗保健服务。

(2) 自我预防:建立健康的生活模式,养成良好的生活、饮食、卫生习惯,调整和保持最佳的心理状态,坚持适度运动,锻炼身体是预防疾病的重要措施。

(3) 自我治疗:是指对轻微损伤和慢性疾病患者的自我治疗,如患有心肺疾病的老年人可在家中用氧气袋、小氧气瓶等吸氧,糖尿病患者自己进行皮下注射胰岛素,常见慢性疾病的自我服药等。

(4) 自我护理:增强生活自理能力,运用家庭护理知识进行自我照料、自我调节、自我参与及自我保护等护理。具体内容有:保持居室内空气新鲜、阳光充足,温、湿度适宜。合理安排生活起居,保持宁静、舒畅的心情,适当地进行户外活动,做到生活有规律。保持良好的个人卫生习惯,注意口腔和皮肤清洁、卫生。坚持睡眠充足,如睡前饮牛乳、热水泡脚有助于睡眠。做好自我安全防护,活动时动作稍慢,防止跌倒。定期进行身体健康普查,做到早发现、早诊断、早治疗。

(5) 自我急救:我国急救的成功率明显偏低,这与全民急救知识欠缺有着密切关系,快速有效的院前急救,对降低院前病人的伤残率和死亡率至关重要。自我急救的内容有:①熟知120急救电话;②气道梗塞可使用海氏手法进行救助;③呼吸、心搏骤停应争分夺秒进行心肺复苏。

老年人自我保健应注意如下问题:

(1) 老年人要根据自我保健的目的,身体情况来选用适当的自我保健方法。常用的自我保健方法有:精神心理卫生保健、膳食营养保健、运动保健、生活调理保健、传统医学保健、物理疗法保健、药物疗法保健等。

(2) 自我保健中应采用非药物疗法和药物疗法相结合,以非药物疗法为主,如急性传染病、慢性病的发病期或感染性疾病等应以药物疗法为主,而老年人的一些慢性病应以非药物疗法如生活调理、营养、运动、物理、心理治疗等为主,效果不明显时再采用药物疗法进行治疗。

(3) 体弱多病的老年人,在自我保健时常需采用上述的综合性保健措施,但要分清主次,合理调配,起到协同作用,提高自我保健效果。

(4) 使用药物自我保健法时应慎重,应根据自身的健康状况、个体的耐受性及肝肾功能情况合理使用,以非处方药为主,如需治疗性用药,应遵循医嘱。并注意掌握适应证、禁忌证、剂量、用法和疗程,以免发生不良反应。

三、提高自我保健的认知和能力

增强自我保健认知,提高自我保健能力,是健康长寿的重要手段。老年人要做好自我保健,必须具备自我保健能力,才能发挥自我保健的作用。

1. 思想重视　老年人渴望健康长寿,有健康的身体才能享受生活乐趣,必须不断提高自我保健的认知和自觉性,才能保证自我保健的实施。

2. 健康养生　老年人应积极学习医学科普知识,了解科学的养生保健知识,如常见的人体解剖生理知识,老年人机体的退行性变化,主要脏器的生理病理改变,造成衰老及疾病的心理、环境因素及常见病的预防、治疗及护理原则等,这样有助于老年人的健康长寿,达到促进健康行为的目的。

3. 积累经验　在日常生活与患病过程中,老年人应不断探索、总结成功的养生保健经验及失败的教训,更好地提高自我保健的能力,也是健康行为促进的有效方法。同时,老年人要学习研究长寿老年人的经验,善于借鉴,学习他们的生活方式、养生方法,并结合自身的实际情况,确定一套适合自己的养生方法,付诸实践,完善提高自我保健的能力。

4. 持之以恒　自我保健贵在坚持,长期进行自我保健,就会不断提高自我保健能力,促进健康行为的发展,真正达到健康长寿的目的。

四、选择合适的养老方式

随着人口老龄化问题的日益严重,带来的养老问题的困扰越发突出。从经济、政治和文化传统来讲,寻找一种合适的养老方式是解决养老问题的一条出路。养老方式是指老年人同谁在一起,由谁供养和由谁来提供服务。我国的养老服务体系主要由居家养老、机构养老及社区养老3部分组成。近年来还开设了老年日间照顾机构来面对人口老龄化的挑战,政府将通过建立标准,科学规划,加大投入来扶持养老服务体系建设,并动员社会力量参与。老年人养老方式具体内容见本书第1章第3节。

> 📖 链 接 ┈┈┈┈ 国际自我保健日
>
> 每年7月24日是"国际自我保健日",寓意每个人每周7天,每天24小时,时时刻刻都应该关爱自己,时时刻刻都要注重自我保健。2012年的主题是"自我保健,善待自己",表达了通过自我保健来关爱身体对个人的自身益处。

第5节　老年人业余文化娱乐生活指导

一、老年人体格锻炼的意义

目前我国老年人寿而不康的现象是摆在我们面前一个非常重要的问题,健康老龄化始终是老年人的共同心愿,老年人要想有一个健康的身体就必须长期坚持体育锻炼。

老年人由于生理机能减弱,锻炼时更要讲究科学性,这样才能起到延年益寿的效果。正确的锻炼可以延缓机体的老化,提高生理功能,提高对疾病的抵抗力,防止常见病、多发病、传染病的发生,增强老年人的体质。如果违背科学规律进行锻炼,不仅达不到应有的效果,还可能对身体造成伤害。

世界卫生组织对健康的10条标准:

(1) 躯体无明显畸形,无明显驼背等不良体形,骨关节活动基本正常。

(2) 神经系统无偏瘫、老年性痴呆及其他疾病,神经系统检查基本正常。

(3) 心肺基本正常,无高血压、冠心病及其他器质性心脏病。

(4) 无慢性肺部疾病,无明显肺功能不全。

（5）无肝肾疾病、内分泌代谢病、恶性肿瘤及影响生活功能的严重器质性疾病。

（6）有一定的视听功能。

（7）无精神障碍,性格健全,情绪稳定。

（8）能恰当地对待家庭和社会人际关系。

（9）能适应环境,具有一定的社会交往能力。

（10）具有一定学习和记忆能力。

这10条健康标准是就一般和普遍情况所言,但对不同年龄的人还有不同的标准。

二、体格锻炼对老年人的影响

运动可促进人体的新陈代谢,使组织器官充满活力,而且能增强和改善机体的功能,从而延缓衰老。

1. 神经系统　运动可以促进脑细胞的新陈代谢,使脑神经细胞不断接受运动所带来的刺激而充满活力。坚持运动的老年人思维活跃,反应敏捷,肢体动作准确灵敏。运动还可促进睡眠、解除大脑疲劳,尤其是脑力工作者可始终保持旺盛的精力。

2. 心血管系统　运动可促进血液循环,增强心肌收缩力,增加心脏每搏量,满足机体组织用氧量。经常运动的人血管弹性好,血液流速快,可降低血中胆固醇、低密度脂蛋白、三酰甘油,促使高密度脂蛋白增高,降低动脉硬化及高血压等心脑血管疾病的发生率。

3. 呼吸系统　运动可使呼吸肌强壮有力,胸廓活动度增强,肺活量增加、呼吸加深加快、肺通气量加大,肺换气率提高。机体能量储备及氧的利用率增加;充足的血氧含量又可保证组织器官的用氧需求。肺功能由于运动锻炼而得到增强,降低了老年人慢性支气管炎、肺气肿等肺部疾病的发生率。

4. 消化系统　运动可促进胃肠蠕动,减少便秘,促进消化液的分泌,增加饥饿感,增强食欲,食物充分消化吸收,保证机体足够营养。运动还可改善肝功能减少体内脂肪堆积、维持血糖平衡,保持正常体重,降低冠心病、糖尿病等基础病的发生率。

5. 肌肉骨骼系统　运动可使老年人骨密度增加,坚韧性和弹性增大;运动可有效锻炼关节的灵活性。

除此之外,老年人保持科学合理运动的习惯,还可以增强骨髓的造血功能,增加血内红细胞和血红蛋白含量,预防和纠正老年人贫血。总之,运动不仅可以提高老年人自身免疫力,减少感冒,降低各种慢性病、基础病的发生率,而且能增强机体各组织器官功能,使老年人强身健体、延缓衰老、延年益寿。

📖 链接 ┈┈┈┈┈┈┈

我国传统医学中,也有一套中年人的健康标准:①眼有神;②声息和;③前门松;④后门紧;⑤形不丰;⑥牙齿坚;⑦腰腿灵;⑧脉形小;⑨饮食稳;⑩起居准。

三、不同状态老年人体格锻炼方式的选择

（一）老年人活动能力评估

尽管运动对老年人健康有益,但是运动不当,会对身体造成危害。因此,首先应进行老年人活动能力的评估,内容包括:①是否有医师告诉过你,你的心脏有些问题,你只能做医师建议的运动。②当你活动时是否会有胸痛的感觉。③过去几个月以来,你是否有在未活动的情况下出现胸痛的现象。④你是否曾因晕眩而失去平衡或意识。⑤你是否出现骨骼或关节问题,且可能因活动而更加恶化。⑥你是否有因高血压或心脏疾病而需服药。⑦评估老年人活

动的环境是否便利,安全。

(二) 老人适合的运动量

老人适合的运动量通常包括运动前、中、后的各种感觉,食欲、睡眠、运动欲望、排汗量、有无疲乏感、心悸、气短、头痛、腰腿痛等。

锻炼后精力充沛、全身有热感或微微出汗,心情愉快,说明运动量适宜。运动后若睡眠及食后感到非常疲劳,吃不下,睡不好,经休息后仍感到周身无力,甚至对锻炼产生厌倦感,说明运动量过大,应及时予以调整,减至合适的运动量。运动时身体不发热或无出汗,脉搏次数不增加或增加不多,则表明运动量过小。一般以脉搏的变化来衡量运动量的大小,并把运动后的脉搏变化作为一种确定运动量的指标。最简单、方便的监测方法是以运动后心率作为衡量标准,即:运动后最宜心率(次/分钟)= 170 - 年龄。身体健壮者则可用:运动后最宜心率(次/分钟)= 180 - 年龄。

(三) 老年人适合的运动项目

老年人由于机体和各器官功能衰退,参加体育锻炼必须量力而行。应选择各关节、各肌群都能得到活动的全身性运动项目,动作要慢且有节奏性,例如可选择散步、慢跑、练太极拳、气功、保健操、打门球等。

(四) 老年体育锻炼时应遵循的原则

1. 因人而异,选择适宜　应根据自己的身体状况、所具备的条件,选择适合自己的运动种类、时间、地点。一般而言,运动时间以每日 1～2 次,每次 30 分钟为宜,每日运动的总时间不超过 2 小时;运动的最佳时间为每天的 15:00～17:00,运动的场地最好选择在空气新鲜、环境清净、地面平坦的地方。

2. 循序渐进,持之以恒　活动或运动的强度应由小到大、逐渐增加,并长期坚持。

3. 自我监护,确保安全　在活动或锻炼过程中,一定要注意自我感觉。当出现不适感觉时,如气喘、心慌、胸闷或全身不适,应立即停止活动,出现严重不适感觉时,应及时就医,以免发生意外。当出现下列情况应暂停锻炼:患有急性疾病,出现心绞痛或呼吸困难,精神受刺激,情绪激动或悲伤时。

(五) 患病老年人体格锻炼方法

老年人常因疾病困扰而导致活动障碍,特别是长期卧床不起的病人,如果长期不活动很容易发生失用性萎缩等并发症。因此,对长期卧床的老人,应帮助其适当活动,以维持和增强其日常生活的自理能力。

1. 痴呆老人体格锻炼　对老年痴呆患者可以进行几种简单有效的运动。①记忆训练:每天清晨或傍晚在空气清闲的地方散步,鼓励老人回忆过去的生活经历,这样有助于刺激脑细胞,防止脑细胞退化。②经常做手部十指指尖的细致活动:如拼图、手工艺品、插花、剪纸,以及用手指弹奏乐器,或用手指旋转钢球或胡桃等。经常进行手指活动,可以使大脑皮层得到刺激,保持神经系统的活力,亦可起到预防老年痴呆症的作用。

痴呆老人健身的手指保健操程序如下:

(1) 按摩双手:手指伸直,用右手掌按摩左手背,接着用左手掌按摩右手背,相互交替做5～10 分钟,直到双手摩擦发热为止。

(2) 紧握拳头:双手十指迅速展开,然后用力屈指握拳,反复锻炼。刚开始会感到酸胀,随着练习次数增多,酸胀感会逐渐消失,做 30～50 次。

(3) 捻压手指:先用右手的拇指和示指用力去捻左手的各个手指,然后再用左手的拇指和示指用力去捻右手的各个手指,捻 3～5 秒钟放开,各做 10 次。

(4) 推扳手指:先用右手抓住左手,用拇指依次向外推扳左手的各个手指,再用左手抓住右手,用拇指依次向外推扳右手的各手指,各做 10~20 次。

（5）弹击手指:弹击时,两手各指相对应,相互弹击。需用力,最好有稍许痛感,做 10~20 次。

（6）敲打虎口:右手握拳,敲打左手虎口、小指侧、手背与掌心、手腕等处各 10 次。然后,再由左手握拳敲打右手各处。

（7）手指对插:双手十指同时张开,相互插入手指间,然后用力抱紧成拳,3 秒钟后松开,反复练习 10 次。

（8）转动手腕:右手握住左手,让左手腕顺时针与逆时针交替转动 10~20 次,然后换左手握住右手,依此法进行。

2. 脑卒中患者功能锻炼

（1）瘫痪肢体应保持功能位置,防止足下垂,可用护足架或用枕头支撑足掌,按摩肢体每日 1~2 次,并做被动运动,有些瘫痪老人并非双侧瘫痪,而是有一侧保持着一定的肌力。对他们来说,在别人帮助下的被动运动具有重要作用,但更重要的是自己能主动活动。

（2）床上的自助运动(以右侧瘫痪、左侧健康为例) 自助运动的目的是维持健侧肢体功能,尽可能使患侧保持一定的功能。方法是:①用左手握住右手手腕,使右手及前臂离开床面,右臂弯曲,把右手放在肩部,然后用力将右手上举至头部上方,尽量维持几秒钟,然后慢慢放下。②左手握住右手手腕,帮助右臂经肩部后伸,使右臂在耳旁伸直,并放在床面上,几秒钟后,左手再帮助右臂回归原位。③左手握住右手手腕,将右手及小臂放于腹部,左手握住右手手背,使右侧手腕做旋内、旋外的动作。④在左手的帮助下,逐个活动右手的手指,使每个手指做屈伸、内收外展活动。⑤左手举过头,握住床头栏杆,左脚放在右侧小腿下面,用力抬起右腿,坚持几秒钟,然后轻轻放下 。

四、老年人户外活动锻炼的形式

老年人因身体功能逐渐退化,故运动前最好先与保健医生沟通,依照自己的身体状况及能力,选择适合的运动形式和运动量。适合老年人锻炼和活动的项目很多,可根据年龄、性别、体质状况、锻炼基础、兴趣爱好及周围环境条件等因素,选择适宜的锻炼项目。锻炼要求有足够而又安全的活动强度,应根据个人的能力及身体状态来选择,最简单方便的监测方法是以运动后心率作为衡量标准。我们可以与老年人探讨、选择并制订合理的适宜的活动计划。

（一）适合老年人锻炼的项目和方法

1. 散步　散步对人体健康很有益处。首先,散步是一种陶冶情志、舒畅情怀的活动。在空气新鲜、环境幽雅的场地上慢步行走,会使人神清气爽,心旷神怡。散步能调节大脑皮质的功能,可消除疲劳、健脑益智,有助睡眠。因此,散步有养神舒心的效果。其次,散步是一种缓和轻松的健身运动。步行时,两足交替移动,能锻炼肌肉、活动筋骨、强健腿足、促进血液循环,使心跳加快,心排血量增加,对心脏也是一种很好的锻炼,对防治高血压、冠心病均有益处。目前,社会上还流行一种倒步行,即倒退行走,其优点是调整了平时不常用的肌肉,使血液循环得以改善,减轻或消除腰背酸痛。有腰肌劳损或骨质增生的人,可采取此种方法,在平地或无障碍物、较为开阔安全的地段进行锻炼。但倒步行走时,因眼睛看不到背面的障碍物,故应十分注意安全性。

2. 慢跑　慢跑可以增强心肺功能,还可以降低体重,改善脂肪代谢,降低胆固醇,预防动脉硬化,可防治高脂血症和肥胖症。初练时可慢跑 5~10 分钟,逐步适应后可增至 15~20 分钟,应每日坚持锻炼 1 次。跑步结束后,应缓慢步行或原地踏步做整理活动,再逐渐恢复到安静状态。每日清晨或傍晚进行,最好在公园、操场等场所,行人、车辆较少,相对安静、安全。

3. 游泳　游泳是一项全身性健身运动,比较适合于老年人参加。经常进行游泳锻炼,对老年人的身心健康颇有益处。坚持游泳锻炼可使老年人的动作协调、敏捷,有利于控制体重,还有舒筋活血,松弛肌肉的作用。另外,游泳对冠心病、高血压和胃肠病也有一定的治疗作用。老年人进行游泳锻炼须注意:游泳锻炼之前先做身体检查,有严重的心血管疾病、皮肤病和传染病者不宜选择游泳锻炼;下水前应做准备活动;水温不宜过低;运动量要适宜;注意自我监督,如游泳后有头晕、恶心、疲劳不适时,应减少活动量或暂停锻炼;注意人身安全。

4. 骑车　骑自行车也是一项全身性运动,可增强身体各系统器官的功能,尤其可锻炼肌肉系统,特别对腿部肌肉锻炼更为显著,还可增加肢体和关节的柔韧性和灵活性。骑自行车的速度和距离,可根据个人的体力情况确定。

5. 跳舞　跳舞是一种将音乐与舞蹈有机结合起来的有益于老年人身心健康的文娱活动。跳舞可消除脑力的疲劳和心理的紧张,增强全身新陈代谢,对冠心病、高血压、癌症等疾病有防治的作用。跳舞前,要评估自身身体情况,如心肺功能、骨骼肌肉的状况。

6. 球类运动　球类运动可锻炼肌肉关节的力量,调节大脑皮质的兴奋性及小脑的灵活性和协调性。球类运动还是一个集体的运动项目,可增进老年人的人际间交往,减轻老年人的孤独与寂寞。适合老年人球类运动的项目有门球、网球、乒乓球、台球、健身球等,可根据个人的兴趣和爱好加以选择。

7. 医疗体育(简称体疗)　即用适当的体育活动来治疗疾病、恢复功能的一种康复手段。医护人员对老年人疾病的特点和主要器官的功能状态进行评估,然后开出运动处方,选择有针对性的合适的体疗项目,确定运动方案、运动强度、运动时间和量,通过科学的体育运动,系统地指导和帮助老年人恢复器官功能。体疗可用于常见老年病,如高血压、糖尿病、肥胖症、肠胃病、便秘、颈椎病、肩周炎、骨折愈合后、慢性支气管炎、冠心病等的康复。需注意体疗必须按医生的运动处方进行锻炼,做到循序渐进,坚持不懈,学会自我监督。

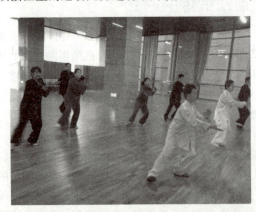

图3-1　太极拳

8. 太极拳与气功　这两项体育锻炼是我国传统的民族形式的运动项目,具有健身和延年益寿的功效,对治疗慢性疾病有较好的效果。这两项锻炼项目都具有动静结合,动作缓慢柔和的特点,非常适合老年人。太极拳(图3-1)可以调节老年人的心境,长期坚持锻炼可以起到祛病延年的作用。打太极拳时全神贯注,注意力高度集中,眼随手转,步随身换,动作圆滑、连贯、稳健、协调,动中取静,有利于大脑的休息。同时,有助于延缓肌力衰退,保持和改善关节运动的灵活性。太极拳动作缓慢柔和,柔中有刚,肌肉有节奏的舒缩,对调节大脑皮质和自主神经系统功能具有独特的作用。气功也是传统医学宝库中独特的强身保健方法,它不仅可以调节大脑皮质功能,增强心肺功能,还可以调节自主神经系统的功能,提高机体抵抗力。

目 标 检 测

A_1/A_2 型题

1. 舞蹈能使老年人(　　　)

　A. 减少肺活量　　　B. 减弱记忆力

　C. 益智健脑　　　D. 减慢血液循环

　E. 心情不愉快

2. 组织老年人参加活动,可根据(　　　)分组

A. 年龄   B. 患病种类

C. 职业   D. 兴趣爱好

E. 性别

3. 适合老年人的运动项目是(　　)

A. 五项全能运动   B. 登山

C. 蹦极   D. 练太极

E. 快跑

4. 首先提出老年保健概念的组织是(　　)

A. WHO   B. 美国

C. 中国   D. 英国

E. 德国

5. 老年人经常进行手指活动的目的,错误的一项是(　　)

A. 降低大脑皮质得到的刺激

B. 保持神经系统的活力

C. 预防老年性痴呆的发生

D. 有助于刺激脑细胞活力

E. 防止脑细胞退化

（李　红）

第4章　老年人的健康评估

随着年龄的日益增长,老年人生理功能逐渐衰退,导致感官功能的缺损及认知功能的改变,接受信息和沟通的能力均有所下降。而且老年人患病又有其自身的特点,同一种疾病在不同个体的表现又有很大的差异。由于老年人所处的特定环境和文化背景不同,个体对疾病的感觉反应、表达方式也不一样。只有从生理、心理、社会等方面对老年人进行整体性的评估,才能较准确地反映出老年人的身体、心理、行为以及情感状态等相互间的关系。所以,我们在评估老年人的健康资料时,应注意交谈的技巧,通过观察及身体状况评估获得正确的评估资料,准确判断老年人的健康状况。

第1节　老年人的健康评估概述

老年人的健康评估是通过与老年人交谈、询问,有目的、有计划、系统地收集评估对象的健康资料,运用相关的评估技巧,全面、客观地对资料进行判断的过程。

一、老年人健康评估的内容

世界卫生组织提出"健康不仅是躯体没有疾病,还要具备心理健康、社会适应良好和有道德"。这一定义揭示了人类健康的本质,指出了健康所涉及的若干方面。因此,护理人员对老年人进行健康评估时,应该全面考虑,不仅要处理已经发生的问题,还要预防潜在问题的发生。老年人健康评估的内容主要包括躯体健康、心理健康、社会功能及综合反映这3方面功能的生活质量评估。

二、老年人健康评估的原则

(一)了解老年人身心变化的特点

考点:老年人健康评估的原则　　护理人员必须了解老年人生理和病理性改变的特点。前者是指随着年龄的增长,机体必然发生的分子、细胞、器官和全身的各种退行性改变,这些变化是正常的,属于生理性改变。后者是指由于生物、物理或化学因素所导致的老年性疾病引起的变化,这些变化是异常的,属于病理性改变。在多数老年人身上,这两种变化过程往往同时存在,相互影响,有时难以严格区分,这就需要护理人员认真实施健康评估,确定与年龄相关的正常改变,区分正常老化和现存/潜在的健康问题,采取适宜的措施予以干预。

老年人心理变化有以下特点:①身心变化不同步,心理发展具有潜能和可塑性,个体差异性大;②在智力方面,由于反应速度减慢,在限定时间内学习新知识、接受新事物的能力较年轻人低;③在记忆方面,记忆能力下降,以有意识记忆为主、无意识记忆为辅;④在思维方面,个体差异性较大;⑤在特性或个性方面,会出现孤独、任性、把握不住现状而产生怀旧、焦虑、烦躁。老年人情感与意志变化相对稳定。

(二)明确老年人与其他人群实验结果的差异

老年人实验室检查结果的异常有3种可能:①由于疾病引起的异常改变;②正常的老年期变化;③受老年人服用的某些药物的影响。目前关于老年人实验室检查结果标准值的资料较少,老年人检查标准值(参考值)可通过年龄校正可信区间或参照范围的方法确定,但对每个临床病例都应个别看待。护理人员应通过长期观察和反复检查,正确解读老年人的实验室检查数据,结合病情变化,确认实验室检查值的异常是生理性老化所致,还是病理性改变所致,避免延误诊断和治疗。

(三)重视老年人疾病的非典型性表现

老年人感受性降低,加之常并发多种疾病,因而发病后往往没有典型的症状和体征,称为非典型性临床表现。例如:老年人患肺炎时常无症状,或仅表现出食欲差,全身无力,脱水,或突然意识障碍,而无呼吸系统的症状。阑尾炎导致肠穿孔的老年人,临床表现可能没有明显的发热体征,或仅主诉轻微疼痛。这种非典型表现的特点,给老年人疾病的诊治带来了一定的困难,容易出现漏、误诊。因此,对老年人要重视客观检查,尤其体温、脉搏、血压及意识的评估极为重要。

三、老年人健康评估的注意事项

在老年人健康评估的过程中,结合其身心变化的特点,护理人员应特别注意以下事项:

(一)提供适宜的环境

老年人视力和听力下降,评估时应避免光线直接照射老年人,环境尽可能保持安静,注意保护老年人的隐私。老年人的感觉功能下降,血流缓慢,代谢率及体温调节功能降低,容易受凉感冒,所以体检时应注意调节室内温度,保持在 22~24℃ 为宜。

考点:老年人健康评估的注意事项

(二)安排充足的时间

老年人由于感觉器官的老化,因此反应较慢,行动较迟缓,思维能力有所下降,评估所需时间较长。加之老年人往往患有多种慢性疾病,很容易感到疲劳。护理人员应根据老人的具体情况,安排足够时间对老年人进行评估,让其有时间回忆过去发生的事件,这样既可以避免老人疲惫,又能获得详细的健康史。

(三)选择得当的方法

对老年人进行躯体评估时,应根据评估的要求,选择适当的体位,检查时尽量做到在一个体位做较多的检查,避免让老年人过度疲劳,重点检查易于发生皮损的部位,如长期卧床的老年人,哪些部位容易发生压疮。对瘫痪的老年人,可取合适的体位。检查口腔时,要取下义齿;检查耳部时,要取下助听器。有些老人部分触觉功能消失,需要较强的刺激才能引出,在进行感知觉检查,特别是痛觉和温觉检查时,注意不要损伤老人。

(四)运用沟通的技巧

由于老年人听觉、视觉功能逐渐衰退,认知能力下降,因此,交谈时会产生不同程度的沟通障碍。为了使沟通顺利进行,护理人员应尊重、关心老人;询问时,语速要减慢,语音要清晰,选用通俗易懂的语言,注意适当地加以停顿和重复。耐心倾听、恰当运用非语言性技巧,增进与老人的情感交流,以便收集到完整而准确的资料。收集认知功能障碍的老年人的资料时,询问要简洁、易懂,必要时可由其家属或照顾者协助提供资料。

(五)收集资料的真实性

老年人反应迟缓,理解能力减退,常常误会医护人员的询问目的,加之耳聋或听力下降,记忆力又差,往往答非所问,不能准确地把身心不适的情况告诉护理人员,给护理评估带来了一定的困难。在对老年人进行功能状态评估时,老年人往往高估自己的能力,而其家属则往往低估老年人的能力。因此,必须由护理人员对老年人进行客观的功能状态评估。评估时,必须注意周围环境对评估过程和对老年人的影响,通过直接观察老人的进食、穿衣、如厕等进行评估,以避免主观判断中的偏差。评估时应注意避免出现霍桑效应,即老人在做某项活动时,表现得很出色而掩盖了平时的状态。因此,在评估时要客观,尽可能避免影响因素。

第 2 节　老年人躯体健康的评估

案例 4-1

　　患者,男,70 岁,务农。因头痛、头晕、烦闷、耳鸣 1 天入院。既往有高血压史 10 年余,无吸烟、糖尿病、高脂血症病史。入院检查:体温 36.3℃,脉搏 82 次/分,呼吸 19 次/分,血压 175/90mmHg,神志清楚,双肺呼吸音清,心律齐无杂音,腹平软,肝脾肋下未扪及,双下肢无水肿。性格温和,焦虑。医生诊断为高血压。

问题:1. 根据上述案例,护士如何采集患者健康史?

　　　2. 护士应如何对患者进行躯体健康的评估?

　　护理人员通过对老年人细致地观察、全面地体格检查,可以更好地了解其身体状况,为确定护理诊断、制订护理计划提供可靠的依据。老年人躯体评估的内容包括健康史采集、身体评估、功能状态评估、实验室检查及其他辅助检查等方面。

一、健康史采集

　　主要内容包括目前和既往的健康状况,影响健康状况的有关因素,对自身健康状况的认识和反应,日常生活活动能力和营养状况等。

　　1. 一般资料　主要包括老年人的姓名、性别、年龄、婚姻状况、民族、职业、籍贯、家庭住址与联系方式、文化程度、宗教信仰、医疗费用的支付方式、入院及记录日期以及对自身健康的认识和反应等内容。

　　2. 现病史　包括目前的健康状况,急慢性疾病,起病时间和患病年限,治疗情况,目前疾病的严重程度,对日常生活活动能力和社会活动的影响。

　　3. 既往史　评估老年人的过去疾病史,手术、外伤史,饮食、药物过敏史,参与日常生活活动和社会活动的能力等。

　　4. 家族史　有无遗传性疾病,家人的死亡年龄和原因。家庭成员对其关心照顾情况,特别是老伴、子女。

二、身体状况评估

　　一般认为,老年人应每 1～2 年进行 1 次全面体格检查。检查前应选择安静的环境,避免干扰,注意保护老人的隐私。有条件的可准备特殊检查床。检查时应确定与年龄相关的正常改变;区分正常变化、现存或潜在的健康问题;确定功能状态,并正确进行记录;检查的常用方法包括视诊、触诊、叩诊、听诊。

考点:老年人身体状况评估的内容、方法和特点

　　(一)一般状态检查

　　1. 生命体征

　　(1)体温:老年人基础体温比成年人低,70 岁以上的老年患者感染常无发热的表现。如果午后体温比清晨高 1℃ 以上,应考虑为发热。

　　(2)脉搏:老年人脉率接近成年人,但测脉搏的时间不应少于 30 秒,注意有无脉搏的不规则搏动。

　　(3)呼吸:老年人呼吸的频率较正常成人稍快。评估呼吸时注意呼吸频率与节律、有无呼吸困难。老年人正常呼吸频率为 16～25 次/分,在其他临床症状和体征出现之前,老年人呼吸频率>25 次/分,可能是下呼吸道感染、充血性心力衰竭或其他病变的信号。

（4）血压：高血压和体位性低血压在老年人中较为常见。平卧10分钟后测定血压，然后直立后1分钟、3分钟、5分钟各测定血压1次，如果直立时任何1次收缩血压比卧位降低≥20mmHg或舒张压降低≥10mmHg，称为体位性低血压。

2. 身高、体重　正常人从50岁起身高可缩短，男性平均缩短2.9cm，女性平均缩短4.9cm。老年人由于肌肉总重量和皮下脂肪组织的减少，80～90岁的老年人体重明显减轻。

3. 其他　包括老年人的意识状态、面容与表情、智力、体位、步态的评估。

（二）皮肤、黏膜

评估老年人皮肤时，要注意皮肤的颜色、温度、湿度，皮肤的完整性与有无感觉障碍，有无其他异常等。老年人由于骨髓造血组织逐渐被脂肪和结缔组织替代。70岁以后，仅30%左右的骨髓造血，是发生贫血的根本原因，因此要观察老年人皮肤、黏膜有无苍白。长期卧床的老年人要检查易于发生皮肤破损的部位，观察有无压疮发生。老年人的皮肤干燥、皱纹多，缺乏弹性，没有光泽，常伴有皮损。常见的皮肤异常有老年斑、老年性白斑、老年疣等，40岁后常可见浅表的毛细血管扩张。

（三）头面部

1. 毛发　随着年龄的增长，头发变成灰白，发丝变细，头发稀疏，并有秃发。秃发从额或额顶部开始，逐渐扩展到颞部、枕部。

2. 眼睛及视力　老年人眼窝内的脂肪组织减少，眼球凹陷；眼睑下垂；瞳孔缩小，反应缓慢；泪腺分泌减少，容易出现眼睛干涩；角膜周围有类脂性浸润，随着年龄的增加角膜上出现灰白色云翳。老年人晶状体的柔韧性变差，睫状肌的肌力减弱，眼的调节能力逐渐下降，迅速调节远、近视力的功能下降，出现老花眼。老年人因瞳孔缩小、视网膜紫质的再生能力减退，使其区分色彩、暗适应的能力有不同程度的衰退和障碍。异常病变可有白内障，斑点退化，眼压增高或青光眼，血管压迹等。

3. 耳　外耳检查可发现老年人的耳郭随着年龄的增加而逐渐增大，皮肤干燥，失去弹性，耳垢干燥。老年人的听力随着年龄的增加逐渐减退，对高音量或噪声易产生焦虑，常有耳鸣，特别是在安静的环境下明显。检查耳部时，应注意外耳道是否通畅，带助听器者应取下，可通过询问、控制音量、手表的滴答声以及耳语来检查听力。老年人易出现老年性耳聋，甚至听力丧失。

4. 鼻腔　鼻腔黏膜萎缩变薄，且变得干燥，嗅觉减退。

5. 口腔　由于毛细血管血流减少，老年人唇周失去红色，口腔黏膜及牙龈变得苍白；唾液分泌减少，使口腔黏膜干燥；味蕾的退化和唾液的减少使其味觉减低。由于长期的损害、外伤、治疗性调整，老年人多有牙齿缺失，常有义齿。牙齿的颜色发黄、变黑或不透明。评估口腔时，应检查牙龈有无出血或肿胀、牙齿有无松动和断裂、有无经久不愈的黏膜白斑和癌变的征象。

（四）颈部

颈部结构与成年人相似，无明显改变。注意检查老年人有无颈部强直的体征，发现颈部强直，不仅见于脑膜炎症，而且更常见于老年痴呆、脑血管病、颈椎病、颈部肌肉损伤和帕金森患者。还应注意颈部有无颈静脉怒张、颈动脉搏动，颈部和锁骨上淋巴结有无肿大。

（五）胸部

1. 乳房　随年龄的增长，女性乳房变长和平坦，乳腺组织减少。如发现肿块，注意肿块的性质，警惕乳腺癌发生。男性如有乳房发育，常常由于体内激素改变或是药物的副作用引起。

2. 胸、肺部　老年人尤其是患有慢性支气管炎者,常呈桶状胸改变。由于生理性无效腔增多,肺部叩诊呈过清音。胸部检查发现与老化相关的体征有:胸腔前后径增大,胸廓横径缩小,胸腔扩张受限,听诊呼吸音减弱。

3. 心脏　老年人因驼背或脊柱侧弯使心脏下移,心尖冲动可出现在锁骨中线旁。胸廓坚硬,使得心尖冲动幅度减小。听诊第一及第二心音减弱,心室顺应性减低可闻及第四心音。静息状态时心率变慢。主动脉瓣、二尖瓣的钙化、纤维化、脂质堆积,导致瓣膜僵硬和关闭不全,听诊时可闻及异常的缩张期杂音。检查重点是确定有无心脏杂音、心脏扩大等。

(六)腹部

老年肥胖者常会掩盖一些腹部体征;消瘦者因腹壁变薄松弛,故腹膜炎时也不易产生腹壁紧张。但是如果是肠梗阻时则很快出现腹部膨胀。由于肺扩张、膈肌下降致肋缘下可触及肝脏。老年人由于胃肠蠕动减弱,因此,听诊可闻及肠鸣音减少。

(七)泌尿生殖系统

老年女性由于雌激素水平降低使外阴发生变化:阴毛稀疏,呈灰色;阴唇皱褶增多,阴蒂变小;由于纤维化,阴道变窄;腺体分泌减少,阴道壁干燥苍白,皱褶不明显。子宫颈变小,子宫及卵巢缩小。评估时注意子宫、卵巢、附件及阴道分泌物情况。

男性外阴改变与雄激素水平降低相关,表现为阴毛变稀及变灰,阴茎、睾丸变小。前列腺增生多发生于 50 岁以上的老年人,增生的组织引起排尿阻力增大,导致下尿道梗阻,出现排尿困难。评估时注意前列腺有无增生、炎症等情况。

(八)脊柱与四肢

老年人肌张力下降,导致颈部脊柱和头部前倾。椎间盘退行性变使脊柱后凸。由于关节炎及类似的损害,致使关节活动受限。评估四肢时,应检查各关节及其活动范围、肿胀及动脉搏动情况,注意有无疼痛、畸形、运动障碍。下肢皮肤溃疡、足冷痛、坏疽及脚趾循环不良等,出现上述情况常提示下肢动脉供血不足。

(九)神经系统

随着年龄的增长,老年人感觉神经功能普遍降低,运动神经和交感神经传导速度变慢,对刺激反应时间延长。老年人活动能力下降,反应变慢,动作不协调,生理睡眠缩短。评估时应注意各种深浅反射有无异常,是否引出病理反射和脑膜刺激征。

三、功能状态的评估

考点:老年人功能状态评估内容

功能状态的评估是指评估老年人处理日常生活的能力。功能的完好状态很大程度上影响着老年人的生活质量,由于老化和长期慢性疾病的影响可导致老年人一些功能的丧失,因此,身体功能的评估对老年人群很重要。对老年人进行功能状态的评估有助于了解老人的功能状态、起居、生活状况、判断功能的缺失,以制订相应的护理措施,帮助老人完善功能以满足老年人独立生活的需要,继而提高老年人的生活独立性,提高生活质量。

(一)功能状态评估的目标

对老年人身体功能状态评估要达到以下目标:判断早期功能缺失,以防进一步的残疾;制订护理计划提高实施功能的能力,确保护理的重点在于最大限度地提高老人的生活质量;通过随时检测老人的功能状况,以决定最有效的治疗、康复护理的方案。

(二)功能状态评估的内容

老年人的功能状态受年龄、视力、躯体疾病、运动功能、情绪等多种因素的影响。因此,对老年人的评估要全面结合躯体健康、心理健康及社会健康状态进行评估。功能状态的评估包括日常生活能力、功能性日常生活能力、高级日常生活能力3个方面。

1. 日常生活能力 老年人最基本的自理能力,是老年人自我照顾和从事每天必需的日常生活的能力。如衣(穿脱衣、鞋、帽,修饰打扮)、食(进餐)、行(行走、变换体位、上下楼)、个人卫生(洗漱、沐浴、如厕、控制大小便),如果这一层次的功能受限,将影响老年人基本生活需要的满足。所以,日常生活能力不仅是评估老年人功能状态的指标,也是评估老年人是否需要补偿服务或评估老年人残疾率的指标。

2. 功能(工具)性日常生活能力 功能性日常生活能力又称独居生活能力,是指老年人在家中或寓所内进行自我护理活动的能力。主要包括购物、做家务、打电话、做饭菜、洗衣、使用交通工具、服药、处理自己钱财等,要求老年人具有比日常生活能力更高的生理或认知能力。这一层次的功能提示老年人是否能独立生活并具备良好的日常生活功能。

3. 高级日常生活能力 高级日常生活能力是指与生活质量相关的一些活动,包括主动参加社交、娱乐活动、职业工作等。反映老年人的智能能动性和社会角色功能。随着老年期生理变化或疾病的困扰,这种能力可能会逐渐丧失。高级日常生活能力的缺失,要比基本日常生活能力和功能性日常生活能力的缺失出现得早,一旦出现,就预示着更严重的功能下降。如发现老年人有高级日常生活能力的下降,就需要作进一步的功能性评估,包括日常生活能力和功能性日常生活能力的评估。

(三)常用的评估工具

在医院、社区、康复中心等开展老年护理时,有多种标准化的评估量表可供护理人员使用。常用的评估工具包括 Katz 日常生活能力量表、功能性日常生活能力量表等。

1. 日常生活能力量表 日常生活能力量表(activity of daily living scale, ADL),由美国的 Lawton 和 Brody 于 1969 年制定。主要用于评定被试者的日常生活能力。ADL 共有 14 项,包括两部分内容:一是躯体生活自理量表,共 6 项:上厕所、进食、穿衣、梳洗、行走和洗澡;二是工具性日常生活能力量表,共 8 项:打电话、购物、备餐、做家务、洗衣、使用交通工具、服药和自理经济(表4-1)。

表4-1 日常生活能力量表(ADL)

①使用公共车辆	1	2	3	4	⑧梳头,刷牙等	1	2	3	4
②行走	1	2	3	4	⑨洗衣	1	2	3	4
③做饭菜	1	2	3	4	⑩洗澡	1	2	3	4
④做家务	1	2	3	4	⑪购物	1	2	3	4
⑤服药	1	2	3	4	⑫定时上厕所	1	2	3	4
⑥吃饭	1	2	3	4	⑬打电话	1	2	3	4
⑦穿衣	1	2	3	4	⑭处理自己钱财	1	2	3	4

评分:1. 自己完全可以做;2. 有些困难;3. 需要帮助;4. 自己完全不能做。

评定结果可按总分和单项分进行分析。总分低于 16 分为完全正常,大于 16 分有不同程度的功能下降,最高 54 分。单项分 1 分为正常,2~4 分为功能下降。凡有 2 项或 2 项以上≥3,或总分≥22,为功能有明显障碍。

2. Katz 日常生活能力量表 Katz 等人设计制订的日常生活能力量表,可用于测量评价慢性疾病的严重程度及治疗效果,也可用于预测某些疾病的发展(表4-2)。

表 4-2　Katz 日常生活能力量表

生活能力	项　　目	分值
1. 进食	进食自理无需帮助	2
	需帮助备餐,能自己进食	1
	进食或经静脉给营养时需要帮助	0
2. 更衣(取衣、穿衣、扣扣、系带)	完全独立完成	2
	仅需要帮助系鞋带	1
	取衣、穿衣需要协助	0
3. 沐浴(擦浴、盆浴或淋浴)	独立完成	2
	仅需要部分帮助(如背部)	1
	需要帮助(不能自行沐浴)	0
4. 移动(起床、卧床,从椅子上站立或坐下)	自如(可以使用手杖等辅助器具)	2
	需要帮助	1
	不能起床	0
5. 如厕(如厕大小便自如,便后能自洁及整理衣裤)	无需帮助,或能借助辅助器具进出厕所	2
	需帮助进出厕所、便后清洁或整理衣裤	1
	不能自行进出厕所完成排泄过程	0
6. 控制大小便	能完全控制	2
	偶尔大小便失控	1
	排尿、排便需别人帮助,需用导尿管或失禁	0

　　说明:此量表将日常生活功能分为 6 个方面,即进食、更衣、沐浴、移动、如厕和控制大小便,以决定各项功能完成的独立程度。评定方法:通过与被测者、护理人员交谈或被测者自填问卷,确定各项评分,计算总分值。评分标准:总分值的范围是 0～12,分值越高,提示被测者的日常生活能力越高。

　　3. Lawton 功能性日常生活能力量表　由美国的 Lawton 等人制订(表 4-3)。

表 4-3　Lawton 功能性日常生活能力量表

生活能力	项　　目	分值
1. 你能自己做饭吗	无需帮助	2
	需要一些帮助	1
	完全不能自己做饭	0
2. 你能自己做家务或勤杂工作吗	无需帮助	2
	需要一些帮助	1
	完全不能自己做家务	0
3. 你能自己服药吗	无需帮助(能准时服药,剂量准确)	2
	需要一些帮助[别人帮助备药,和(或)提醒服药]	1
	没有帮助完全不能自己服药	0
4. 你能去超过步行距离的地方吗	无需帮助	2
	需要一些帮助	1
	除非作特别安排,否则完全不能旅行	0
5. 你能去购物吗	无需帮助	2
	需要一些帮助	1
	完全不能自己出去购物	0

续表

生活能力	项　　目	分值
6. 你能自己理财吗	无需帮助	2
	需要一些帮助	1
	完全不能自己理财	0
7. 你能打电话吗	无需帮助	2
	需要一些帮助	1
	完全不能自己打电话	0

说明:此量表将生活能力分为7个方面,主要用于评定被测者的功能性日常生活能力。评定方法:通过与被测者、家属或护理人员等知情人的交谈或被测者自填问卷,确定各项评分,计算总分值。评分标准:总分值的范围是0～14,分值越高,提示被测者功能性日常生活能力越高。

四、实验室检查及其他辅助检查

护理人员应正确解读和分析老年人的实验室检查数据和其他辅助检查结果,区别异常改变是由生理性老化所致,还是病理性改变所引起,以免延误诊断、治疗和护理。常用的检查包括:常规检查、血液实验室检查、功能检查、心电图检查、影像检查、内镜检查。

第3节　老年人心理健康的评估

案例 4-2

胡大妈,女,61岁。2011年起因家里亲人接连生病出现焦虑及抑郁症状,情绪低落,经常想一些恐怖的事情,曾到上海中山医院就诊,吃药后很快情绪等恢复正常。但2012年以来由于爱人喝酒后经常闹事,情感长期压抑,再加上半年前妹妹又生病离世等一系列因素,2013年2月份开始病情再次复发,现在她每天情绪低落、胡思乱想、心慌心闷,经常感觉恐惧、浑身打颤,各种不良的情绪让她无法正常睡眠,因此,她的生存欲望也比较低,总想与其痛苦不如解脱的好。

问题:1. 胡大妈出现了哪些心理方面的问题?
　　2. 护士如何对胡大妈进行心理健康的评估?

随着年龄的增长,老年人的心理功能也会出现不同程度的老化,在面对和适应各种压力事件过程中,老年人常有一些特殊的心理活动,出现了一些老年人的个性心理特征。老年人的心理健康直接影响其躯体健康和社会功能状态,是实现健康老龄化不可缺少的维度之一。因此,应了解老年人的心理特征,正确评估其心理健康状况,提供适当的心理健康指导。老年人的心理健康应从情绪和情感、认知能力、压力与应对等方面进行评估。

考点:老年人的心理健康评估内容和方法

一、情绪与情感的评估

在心理学上,通常把与机体活动相联系的内心体验称为情绪,而把与社会活动相联系的内心体验称为情感。情绪是简单的表达方式,而情感则复杂。情绪与情感的障碍常常同时出现,因此通常将两者视为同义词,相互通用。

(一)老年人的情感变化

老年人情绪和情感体验的强度、持久性随着年龄的增长而提高,这与老年人的神经系统变得易于过度兴奋有关。老年人较中青年人更不倾向于控制自己的情感,面对同样的刺激强度,如生活中的挫折、丧偶、与子女不和等,老年人表现得比青年人剧烈,尤其表现在喜悦、悲伤、愤怒和厌恶情绪方面。就气愤情绪而言,青、中年人主要取决于事情是否符合自己的心意,其次是个人的得失和不愉快的遭遇,而老年人则相反,主要取决于个人得失,其次才是不合心意的事情和不愉快的遭遇。此外,老年人容易回顾过去,往往对过去的岁月追思不已,缅怀死去的亲人、朋友以及逝去的光阴。坎坷经历的回忆会增加老年人伤感情绪,亦可导致抑郁。少数老年人表现为情感淡漠,对周围发生的事情漠不关心,说话语调平淡,面部表情呆板,对家人不体贴,内心体验极为贫乏或缺如。因此,老年人应重新认识自己,控制自己的情绪,调节自己的情感。

(二)老年人情绪与情感的评估

老年人的情绪纷繁复杂,焦虑和抑郁是最常见的也是最需要护理干预的情绪状态。

1. 焦虑 经常看到有些老年人心烦意乱,坐卧不安,有时为一点小事而提心吊胆,紧张恐惧,这种现象在心理学上叫做焦虑,严重者称为焦虑症。焦虑(anxiety)是个体感受到威胁时的一种紧张的、不愉快的情绪状态,表现为紧张、不安、急躁、失眠等,但无法说出明确的焦虑对象。老年焦虑症原本是较易治疗的心理疾病,但因识别率低(内科医师对其识别率为10.5%),导致精神致残、自杀率高,成为老年健康的一大杀手。目前,对于老年人焦虑常用的评估方法有以下3种:

(1)交谈:询问老年人有无焦虑的情绪体验。

(2)观察:观察老年人有无焦虑的症状。

(3)心理测验:可用于老年人焦虑评估的量表有汉密顿焦虑量表(表4-4)、状态-特质焦虑问卷、Zung焦虑自评量表、贝克焦虑量表等。

表4-4 汉密顿焦虑量表(HAMA)

项 目	主要表现
1. 焦虑心境	担心、担忧,感到有最坏的事将要发生,容易激惹
2. 紧张	紧张感、易疲劳、不能放松、易哭、颤抖、感到不安
3. 害怕	害怕黑暗、陌生人、独处、动物、乘车或旅行、公共场合
4. 失眠	难以入睡、易醒、睡眠浅、多梦、夜惊、醒后感觉疲倦
5. 认知功能	注意力不能集中、注意障碍、记忆力差
6. 抑郁心境	丧失兴趣、抑郁、对以往爱好缺乏快感
7. 躯体性焦虑(肌肉系统)	肌肉酸痛、活动不灵活、肌肉和肢体抽动、牙齿打颤、声音发抖
8. 躯体性焦虑(感觉系统)	视物模糊、发冷发热、软弱无力感、浑身刺痛
9. 心血管系统症状	心动过速、心悸、胸痛、血管跳动感、昏倒感、心搏脱漏
10. 呼吸系统症状	胸闷、窒息感、叹息、呼吸困难
11. 胃肠道症状	吞咽困难、嗳气、消化不良(进食后腹痛、腹胀、恶心、胃部饱感)、肠动感、肠鸣、腹泻、体重减轻、便秘
12. 生殖泌尿系统症状	尿频、尿急、停经、性冷淡、早泄、阳痿
13. 自主神经系统症状	口干、潮红、苍白、易出汗、紧张性头痛、毛发竖起
14. 会谈时行为表现	①一般表现:紧张、不能松弛、忐忑不安、咬手指、紧握拳、面肌抽动、手发抖、皱眉、表情僵硬、肌张力高、叹息样呼吸、面色苍白 ②生理表现:吞咽、打呃、安静时心率快、呼吸快、腱反射亢进、震颤、瞳孔放大、眼睑跳动、易出汗、眼球突出

说明:分界值,总分超过29分,提示严重焦虑;超过21分,提示有明显焦虑;超过14分,提示有肯定的焦虑;超过7分,提示可能有焦虑;小于7分则提示无焦虑。因子分析:将第1~6项及第14项分数相加,除以7,得到精神性焦虑因子分;将第7~13项分数相加,除以7,得到躯体性焦虑因子分。因子分提示患者焦虑症状的特点。

2. 抑郁　抑郁(depression)指以心境低落为主的精神状态,常伴有各种症状,如焦虑、激越、无价值感、无助感、绝望感、自杀观念、意志减退、精神运动迟滞,及各种躯体症状和生理功能障碍(如失眠)。抑郁是许多疾病的主要或重要表现。老年期抑郁症与青壮年抑郁症的抑郁情绪临床表现有所不同。老年期抑郁症患者较突出的表现是焦虑和过分担心,往往把问题看得复杂化。老年病人对忧伤的情绪往往不能很好表达,常用"没有意思,心里难受"或表现对外界事物无动于衷,常否认或掩饰心情不佳,甚至强装笑脸。其亲属及熟人也可能意识不到其患有严重情感疾病,而只以为是些躯体的"不舒服"。老年人严重抑郁可出现自杀念头和行为,威胁自己的生命。目前对老年人抑郁评估的量表主要有汉密顿焦虑量表、老年抑郁自评量表(GDS)(表4-5)、Zung 抑郁自评量表(SAS)、Beck 抑郁量表(BAI)等。量表的中文版具有良好的信效度。

表 4-5　老年抑郁自评量表

指导语:选择最切合您最近一周来感受的答案打"√",每题只能选一个答案。

序　号	项　　目	是	否
1	你对生活基本上满意吗?	□	□
2	你是否已放弃了许多活动与兴趣?	□	□
3	你是否觉得生活空虚?	□	□
4	你是否常感到厌倦?	□	□
5	你觉得未来有希望吗?	□	□
6	你是否因为脑子里一些想法摆脱不掉而烦恼?	□	□
7	你是否大部分时间精力充沛?	□	□
8	你是否害怕会有不幸的事落到你头上?	□	□
9	你是否大部分时间感到幸福?	□	□
10	你是否常感到孤立无援?	□	□
11	你是否经常坐立不安、心烦意乱?	□	□
12	你是否希望待在家里而不愿意去做些新鲜事?	□	□
13	你是否常常担心将来?	□	□
14	你是否觉得记忆力比以前差?	□	□
15	你觉得现在活着很惬意吗?	□	□
16	你是否感到心情沉重、郁闷?	□	□
17	你是否觉得像现在这样活着毫无意义?	□	□
18	你是否总为过去的事忧愁?	□	□
19	你觉得生活很令人兴奋吗?	□	□
20	你开始一件新的工作很困难吗?	□	□
21	你觉得生活很令人兴奋吗?	□	□
22	你是否觉得你的处境已毫无希望?	□	□
23	你是否觉得太多人比你强得多?	□	□
24	你是否常为些小事伤心?	□	□
25	你是否常常觉得想哭?	□	□
26	你是否很难集中精力?	□	□
27	你早晨起来很愉快吗?	□	□
28	你希望避开与他人聚会吗?	□	□
29	你做决定很容易吗?	□	□
30	你的头脑像往常一样清晰吗?	□	□

说明:30 个条目中的 10 条用反序计分(回答"否"表示抑郁存在),20 条用正序计(回答"是"表示抑郁存在)。每项表示抑郁的回答得 1 分。评分标准,0~10 分为正常;11~20 分为轻度抑郁;21~25 分为中度抑郁;26~30 分为重度抑郁。

二、认知功能的评估

（一）认知与认知功能

认知是人们认识、理解、判断、推理事物的过程，通过行为、语言表现出来，反映了个体的思维能力。认知功能是指大脑精神或智力活动的各个方面，如感知觉、记忆力、语言、抽象思维等，是反映大脑功能状况的实用指标。

研究表明，随着年龄的增长，人的认知功能发生改变，主要由于大脑容量的改变引起。60 岁左右老年人的脑组织开始萎缩，生理功能也自然的开始减退，作为脑功能的指标之一，认知功能也随年龄增长而下降。老年人的认知功能改变较为明显，主要表现在记忆力、感知觉、思维和智力等方面。老年人认知功能障碍是介于正常衰老和痴呆之间的一种认知损伤状态，是一种不稳定的过渡状态，有转化为痴呆的高风险，导致老年人进入医疗机构的风险增高，严重影响老年人的正常生活并增加家庭和照料者的负担，降低了老年人及其家庭成员和照料者的生活质量。

（二）老年人认知功能的评估

既然老年人的认知功能改变较明显，要对其进行客观的检查和评定，就要借助于神经心理学评定，采用量表形式，使心理现象得以定量化和客观化。在已经确定的认知功能失常的筛选测试中，最普及的测试是简易智力状态检查和简易操作智力状态问卷。

1. 简明精神状态量表（mini-meiltal state exainination，MMSE） MMSE 是 Folstein 等于 1975 年编制而成，是目前世界上最有影响、最普及、最常用的认知缺损筛查量表之一，在社区大样本调查中被广泛应用（表 4-6）。

表 4-6　简明精神状态检查量表

1. 定向能力
时间：①何年？ _____(1)　②季节？ _____(1)　③何月？ _____(1) ④几号？ _____(1)　⑤星期几？ _____(1) 地点：⑥现在在哪个省？ _____(1)　⑦住在哪个市？ _____(1)　⑧住在什么区？ _____(1) ⑨住在什么街道？ _____(1)　⑩住在什么栋楼、什么门牌号？ _____(1)
2. 记忆力
⑪现在我要说三样东西的名称，在我讲完之后，请您重复说一遍。请您记住这三样东西，因为等一下要再问您的："皮球、国旗、树木"（以第一次答案计分）。 皮球(1)　　国旗(1)　　树木(1)
3. 注意力与计算能力
⑫现在请您从 100 减去 7，然后从所得的数目再减去 7，如此一直计算下去，把每一个答案都告诉我，直到我说"停"为止（若错了但下一个答案是对的得一分）。 93(1)　　86(1)　　79(1)　　72(1)　　65(1)
4. 回忆
⑬现在请您告诉我，刚才我要您记住的三样东西是什么？ 皮球(1)　　国旗(1)　　树木(1)
5. 语言
⑭分别指着手表和铅笔："请问这是什么？" 手表(1)　　铅笔(1)
⑮现在我要说一句话，请清楚地重复一遍，这句话是："四十四只石狮子"（只说一遍，只有正确、咬字清楚的才记 1 分）。 _____(1)

续表

⑯评估者把写有"闭上您的眼睛"大字的卡片交给受访者,请他照着这张卡片所写的去做(如果他/她闭上眼睛,记1分)。_____(1)

⑰评估者说下面一段话,并给他一张白纸,不要重复说明,也不要示范。

用右手拿这张纸(1)　　再用双手把纸对折(1)　　将纸放在大腿上(1)

⑱请您说一句完整的、有意义的句子(句子应该有主谓语,并有意义)

记下句子_____(1)

⑲请您按下面图样画图(1)

说明:判断标准(上海精神卫生中心制订),文盲文化程度得分≤17 分为有认知功能障碍,小学文化程度≤20 分为有认知功能障碍,中学及以上文化程度≤24 分为有认知功能障碍。

　2. 简易操作智力状态问卷(short portable mental status questionaire,SPMSQ)　常用于各种老年人认知功能的筛查(表4-7)。

表4-7　简短操作心智状态问卷

指导语:答对 1 题得 1 分,答题时请于题号前进行勾选。

对错
- □ 1. 今天是××××年×月×日?
- □ 2. 今天是星期×?
- □ 3. 你现在所在的地方是×处?
- □ 4. 你的电话号码是××?(若无电话则改填住址)
- □ 5. 你今年×岁?
- □ 6. 你的出生于××××年×月×日(或生肖为何)?
- □ 7. 现任总理是××?
- □ 8. 前任总理是××?
- □ 9. 你的母亲姓×?

10. 20-3 = ____ -3 = ____ -3 = ____ -3 = ____ -3 =

说明:每题1分,8分以上为认知功能完整,6~7分为轻度认知损伤,3~5分为中度认知损伤,0~2分为重度认知损伤,故以8分及以上作为本研究的入选标准,排除失智症患者。

三、压力与应对的评估

　进入老年期后,日常生活中面临许多的事件的干扰,例如:身体功能老化、慢性疾病折磨、经济状况的改变、退休、工作和地位的失落、丧偶、与亲人相处时的矛盾以及亲朋好友去世等,都可给老年人带来压力,如果应对不当,将给老年人的身心健康造成危害。护理人员应全面评估老年人有无压力源存在、压力源的性质、强度、持续时间及对老年人身心的影响,正确评价老年人的应对能力,帮助老人适应环境变化,有效地减轻压力反应,促进身心健康。压力与应对的评估采用访谈、观察、心理测验相结合的综合评定方法,评定量表包括生活事件量表、各种应对方式问卷以及社会支持量表等。

第4节 老年人社会健康的评估

案例 4-3

郑大爷,66 岁,曾经是某剧院的一名美术设计师,曾获得"五个一工程奖"和两次舞台设计奖。自退休后,他性格逐渐变得孤僻,2 年前老伴去世后更加严重,常常独来独往,从不和别的老人下棋、聊天。儿子常年居住在国外,很少回家看望。

问题:1. 郑大爷出现了哪些心理和社会方面的问题?

2. 护士如何对郑大爷进行社会健康的评估?

考点:老年人社会健康评估的内容

完整的健康评估及其内容,除生理、心理功能外,还应评估其社会状况。社会健康评估即对老年人的社会健康状况和社会功能进行评定,具体包括角色功能、所处环境、文化背景、家庭状况等方面。

一、角色功能的评估

对老年人进行角色功能评估的目的是明确被评估者对角色的感知、对承担的角色是否满意、有无角色适应不良,以便及时采取干预措施,避免角色功能紊乱给老年人带来的生理和心理两方面的不良影响。

(一)角色的内涵

1. 角色 又称社会角色。是社会对个体或群体在特定场合下职能的划分,代表个体或群体在社会中的地位及社会期望表现出的符合其地位的行为。角色不能单独存在,需要存在于与他人的相互关系中。老年人在一生中经历了多重角色的转变,从婴儿到青年、中年直至老年,从子女到父母亲直至祖父母,从学生到踏上工作岗位直至退休等,适应对其角色功能起着非常重要的作用。

2. 角色功能 指从事正常角色活动的能力,包括正式的工作、社会活动、家务活动等,老年人由于老化及某些功能的退化而使这种能力下降。个体对老年角色的适应与性别、文化程度、个性、家庭背景、社会地位、经济状况等因素密切相关。

(二)角色功能的评估

老年人角色功能的评估,一般通过交谈、观察两种方法收集资料。评估的内容包括:

1. 角色的承担

(1)一般角色:了解老人过去的职业、离退休年份和现在有无工作,有助于防范由于离退休所带来的不良影响,并确定目前的角色是否适应。评估角色的承担情况,可询问老人:最近一段时间做些什么事?哪些事情占去了大部分时间?对其而言什么事情是重要的、什么事情感觉很困难?是否感觉到角色负担过重或不足?

(2)家庭角色:老年人离开工作岗位后,家庭成了他们主要的生活场所。大部分家庭有了第三代,老年人由父母的角色上升到祖父母的角色,不仅增加了他们的家庭角色,而且常常担当起照料第三代的任务。老年期又是丧偶的主要阶段,若老伴去世,就要失去相应的角色。另外,通过性生活的评估,可以了解老人的夫妻角色功能,有助于判断老人社会角色及家庭角色型态。评估时要求护士持非评判、尊重事实的态度,询问老人既往以及现在的情况。

(3)社会角色:通过对社会关系型态的评估,提供有关老年人自我概念和社会支持资源的信息。收集老年人每日活动的资料,对其社会关系型态进行评价,如果被评估者对每日活动不能明确表达,则提示社会角色的缺失或是不能融合到社会活动中,也可提示是否有认知或其他精神障碍。

2. 角色的认知　让老年人描述对自己承担的角色的感知和别人对其所承担角色的期望,老年后对自己生活方式、人际关系等方面的影响。同时还应询问别人对他的角色期望是否认同。

3. 角色的适应　让老人描述对自己承担的角色是否满意及与自己的角色期望是否相符合,观察有无角色适应不良的身心行为反应,如头痛、头晕、疲乏、睡眠障碍、焦虑、抑郁、忽视自己和疾病等。

二、环境评估

老年人的健康有赖于健康的生活环境,如果环境的变化超过了老年人的调节范围和适应能力,就会引起疾病。通过对环境进行评估,能更好地去除妨碍生活行为的不利因素,创造发挥补偿机体缺损功能的有利因素,促进老年人生活质量的提高。

(一) 物理环境

物理环境是指一切存在于机体外环境的物理因素的总和。目前由于人口老龄化、"空巢"家庭的日益增多,大量老年人面临着独居的问题。居住环境是老年人的生活场所,是学习、社交、娱乐、休息的地方,评估时应了解其生活环境中的特殊资源及其对目前生活环境的特殊要求,其中居家安全环境因素是评估的重点(表4-8),通过家访可获得这方面的资料。

表4-8　老年人居家环境安全评估表

项　　目	评估要素
1. 一般居室	
1) 光线	光线是否充足?
2) 温度	是否适宜?
3) 地面	是否平整、干燥、无障碍物?
4) 地毯	是否平整、不滑动?
5) 家具	放置是否稳固、固定有序,有无阻碍通道?
6) 床	高度是否在老人膝盖下、与其小腿长基本相等?
7) 电线	安置如何,是否远离火源、热源?
8) 取暖设备	设置是否妥善?
9) 电话	紧急电话号码是否放在易见、易取的地方?
2. 厨房	
1) 地板	有无防滑措施?
2) 燃气	"开"、"关"的按钮标志是否醒目?
3. 浴室	
1) 浴室门	门锁是否内外均可打开?
2) 地板	有无防滑措施?
3) 便器	高低是否合适,有无设扶手?
4) 浴盆	高度是否合适? 盆底是否垫防滑胶毡?
4. 楼梯	
1) 光线	光线是否充足?
2) 台阶	是否平整无破损,高度是否合适,台阶之间色彩差异是否明显?
3) 扶手	有无扶手?

（二）社会环境

社会环境包括经济、文化、教育、法律、制度、生活方式、社会关系、社会支持等方面。这些因素与人的健康密切相关,本节着重介绍经济、生活方式、社会关系和社会支持的评估。

1. **经济** 经济是保障人们衣、食、住、行的基本需要及享受健康服务的物质基础。因此,在社会环境因素中,对老年人的健康及患者角色适应影响最大的是经济。由于老年人因退休、固定收入减少、给予经济支持的配偶去世所带来的经济困难,可导致失去家庭、社会地位或生活的独立性。护理人员可通过询问以下问题了解老年人的经济状况:①您的经济来源有哪些? 单位工资福利如何? 您对目前的经济状况满意吗? 对收入低的老人,要询问这些收入是否足够支付食品、生活用品和部分医疗费用? ②家庭有无经济困难? 家庭是否有失业、待业人员? ③是哪种医疗费用的支付形式?

2. **生活方式** 生活方式是一个内容相当广泛的概念,它包括人们的衣、食、住、行、活动、工作、休息娱乐、社会交往、待人接物等物质生活和精神生活的价值观、道德观、审美观及与这些方式相关的方面。不同地区、不同民族、不同职业、不同社会阶层的人生活方式不一样。通过与被评估者及其亲友交谈或直接观察,评估饮食、睡眠、活动、娱乐等方面的习惯及有无吸烟、酗酒等不良嗜好。若有不良生活方式,应进一步了解其对老年人带来的影响。

3. **社会关系与社会支持** 评估老年人是否有支持性的社会关系网络,如家庭关系是否稳定、家庭成员之间是否相互尊重,与邻居、老同事的关系是否融洽,家庭成员对老人的态度。社会支持是指个体能获得来自他人(家庭、亲属、朋友、同事)和社会各方面的心理上和物质上的支持和援助,是建立在社会支持系统上的各种社会关系对个体的主观和(或)客观的影响力。社会支持又分为主观支持和客观支持两个方面,主观支持是体验到的情感上的支持,主要是个体在社会中受尊重、被支持、被理解的情感体验和满意程度,与个体的主观感受密切相关;客观支持是包括物质上的直接帮助和社会网络的支持,是独立于个体感受到的客观存在现实;相对而言,主观支持对健康和生活质量更为重要。社会支持的评估可采用社会支持评定量表(表4-9)。

表4-9 社会支持评定量表

指导语:下面的问题用于反映您在社会中所获得的支持,请按各个问题的具体要求,根据您的实际情况填写。

1. 您有多少关系密切,可以得到支持和帮助的朋友? (只选一项)
   (1) 一个也没有　(2) 1~2个　(3) 3~5个　(4) 6个或6个以上
2. 近一年来您:(只选一项)
   (1) 远离家人,且独居一室。
   (2) 住处经常变动,多数时间和陌生人住在一起。
   (3) 和同学,同事或朋友住在一起。
   (4) 和家人住在一起。
3. 您与邻居之间:(只选一项)
   (1) 相互之间从不关心,只是点头之交。
   (2) 遇到困难可能稍微关心。
   (3) 有些邻居很关心您。
   (4) 大多数邻居很关心您。
4. 您与同事之间:(只选一项)
   (1) 相互之间从不关心,只是点头之交。
   (2) 遇到困难可能稍微关心。
   (3) 有些同事很关心您。

（4）大多数同事很关心您。

5. 从家庭成员得到的支持和照顾（在合适的框内划"√"）

	无	极少	一般	全力支持
A. 夫妻				
B. 父母				
C. 儿女				
D. 兄弟姐妹				
E. 其他成员（如嫂子）				

6. 过去在您遇到紧急情况时，曾经得到的经济支持和实际解决问题的帮助的来源有：

（1）无任何来源。

（2）下列来源：（可多选）

A. 配偶　　　B. 其他家人　　　C. 亲戚　　　D. 同事　　　E. 工作单位

F. 党团工会等官方或半官方组织　　　G. 宗教、社会团体等非官方组织　　　H. 其他（请列出）_____

7. 过去，在您遇到急难情况时，曾经得到的安慰和关心的来源有：

（1）无任何来源。

（2）下列来源：（可多选）

A. 配偶　　　B. 其他家人　　　C. 亲戚　　　D. 同事　　　E. 工作单位

F. 党团工会等官方或半官方组织　　　G. 宗教、社会团体等非官方组织　　　H. 其他（请列出）_____

8. 您遇到麻烦时的倾诉方式：（只选1项）

（1）从不向任何人倾诉。

（2）只向关系极为密切的 1~2 个人倾诉。

（3）如果朋友主动询问您会说出来。

（4）主动述说自己的烦恼，以获得支持和理解。

9. 您遇到烦恼的求助方式：（只选1项）

（1）只靠自己，不接受别人帮助。

（2）很少请求别人帮忙。

（3）有时请求别人帮忙。

（4）有困难经常向家人、亲友、组织求救。

10. 对于团体组织活动（如党团组织、宗教组织、工会、社区集体活动等），您：（只选1项）

（1）从不参加。

（2）偶尔参加。

（3）经常参加。

（4）主动参加并积极活动。

　　说明：包括客观支持（3个条目）、主观支持（4个条目）和对支持的利用度（3个条目）三个维度。量表计分方法：第1~4,8~10条：每条只选一项，选择1、2、3、4项分别计1、2、3、4分，第5条分A、B、C、D四项计总分，每项从无到全力支持分别计1-4分，第6、7条如回答"无任何来源"则计0分，回答"下列来源"者，有自己个来源就计几分。10个条目计分之和为社会支持总分，得分越高，说明得到的社会支持越多。

三、文化与家庭的评估

　　文化和家庭因素可以直接影响老年人的身心健康和健康保健。价值观、信念和信仰、习俗是文化的核心要素，与健康密切相关，决定着人们对健康、疾病、老化和死亡的看法及信念，是文化评估的主要内容。老年人文化的评估同成年人。应该注意的是，老年住院患者容易发生文化休克，应结合观察进行询问；如果老人独居，应详细询问是否有亲近的朋友、亲属。

家庭评估包括家庭成员基本资料、家庭类型与结构、家庭成员的关系、家庭功能与资源以及家庭压力等方面。包括家庭功能的 5 个重要部分:适应度 A(adaptation)、合作度 P(partnership)、成长度 G(growth)、情感度 A(affection)、亲密度 R(resolve)。常用于家庭功能评估的量表为 APGAR 家庭功能评估表(表 4-10),

表 4-10 APGAR 家庭功能评估表

项目	经常	有时	很少
1. 当我遇到困难时,可以从家人处得到满意的帮助 补充说明:			
2. 我很满意家人与我讨论各种事情以及分担问题的方式 补充说明:			
3. 当我希望从事新的活动或发展时,家人能接受并给予支持 补充说明:			
4. 我很满意家人对我表达情感时的方式以及对我愤怒、悲伤等情绪的反映 补充说明:			
5. 我很满意家人与我共度美好时光的方式 补充说明:			

说明:此量表将家庭功能分为 5 个方面。评定方法:"经常"得 2 分,"有时"得 1 分,"很少"得 0 分。评分标准:计算总分值,在 7~10 分为家庭功能无障碍,4~6 分为家庭功能中度障碍,0~3 分为重度家庭功能不足。

第 5 节 老年人生活质量的综合评估

案例 4-4

随着人口老龄化进程的加快,我国城市中空巢家庭的数目逐年上升,空巢家庭已成为人们普遍关注的社会问题。空巢家庭中的老人(空巢老人)随着年龄的增长,健康状况和各项生理功能逐渐下降,为有针对性地采取有效的社区干预措施提高空巢老人的生活质量,某社区护士拟对本社区空巢老人的生活质量进行一个全面的评估。

问题: 1. 老年人生活质量的评估包括哪些方面?

2. 常用的老年人生活质量的测评工具有哪些?

21 世纪是人口老龄化的时代,老年人的生活质量问题受到越来越广泛的关注。生活质量是一个人在社会生活和日常生活中的机体能力和主观感觉,包括生物医学和社会心理内容的综合概念。WHO 将生活质量(quality of life,QOL)定义为:不同的文化、价值体系中的个体对与他们的目标、期望、标准及与关心事情有关的生活状态的综合满意程度及对个人健康的一般感觉。老年人的生活质量是衡量一个国家的经济和社会发展水平、社会文明程度的重要标志。中国老年医学会认为,老年人生活质量是指 60 岁或 65 岁以上的老年人群身体、精神、家庭和社会生活满意的程度和老年人对生活的全面评价。目前对老年人生活质量的测评可以采用生活满意度量表、幸福度量表及生活质量综合问卷等进行评估。

一、生活满意度的评估

生活满意度是指个人对生活总的观点及现在实际情况与希望之间、与他人之间的差距。生活满意度指数是老年护理学研究中的重要指标之一,用来测量老年人心情、兴趣、心理、生理主观完美状态评估的一致性。常用的量表由 Neugarten 等于 1981 年编制,是用来测量生活满意度的有效而可靠的工具。该量表包括 3 个独立的分量表,其一是他评量表,即生活满意度评定量表(life satisfaction rating scale,LSR),LSR 又包含 5 个 15 分制的子量表;另 2 个分量表是自评量表,分别为生活满意度指数 A 和生活满意度指数 B,简称 LSIA 和 LSIB。其中LSIA 主要从对生活的兴趣、决心和毅力、知足感、自我概念、情绪等方面进行评估,通过 20 个问题反映生活的满意程度(表 4-11)。

表 4-11 生活满意度指数 A 量表(LSIA)

提示:下面的一些陈述涉及人们对生活的不同感受。请阅读下列每一个问题的陈述,如果你同意该观点,请在"同意"下面画"√";如果你不同意该观点,请在"不同意"下面画"√";如果无法肯定是否同意,请在"?"下面画"√"。请务必回答所有问题。

项目	同意	不同意	?
1. 当我老了以后发现事情似乎要比原来想象得好			
2. 与我所认识的多数人相比,我更好地把握了生活的机遇			
* 3. 现在是我一生中最沉闷的时期			
4. 我现在和年轻时一样幸福			
* 5. 我的生活原本应该更好些			
6. 现在是我一生中最美好的时光			
* 7. 我所做的事多半是令人厌烦和单调乏味的			
8. 我估计最近能遇到一些有趣的和令人愉快的事			
9. 我现在做的事和以前做的事一样有趣			
* 10. 我感到老了,有些累			
11. 我感到自己确实上了年纪,但并不为此烦恼			
12. 回首往事,我相当满足			
13. 即使能改变自己的过去,我也不愿有所改变			
* 14. 与其他同龄人相比,我曾做出较多愚蠢的决定			
15. 与其他同龄人相比,我的外表较年轻			
16. 我已经为 1 个月甚至 1 年后该做的事制定了计划			
* 17. 回首往事,我有许多想得到的东西未得到			
* 18. 与其他人相比,我惨遭失败的次数太多了			
19. 我在生活中得到了相当多我所期望的东西			
* 20. 不管人们怎样说,许多普通人是越过越糟			

说明:评定方法,"同意"得 2 分,"?"得 1 分,"不同意"得 0 分。有"*"为反序计分项目。评分标准:计算总分值,得分越高,生活满意度越高。

二、主观幸福感的评估

主观幸福感是一个人对其生活质量的评价,是对个人幸福的一种主观感受,包括积极情感、消极情感和生活满意度三个方面。常用的量表是 Kozma 于 1980 年制订的纽芬兰纪念大学幸福度量(Memorial University of Newfoundland scale of happiness,MUNSH)。该量表作为老人精神卫生状况的间接指标已为许多国家广泛应用,它从心理学角度来测量被试对幸福的体验。具体见表 4-12。

表 4-12　纽芬兰纪念大学幸福度量表（MUNSH）

提示:我们想问一些关于你的日子过得怎么样的问题。在最近几个月里,你是否有下面所描述的感受? 如果符合你的情况,答"1＝是",如不符答"2＝否",如感到不清楚答"3＝不知道"。请依照实际符合的程度在□中打"√",每题只能选一个。

项目	1 是	2 否	3 不知道
1. 满意到极点吗?	□	□	□
2. 你情绪很好吗?	□	□	□
3. 你对自己的生活特别满意吗?	□	□	□
4. 你感到很走运吗?	□	□	□
5. 你烦恼吗?	□	□	□
6. 你非常孤独或与人疏远吗?	□	□	□
7. 你忧虑或非常不愉快吗?	□	□	□
8. 你会因为不知道将会发生什么事情而担心吗?	□	□	□
9. 你为自己目前的生活状态感到哀怨吗?	□	□	□
10. 总的来说,生活处境变得使你满意吗?	□	□	□
11. 这段时间是你一生中最难受的时期吗?	□	□	□
12. 你像年轻时一样高兴吗?	□	□	□
13. 你所做的大多数事情都单调或令你厌烦吗?	□	□	□
14. 过去你感兴趣做的事情,现在仍然乐在其中吗?	□	□	□
15. 当你回顾一生时,感到相当满意吗?	□	□	□
16. 随着年龄的增加,一切事情更加糟糕吗?	□	□	□
17. 你感到很孤独吗?	□	□	□
18. 今年一些小事使你烦恼吗?	□	□	□
19. 如果你能随便选择自己的住处的话,你愿意选择那里吗?	□	□	□
20. 有时你感到活着没意思吗?	□	□	□
21. 你现在和年轻时一样快乐吗?	□	□	□
22. 大多数时候你感到生活是艰苦的吗?	□	□	□
23. 你对你当前的生活满意吗?	□	□	□
24. 和同龄人比,你的健康状况与他们差不多,甚至更好些吗?	□	□	□

三、生活质量的综合评估

一般认为:生活质量是对个人或群体所感受到躯体、心理、社会各方面良好适应状态的一个综合测量。老年人的生活质量不能单纯从生理、心理、社会功能等方面获得,评估时最好以老年人的体验为基础进行评价,即不仅要评定受试者生活的客观状态,同时还要注意其主观评价。常用的适合老年人群生活质量评估的量表有简明健康状况问卷(SF-36)、生活质量综合评定问卷和 WHO 生活质量测量量表老年人模块。

（一）简明健康状况问卷

SF-36 量表（表 4-13）是以由美国波士顿健康研究所研制的简明健康调查问卷（the medical outcomes study 36-item short-form health survey, MOS-SF）为基础,翻译而成的中文版量

表。该量表除1个条目健康变化(HT:reported health transition)用于评价过去1年内健康状况的总体变化情况,其余35个条目组成了8个维度,分别是:生理功能(PF),生理职能(RP),躯体疼痛(BP),一般健康状况(GH),精力(VY),社会功能(SF),情感职能(RE),精神健康(MH);前4项为生理健康,后4项为生理健康。每一维度最大为100分,最小为0分。得分越高,所代表的功能损害越轻,生活质量就越好。国内多项研究证实,该量表具有较好的信效度。

表4-13　SF-36健康调查表

下面的问题是询问您对自己健康状况的看法、您的感觉如何以及您进行日常活动的能力如何。如果您对如何回答问题没有把握,尽量选一个最合适的答案前打一个"√",并在第10个问题之后的空白处写上您的建议。

1. 总体来说,您的健康状况是:
　①非常好　　②很好　　③好　　④一般　　⑤差

2. 跟1年前比,您觉得您现在的健康状况是:
　① 比1年前好多了
　② 比1年前好一些
　③ 和1年前差不多
　④ 比1年前差一些
　⑤ 比1年前差多了

健康和日常活动

3. 以下这些问题都与日常活动有关。您的健康状况是否限制了这些活动? 如果有限制,程度如何?

	有很多 限制	有一点 限制	根本没有 限制
(1) 重体力活动(如跑步、举重物、激烈运动等)	①	②	③
(2) 适度活动(如移桌子、扫地、做操等)	①	②	③
(3) 手提日杂用品(如买菜、购物等)	①	②	③
(4) 上多层楼梯	①	②	③
(5) 上一层楼梯	①	②	③
(6) 弯腰、屈膝、下蹲	①	②	③
(7) 步行1500m左右的路程	①	②	③
(8) 步行500m左右的路程	①	②	③
(9) 步行约100m路程	①	②	③
(10) 自己洗澡、穿衣	①	②	③

4. 最近1个月,您的工作和日常生活有没有因为身体健康的原因而出现以下这些问题 ? (每个问题回答"有"或"没有")
　(1) 减少了工作或日常活动的时间　　　　　　　　　　①有　　②没有
　(2) 本来想要做的事情只能完成一部分　　　　　　　　①有　　②没有
　(3) 想要做的工作或活动的种类受到限制　　　　　　　①有　　②没有
　(4) 完成工作或其他日常活动有困难(比如需要额外的努力)　①有　　②没有

5. 最近1个月,您的工作和日常活动有没有因为情绪(如心情不好,感到消沉或者忧虑)而出现以下问题? (每个问题都回答"有"或"没有")
　(1) 减少了工作或日常活动的时间　　　　　　　　　　①有　　②没有
　(2) 本来想要做的事情只能完成一部分　　　　　　　　①有　　②没有
　(3) 做工作或其他事情不如平时仔细　　　　　　　　　①有　　②没有

6. 最近1个月,您的身体健康或情绪不好在多大程度上影响了您与家人、朋友、邻居 或 集体的正常社交活动?
　① 根本没有影响　② 有一点影响　③ 有中度影响　④ 有较大影响　⑤ 有极大影响

7. 最近1个月,您有身体上的疼痛吗?
　① 根本没有疼痛　② 稍微有一点疼痛　③ 有一点疼痛　④ 有中等疼痛　⑤ 有严重疼痛　⑥ 有很严重疼痛

8. 最近1个月,身体上的疼痛影响您的正常工作或活动吗?(包括上班工作和家务劳动)
　① 根本没有影响　② 很少有影响　③ 有中度影响　④ 有较大影响　⑤ 有极大影响

您的感觉

9. 以下这些问题有关过去1个月里您的感觉如何以及您的情况如何。(对每一条问题,请在每一行打一个"√",勾出最接近您的感觉的那个答案)

在过去1个月的持续时间	所有的时间	大部分时间	比较多时间	有时	很少	从未感觉
(1) 您觉得生活充实吗?	①	②	③	④	⑤	⑥
(2) 您是一个精神紧张的人吗?	①	②	③	④	⑤	⑥
(3) 您感到垂头丧气,什么事都不能使您振作起来吗?	①	②	③	④	⑤	⑥
(4) 您觉得心里很平静吗?	①	②	③	④	⑤	⑥
(5) 您精力充沛吗?	①	②	③	④	⑤	⑥
(6) 您的情绪低落吗?	①	②	③	④	⑤	⑥
(7) 您觉得筋疲力尽吗?	①	②	③	④	⑤	⑥
(8) 您是个快乐的人吗?	①	②	③	④	⑤	⑥
(9) 您感觉疲劳吗?	①	②	③	④	⑤	⑥
(10) 您的健康限制了您的社交活动(如走亲访友)吗?	①	②	③	④	⑤	⑥

总的健康状况

10. 请对下面的每一句话,选出最符合您情况的答案,每一横行只打一个"√"

	完全正确	大部分正确	不能肯定	大部分错误	完全错误
(1) 我好像比别人容易生病	①	②	③	④	⑤
(2) 我跟我认识的人一样健康	①	②	③	④	⑤
(3) 我认为我的健康状况在变坏	①	②	③	④	⑤
(4) 我的健康状况非常好	①	②	③	④	⑤

　　说明:经转换后每一维度得分范围为0~100分,身体健康总均分(PCS)为反映身体健康方面的4个维度的平均得分,心理健康总均分(MCS)为反映心理健康方面的4个维度的平均得分,得分越高,健康状况越好。

(二)生活质量综合评定问卷

　　生活质量综合评定问卷(generic quality of life inventory,GQOLI)由李凌江、杨德森于1998年编制完成。该问卷主要用于社区普通人群生活质量的评估,在研究中可将其作为评估老年人、精神分裂症患者家属等生活质量的综合性问卷。GQOLI为多维度评定,共有74个条目,故简称为GQOLI-74,包含躯体功能、心理功能、社会功能、物质生活状态4个维度20个因子,且这4个维度中每个维度的每个因子均包括主观满意度和对自身客观状态的评价两类条目。研究报道GQOLI-74在应用于中国人口时具有较好的信度、效度和敏感性。

(三)WHO生活质量测量量表老年人模块

　　2004年我国学者在生存质量测定量表(world health organization quality of life scale,WHO-QOLS)的基础上拟制定一个着重测量老年人生活质量的模块(简称 WHIQOL-OLD),并进行条目的筛选。该量表于 2005 年研制成功,在 WHOQOL 的基础上又增加了感觉、自主性、过去/现在和将来的活动、时间的利用、孤独、死亡和自由共 6 个方面 33 个条目,专门用于测量老年人生活质量的模块。

目标检测

一、A_1/A_2 型题

1. 对老年人进行躯体健康评估时,适宜的室内温度保持在( )
   A. 16～18℃
   B. 18～20℃
   C. 20～22℃
   D. 22～24℃
   E. 24～26℃

2. 对老年人进行躯体评估时,选择适当的体位,重点检查的部位( )
   A. 头面部
   B. 易于发生皮损的部位
   C. 胸部
   D. 腹部
   E. 四肢

3. 不属于正常老年人外形特征的是( )
   A. 头发变白
   B. 皮肤松弛
   C. 手足震颤
   D. 弯腰驼背
   E. 身高下降

4. 老年人基础体温比成年人低,70 岁以上的老年病人感染常无发热的表现。如果午后体温比清晨高( ),应考虑为发热。
   A. 0.5℃以上
   B. 1℃以上
   C. 1.5℃以上
   D. 2℃以上
   E. 2.5℃以上

5. 老年人尤其是患有慢性支气管炎者,常呈桶状胸改变。由于生理性无效腔增多,肺部叩诊常呈( )
   A. 清音
   B. 浊音
   C. 实音
   D. 鼓音
   E. 过清音

6. 对老年人进行心脏检查时,描述正确的是( )
   A. 心尖冲动幅度增大
   B. 第一心音增强
   C. 静息状态时心率变慢
   D. 第二心音增强
   E. 以上都正确

7. 高级日常生活能力反映老年人的智能能动性和社会角色功能,是指与生活质量相关的一些活动。以下属于高级日常生活能力的项目是( )
   A. 进食
   B. 穿衣
   C. 行走
   D. 主动参加社交
   E. 洗澡

8. 在社会环境因素中,对老年人的健康以及患者角色适应影响最大的是( )
   A. 经济
   B. 生活方式
   C. 社会关系
   D. 社会支持
   E. 文化

9. 个人对生活总的观点以及现在实际情况与希望之间、与他人之间的差距称为( )
   A. 角色的认知
   B. 角色的适应
   C. 主观幸福感
   D. 生活方式
   E. 生活满意度

10. 简易智力状态检查(MMSE)是用来评估老年人( )
    A. 认知功能
    B. 主观满意度
    C. 生活质量
    D. 生活方式
    E. 生活满意度

二、A_3/A_4 型题

(11、12 题共用题干)

刘大妈,72 岁,丧偶多年,有高血压病史 12 年,长期服用降压药治疗,昨天上午起床后头晕、头痛明显,到医院门诊就诊,测血压 170/100mmHg,服药后,症状好转。昨晚因担心"脑出血",整夜不能安眠。今天头晕、头痛加重而再次到医院治疗。

11. 刘大妈目前存在的主要躯体健康问题是( )
    A. 高血压
    B. 脑出血
    C. 脑卒中
    D. 冠心病
    E. 心肌梗死

12. 刘大妈目前存在的主要心理健康问题是( )
    A. 抑郁
    B. 焦虑
    C. 愤怒
    D. 失眠
    E. 谵妄

(姜　娜)

第5章 老年期心理护理与沟通交流

进入老年期,人体器官的各项生理功能都逐渐进入衰退阶段,由于面临社会角色的改变、丧偶等生活事件,老年人必须努力面对和适应这些事件。在面对和适应过程中,老年人常会出现一些特殊的心理变化,影响其老化过程和健康状况。因此,掌握老年人的心理活动特点,熟悉老年人的心理需求,正确评估老年人的心理健康状况,引导其进行正确的沟通交流,促进其身心健康需求,对提高老年人生活质量有重要意义。

第1节 老年期的心理特点

心理是感觉、知觉、记忆、思维、情感、意志、性格等心理现象的总称,是客观事物及其相互联系在人脑中的反映。良好的心态有益于健康,而不良的心理将导致心理精神障碍,同时也影响身体健康。

大量研究表明,老年人心理变化伴随生理功能的减退而出现老化,使某些心理功能或心理功能的某些方面出现下降、衰退,而另一些心理功能或心理功能的某些方面仍趋于稳定,甚至产生新的适应代偿功能。老年人心理变化是指心理能力和心理特征的改变,包括感知觉、记忆、思维、智力、情绪与意志、人格等。老年人心理变化呈现以下几方面特点。

一、老年人感知觉的特点

感觉和知觉的功能是人与环境交往的基础。老年人的视力、听力、味觉、触觉等感知能力随着年龄的增长而减弱,导致反应迟钝,注意力涣散,依赖性增强,这些都会引起老年人的心理变化,如淡漠、抑郁等。严重时还可以使老年人产生与周围环境隔离的感受。

二、老年人记忆的特点

考点:老年人记忆的特点

记忆是一种重要的心理活动过程,是人们对感知、体验和操作过的事物的印象经过加工后保存在大脑中,并在需要时提取出来。记忆由识记、保持、回忆和再认4个部分组成。老年人随着年龄的增长,感觉器官逐渐不能正常有效地接受信息,同时因记忆细胞的萎缩,影响信息的储存,造成记忆力减退。老年人的记忆特点有:

(1)初级记忆保持较好,80岁之后才略有减退,而次级记忆明显减退。初级记忆是人们对于刚刚看过或听过的,当时还在大脑中留有印象的事物的记忆。初级记忆随年老而减退的过程较缓慢,老年人一般保持较好,与青年人差异不显著。次级记忆是对于已经看过或听了一段时间的事物,经过复述或其他方式加工编码,由短时储存转入长时储存,进入记忆仓库,需要时加以提取。这类记忆保持时间长。次级记忆随年老而减退明显多于初级记忆,年龄差异较大。

(2)老年人再认能力的保持远比回忆能力好。再认是指当人们看过、听过或学过的事物再次出现在眼前时能辨认出来。如果刺激物不在眼前,而要求将此再现出来时即为回忆。例如,当老年人看到旧照片时会认出自己的同学、同事,而听到人名时却想不起是谁。

(3)老年人在规定时间内速度记忆衰退。记忆与人的生理因素、健康、精神状态、记忆力

58

训练、社会环境等都有关系,老年人要防止记忆力的衰退,需要不断地加强记忆训练,掌握良好的记忆方法。

(4) 意义记忆好于机械性记忆。老年人对于过去、与生活有关的事物或有逻辑联系的内容记忆较好,而与生疏的或需要机械记忆的内容,记忆较差。如老年人对自己的工作经历、对子女成长过程中发生的事情记忆犹新,而对人名、地名、电话号码等记不住、记不清;购物时无法记起自己计划要买的物品。

(5) 远事记忆良好,近事记忆衰退。老年人经常会回忆往事,历历在目,但近期记忆不良。如对近期看过的电视节目的名称、人物的姓名等记不清,甚至转身就忘了刚说完的话;本想到客厅去拿一件东西,当转身进入客厅时,却不知要拿什么;话到嘴边突然想不起要讲什么;有时手里拿着眼镜却到处找眼镜等。

三、老年人思维的特点

思维(thinking)是人的中枢神经系统在对感知觉的信息进行分析、综合、比较、抽象、概括以后,对客观事物所进行的间接、概括的反应过程。老年人思维能力减退较晚,特别是与自己熟悉的专业有关的思维能力在年老时仍能保持。思维的衰退对老年人的表达能力影响很大,如对语言的理解速度减慢,讲话逐渐变缓、不流畅,常常词不达意。老年人由于感知和记忆方面的衰退,致使其在概念、逻辑推理和解决问题方面的能力减退,尤其是思维的敏捷度、流畅性、灵活性、独特性及创造性比中青年时期要差。

老年人的思维特点是常不能集中精力思考问题,思维迟钝,联想缓慢,词不达意;计算速度减慢,尤其是心算能力。表现为思维定势,"因循守旧","固执己见"。

四、老年人智力的特点

智力(intelligence)是个人学习和保持知识、进行判断推理以应付新环境的能力。智力可分为2大类,对新事物的学习能力称为液态智力(fluid intelligence),如近事记忆、运算速度、注意等,在20岁以后随增龄而衰退;与文化知识和经验积累有关的言语能力、判断力及各种习得技能称为晶态智力(crystallized intelligence)。健康成年人晶态智力并不随增龄而逐渐减退,部分反而随后天的学习、经验的积累有所提高,一般70岁甚至80岁以后才出现减退,且减退速度较缓慢。与年轻人相比,老年人在限定时间内加快学习速度较难,老年人学习新东西、新事物不如年轻人,其学习过程也易受干扰。

考点:老年人智力的特点

五、老年人情绪与意志的特点

老年人的情感和意志过程因社会地位、生活环境、文化素质的不同而存在较大差异。老化过程中情感活动相对稳定,即使发生变化也是由生活条件、社会地位的变化所造成,并非年龄本身决定。在心理学中,通常把与机体活动相联系的内心体验称为情绪,而把与社会活动相联系的内心体验称为情感。情绪是简单的表达方式,而情感则是复杂的。情绪与情感的障碍常常同时出现,因此通常将两者视为同义词,相互通用。老年人情绪和情感体验的强度和持久性随着年龄的增长而提高,这与老年人的神经系统变得易于过度兴奋有关。对同样强度的刺激,老年人表现得比青年人剧烈,如生活中遇到挫折、丧偶、与子女不和等情况时易出现情感活动障碍,而导致抑郁症的发生。不少老年人由于疾病缠身,容易产生孤独、焦虑不安、抑郁、悲观等情绪,同时情感活动亦很脆弱,稍有不顺心的事便伤心流泪。此外,老年人容易回顾过去,往往对过去的岁月追思不已,缅怀死去的亲人、朋友及逝去的光阴。有坎坷经历的回忆,会增加伤感,亦可导致情绪抑郁。

六、老年人人格的特点

人格也称个性,即人的精神面貌,指人在现实生活中所形成的独特倾向性和比较稳定的心理特征的总和。人格包括性格、兴趣、爱好、倾向性、价值观、才能和特长等,以性格为其核心。人的个性既有其持续性的一面,即所谓"江山易改,本性难移",但也有其变异性的一面。随着年龄的增长、社会条件的变迁、生活环境的改变及大脑功能的衰退,个性的部分内容会发生变化,尤其是老年人,个性变异较多。如原来热情开朗的老年人会变得沉默少言,对亲属、朋友漠不关心;原来性格随和的老年人会变得暴躁、爱发脾气,部分甚至变得性格偏激、敏感、多疑、心胸狭隘、固执己见,对一切变化和新鲜事物都不适应,甚至对别人挪动一下他习惯放置的东西位置也大为光火,爱发牢骚,常为小事伤感,遇事反复思考,犹豫不决,缺乏生活乐趣,甚至不修边幅。这些变化是由于人的生物学老化、老年人"自我老化"、脱离社会、社会角色改变及经济条件变化等因素造成。

第 2 节　影响老年人心理的因素及健康心理的促进

一、影响老年人心理的因素

(一)衰老引起的心理改变

衰老是人们不可避免的自然规律,它给老年人带来许多不适、烦恼和困境。

1. 形态的老化　衰老引起形态的变化必然导致老人不满意自己的形象,挫伤老年人自尊心。

2. 感觉器官功能下降　老眼昏花、听力下降、味觉迟钝,这些都会给老年人的生活和社交活动带来诸多不便。例如,由于听力下降,容易误听、误解他人谈话的意义,出现敏感、猜疑或有心因性偏执观念。

3. 神经系统运动功能缓慢　老年人的行动以及各项操作技能变得缓慢、不准确、不协调,甚至笨拙,这些都会减少老年人外出参加一些社会活动的积极性。操作性动作缓慢、迟钝,在劳动生产中,势必跟不上青壮年。老年人为此既苦恼又不服气。有些老人常采用好谈"当年勇"的心理自我防御方式,以补偿和掩饰自己能力的不足。

4. 记忆减退　老年人的记忆特点是近事容易遗忘,而远记忆尚好,有命名性遗忘。速记、强记虽然困难,但理解性记忆、逻辑性记忆常不逊色。

5. 性格改变　老年人性格逐渐发生改变,因常不为老人自己察觉,故多否认。性格改变的特点是:由于记忆减退,故说话重复唠叨,再三叮嘱,总怕别人和自己一样忘事。抽象概括能力差,思维散漫,说话抓不住重点。工作能力下降,会增加老朽感、无能感、情感脆弱和情绪不稳定。有些老人以自我为中心,常常影响人际关系,乃至夫妻感情,彼此抱怨对方脾气变怪了。实际上,双方的性格都因年老而改变,但又只看到对方在变,互不理解。老人为了避免错误,提高准确性,做事速度明显放慢,小心谨慎,不愿意冒险。因墨守成规对许多事情看不顺眼,显得不满而牢骚满腹,学习新鲜事物的机会减少,很难接受新事物而显得刻板、固执。

(二)体弱多病对心理的影响

老年人常患有一种或多种慢性疾病,给晚年生活带来痛苦和不便,并且因为体弱多病,自然会想到与"死"有关的问题,并不得不做出随时迎接死亡的准备。多数老人表示并不怕死,但考虑最多的是"如何死"。一般老人都希望急病快死,最怕久病缠绵,惹人讨厌。为摆脱这种局面,他们四处求医,寻找养生保健之术,并能坚持锻炼。这对开展老年人心理卫生工作颇有帮助。

（三）离、退休对心理的影响

离休或退休，必然带来社会角色的改变。有些老人对离、退休的思想准备不够，会出现强烈的情绪波动，产生焦虑、抑郁、孤独感和被社会抛弃感，对离、退休后的生活方式改变，出现适应不良而影响身体健康。所以，老年人离、退休后，如何保持与社会联系，量力而行，继续发挥余热，是心理卫生和老年社会学应研究的问题。

（四）生活方式变化对心理的影响

由于离、退休和体弱多病，老年人与社会的交往减少，看的想的少了，必然孤陋寡闻，慢慢对外界漠不关心、反应迟钝并缺乏生活的动力。有人误以为这是"享清福"，实际上，老年人的生活安排也应遵循"生命在于运动"的原则，适当地做一点家务劳动，参加一些社会工作，从事一些爱好和消遣，是老年人最好的精神营养。

（五）负性生活事件对心理的影响

在人的一生中，总会遭遇一些不幸的生活事件，给人招来烦恼、忧愁与痛苦。而在晚年遭遇到生活事件，对老年人的精神打击尤为沉重，不仅留下心灵创伤，也可诱发一些躯体疾病，如冠心病、脑血管意外等，甚至在精神创伤的折磨下，老年人加速衰老和死亡。重大的负性生活事件常有以下几种：

考点：负性生活事件对老年人心理的影响

1. 丧偶　老伴死亡，自己形影孤单，寂寞难熬，对未来丧失信心而陷于孤独、空虚、抑郁之中。有人统计，失去配偶的人在 1~2 年相继死去的人数，是夫妇都存在者的死亡人数的 7 倍。

2. 再婚　老年人再婚常有阻力，使老年人苦恼。阻力或来自社会舆论，或来自子女的阻挠。婚后，老年人也不一定都幸福愉快。原因在于有些老年人再婚的动机不正确，多从实用主义出发，如找个伴侣侍候自己；对方物质条件好，可化为公用；或有利于解决自己子女的就业问题等。所以，老年人再婚，既要慎重，也要有个恋爱过程，以增加彼此的了解和培养爱情，有了真正的爱情，才会为老年人的再婚带来幸福。

3. 丧子（女）　晚年丧子是人生一大憾事，这不仅基于父母和子女之间的感情，还涉及老年人日后的赡养及善后的问题。

4. 家庭不和睦　除经济原因外，还有时代差异的因素。两代人由于对社会价值观念、伦理道德观念及生活方式诸方面的看法不一致，彼此之间又缺乏了解和理解，常导致抱怨、争吵、指责甚至发展到关系恶化、歧视和虐待老人。婆媳关系不和，则是中国封建社会文化影响的结果。总之，老年人面临的人际关系问题已不再是来自外部，而主要集中在家庭内部。家庭不和，为老年人的晚年生活投下阴影，危害老人的身心健康。

5. 经济困窘　在通货膨胀的威胁下，人心惶惶，老年人的退休金不够时，对前景会有一种不安全感。靠儿女赡养的老年人，则有寄人篱下，看儿女脸色屈辱生活之感，这些都会挫伤老年人的感情和自尊心。

此外，有的老年人还可能遭遇自然灾害、财产损失、车祸、外伤或亲友死亡等意外生活事件，造成极大痛苦和不幸，冲击老年人的身心健康。

二、老年人健康心理的促进

老年人的心理健康是老年生活的基本要素和主要目标，是健康长寿的基础，是预防各种生理疾病发生的最重要、最有效的手段。

综合国内外心理专家对老年人心理健康标准的研究，结合我国老年人的实际情况，老年人心理健康的标准可从以下 6 个方面进行界定：①认知正常；②情绪健康；③关系融洽；④环境适应；⑤行为正常；⑥人格健全。打开老年人心理健康大门的金钥匙并非在别处，而是掌握在老年人自己的手中。应该相信"上帝就是自己"这句格言。因为，世界上只有自己才真正了

考点：老年人心理健康的标准

解自己。所以,老年人只有学会心理的自我调节,才能够对维护自己心理健康起到事半功倍的效果。如果自己的问题自己不能解决时,应当向医护人员寻求支持和帮助。

(一) 老年人心理自我调节的基本内涵

老年人的心理自我调节是指老年人自己采用各种心理技术与技巧去改变自己的不良心理状态,以恢复心理的平衡。

心理的自我调节有两个方面的涵义:

1. 通过心理技术与技巧的使用,改变自身心理活动与心理压力的绝对强度。有研究认为,人的心理活动与心理压力的强度太大或太小,都会导致情绪的异常,影响正常的工作和生活。只有心理活动与心理压力处于中等程度时,情绪才会比较稳定,效率才会比较高。例如,遇到不开心的事情时,可以用"阿Q精神"来缓解心理压力。

2. 通过心理技术和技巧的使用,改变自身的心理状态的性质,即由消极的心理状态(如痛苦难过)转换为积极的心理状态(如愉快高兴)。例如,思维模式的转换就可以使心理状态的性质发生变化。民间流传一个故事,1位母亲有2个儿子,老大卖雨伞,老二做盐田生意。母亲一年到头、从早到晚都因担心儿子的生意不好而很不开心。下雨天担心老二的盐田晒不干,没有生意,晴天担心老大的雨伞卖不出去,没有生意。一天,路人看见这位母亲愁眉苦脸便问:"您为啥不愉快?"母亲便把自己担心的事情告诉路人。路人听后便说:"您换一个角度去想,就不会发愁了。晴天为老二高兴,因为他的盐田很快就会晒干;下雨天就为老大高兴,因为下雨,买伞的人就多,生意就好。"那位母亲茅塞顿开。这个故事说明,一个人碰到难题时应该采用换位思维,从多角度去思考问题,尝试用多种方法去解决问题。

(二) 老年人心理自我调节的基本内容

心理自我调节内容包括如下几个方面:

1. 认知结构的调节 如变换角度去考虑问题,多想自己的优势或少想自己的不足,从而增强自信心。常言道:"尺有所短,寸有所长",讲的便是换位思考。

2. 注意力的调节 通过进行其他活动转移注意,如听音乐、散步、跳舞、唱歌、聊天、打牌、下棋等。

3. 记忆调节 如尽量多回忆愉快的、高兴的事,避免回忆不愉快的事情。

4. 思维的调节 如训练逻辑性和系统性。

5. 语言的调节 如经常暗示自己要先想好再说话,语速放慢些,尽量表达清楚一些。

6. 情绪和情感的调节 如看看喜剧,听听轻音乐和相声、小品,让自己笑口常开。

7. 意志调节 经常鼓励自己,尽可能克服各种困难来完做好任何一件事。

8. 性格与人格的调节 如当你要发脾气的时候,给自己一些暗示:不可发脾气。心胸比较狭窄、自私的人,就要经常提醒自己,做一些力所能及、助人为乐的事情。

(三) 老年人心理自我调节的主要方式

心理的自我调节一定要通过躯体活动和意念活动才会有效。根据活动的性质和内容,心理自我调节的方式可以分为以下几种。

1. 运动调适 通过适量运动可以消除消极情绪。运动的方式多种多样,可以在室外散步或跑步,也可以在室内打太极拳或做操、练气功,还可以打球、游泳、爬山。在运动中可有效地转移注意力,振作精神,增强活力。

2. 宣泄调节 让自己的不良情绪,通过适当的方式缓解或消除。例如,找人谈心、聊天,把自己不愉快的事情都说给朋友听,也可以找一个替代物(如草包、纸人)作为发泄对象。当自己心中的闷气发泄完,心情就可能慢慢平静。但是,千万不能把自己的亲朋好友或家里的物品当做发泄对象。否则,不仅收不到宣泄不良情绪的效果,反而会增加心理痛苦。

3. 亲情调节　我国传统文化中十分重视亲情的作用,对于有些老年人来说,亲情可能比爱情、友情更为重要。所以,亲人之间要常来往、多沟通,预防和消除一些误会和隔阂。《常回家看看》这首歌之所以久唱不衰,就是因为它唱出了老年人内心对亲情的渴望和需求。

4. 自言自语地说一些赞美的语言　赞美既是一种积极的自我暗示,也是老年人人际交往中的一种积极心理因素。被赞美是老年人自尊心和自我价值得到自己、社会和他人认同的表现,是追求进步的一种强大动力,也是老年人心理保健不可缺少的重要因素,不论是对自己还是对别人都应做到这一点。在赞美时应注意:赞美要适时适当,才能在情感上得到愉悦的体验,不讲场合、过度夸张的赞美则会适得其反,使人觉得虚伪,让人感到厌恶。赞美的方式既可以是直接的语言,也可以是一个微笑或一个动作。具体选择何种方式,取决于当时的情景。

5. 听(唱)一些自己喜欢的音乐或歌曲　听音乐或唱歌是老年人心理保健的重要手段之一。优美的音乐和歌声能使人心情舒畅、心旷神怡,产生镇静、镇痛、安定、安神等方面的调节作用。心理学家把音乐作为心理治疗的手段并取得了良好的效果。老年人在利用音乐疗法时应根据自己所处环境来选择音乐。长时间处于嘈杂环境中的人最好选择没有歌词的轻音乐,生活在充满噪音的环境中的人最好倾听雄壮的古典交响乐曲,大部分时间处于较清静环境中的人最好选择轻松的流行乐曲。情绪不同的时候,选择的音乐也不一样。精神状态不佳、情绪低落时,多选择明快的乐曲;情绪被激怒或充满敌意时,多选择轻松舒缓的乐曲。

6. 想办法把自己打扮得更漂亮　老年人随着时代的前进,大胆地变革传统的着装打扮观念,穿上花样新颖、色彩鲜艳的新潮时装时,可以形成一种积极的健康向上的心理状态。老年人虽然在生理上显得衰老,但是可以采用化装、服饰打扮来弥补生理衰老所带来的消极心理,克服心理衰老而延年益寿。老年人的时装秀是一种综合性的视觉心理效应。因此对老年时装的要求是:顺眼、大方、舒适,与年龄等相适应。服饰的色彩不应过于花俏艳丽,花纹图案不宜太大,以暖色调为佳。此外,服饰色彩还必须与自己的体形、发型、职业和肤色相称。好的服饰还要与良好的仪容仪表相符合。这样既能反映老年人的精神面貌,又可显示出长者的风度和气质。

7. 适当做一些力所能及的家务劳动　家务劳动是退休生活中的一个必不可少的重要内容和自我保健方式。传统家庭观念往往从消极方面去看待家务劳动。老年人适当地做一些力所能及的家务劳动,不仅可以丰富退休生活,还可以调整情绪,有利于强身健体和心理健康。做些力所能及的卫生工作,使家里变得干净整洁,会让人心旷神怡、心情愉快、舒服。一日三餐根据自己的需要自制食物,会觉得美味可口,增进食欲,有利消化。适当的家务劳动也是晚年生活的一种享受。在家务劳动过程中,老年夫妻可以同下厨房,共同参与,相互关心,相互照顾,相互体贴。家务劳动也是增进老年夫妻感情的黏合剂。老年人的家务劳动需根据自身的健康状况量力而行。如果能使家务劳动娱乐化、趣味化,会收到更好的保健效果。

8. 尽量设法让自己睡好、睡足　睡眠不仅有各种生理功效,而且是心理保健的一项重要内容。对老年人而言,良好的睡眠可以提高机体的代谢能力,增强免疫力,延缓衰老,有利于心理健康。睡眠不足可导致精神不振、四肢无力、注意力不集中、情绪烦躁、记忆力下降、推理判断能力出现差错。老年人的睡眠时间长短因年龄、身体健康状况、性格、劳动强度、营养条件、生活环境不同而有差异。老年人的睡眠时间随年龄的增加而增加。研究认为,60～70岁的人每天睡眠不少于8小时,70～90岁的人每天睡眠为9小时,90～100岁的老人每天要睡10～12小时。老年人不仅晚上要睡好,午间还要午睡。但是,午休的时间不能过长。老年人只要感到有困意就应该睡、不要受时间限制。老年人若能选择良好的睡眠环境、用具和睡姿,形成良好的睡眠习惯,可以防止失眠。

老年人不要忌讳做梦。梦与心理活动有关,做梦是大脑有益的生理活动,也有益于心理功能的发展。日本学者研究发现,做梦有助于老年人的身心健康、延年益寿,老年痴呆患者通常无梦或很少做梦。做梦是一种典型的无意识活动。通过做梦把新的知识进行整理、储备，最后存入记忆中，成为自己的智慧和才能。有些科学家在做梦中得到了创造发明的"灵感"。常说的"日有所思(学)，夜有所梦"是有道理的。但是，如果经常反复做梦，就可能是身体某部位有病变征兆，应引起注意。

9. 尽可能走出家门进行社交活动　老年人的社交活动不仅是自我心理调节的重要方式，而且是预防老年人心理衰老的一剂良药。应提倡老年人尽量多参加一些社交活动。

(1) 老年人参加社交活动的好处：①可以将注意力从内部的自我封闭转向外部的事物、忘掉自我，使生活变得更加丰富多彩、轻松愉快。②可以从与他人的交往中获得许多信息和知识，使自己的头脑更加充实和活跃，预防老年痴呆的发生。③可以从他人的保健行为中学到许多保健知识和方法。④在活动中增强自己的体力和耐力，从而增强免疫功能。⑤可以从他人身上吸取许多做人的经验和道理，提高自己的修养水平。

老年人在交往时要做到：①不能带有强烈的功利心去与他人交往；②要遵守互助互利、相互尊重、平等相待的原则；③要自觉地防止他人不自主的消极暗示的不良影响。

(2) 老年人交往的技巧：老年人在进行社交活动时还要讲究交往的技巧，主要有：①选择好交友对象。要选择人品好、学识高的对象进行交往，品质不良的人要少来往。②要从实际中考察对方的为人，要"听其言观其行"。③对朋友要宽容大度，学人之长，不计前嫌，不苛求他人，不强人所难，不亏待他人，做到通情达理、相互理解和谅解，以友谊为重。④真诚相助，不求回报，不斤斤计较，知心朋友重在精神上的交往和享受，并非物质上的索取。⑤大事不糊涂，小事不挂心，求大同存小异，既要坚持不危害社会和他人的原则，又不伤害到对方的人格和尊严。⑥在可能条件下，把彼此之间这种纯洁的友谊加以扩展，联络到更多的老年朋友或对方的亲朋好友，共享友情之快乐。

老年人的社交活动中，可以提倡开展一些"忘年交"。"忘年交"是指不以年龄为界的社交活动，主要是指老年人与中青年人及儿童之间的交往活动。它已成为老年公寓(或老人村)建设的新观念。把老人公寓(老人村)建在幼儿园或中小学校附近，让老少同乐、彼此互利。老年人和中青年人或儿童之间各有长处和不足，在心理成长过程和心理健康方面彼此可以得到互补。老年人可以从他们身上吸收更多的青春活力和激情乐趣，以利于健康；中青年人和儿童则可以从老年人身上学习更多的社会生活经验和智慧成果，从而增长才干，变得更为成熟，少走弯路。

老年人在社交活动中，要尽量采用"微笑外交"。微笑对自己是一种心理保健，对他人则有缩小彼此心理距离的作用。老年人每天对着镜子微笑，可以达到美容、宽心、舒畅、和谐的神奇效果。它是一种积极自然的自我心理暗示。对迎面而来的熟人主动点头微笑或与人交往时常常面带微笑，会给对方一种可亲可敬、温和善良、彬彬有礼的感受，使之在不知不觉中消除紧张情绪，化解不必要的顾虑，自然而然地缩小彼此之间的心理距离。使彼此能更好地、无拘无束地、自然而又愉快地交往或成为知己好友。但是，微笑不能成为一个习惯性的表情动作。对陌生人不要主动微笑，以免引起他人的误解，即使是与熟人见面，也要讲究适时、适度，同时还要注意场合。

10. 经常积极主动地参加各种老年群体活动　老年群体活动，不仅是一种强身健体的活动，更是强心健心的重要途径。老年群体的健身活动是在轻松、愉快、自然的状态下进行的，具有放松肌肉、消除疲劳、增强活力的功效，以此来丰富知识和经验，增长才干、锻炼大脑，提高自我免疫力；还可以融洽关系，增强亲和力和归属感，有利于良好人际关系的建立和和谐社会的发展。由于健康状况和个人修养不同，老年人在群体活动中应注意防止消极语言和动作的暗示，避免引起不良的心理反应。

第3节 老年人的沟通护理

一、与老年人沟通和交流的特点

沟通和交流是指两个人或两个群体间,通过语言、姿势、表情或其他信号等方式,相互分享与交换信息、意念、信仰、感情与态度,以使双方能够相互理解。其构成要素主要包括发出信息者、接受信息者、传递信息、沟通渠道及反馈。在沟通交流过程中需要双方持续不断地调整与适应,使交换的信息更加清晰真切,以期达到有效的沟通和交流,促进彼此关系的正向发展。沟通和交流是社会生活的基础,如果没有沟通和交流,人们就没有完整的生活。老年人认知功能方面的变化可影响其沟通交流的形式,护理人员需要了解老年人注意力下降、容易分心及短时记忆丧失等特点,掌握必要的沟通交流技巧可达到与老年人的有效沟通。

二、影响老年人沟通的因素

1. 生理因素

(1) 听力障碍:通常65岁以上的老年人中约有1/3的人有不同程度的听力障碍,而听力障碍又影响了语言信息的感知及反应速度,并可能产生幻听和耳鸣等现象。这就使老年人对外界的反应比较冷淡,常会出现一副呆笨木讷的神态,遭到旁人的冷遇,从而影响老年人的沟通交流能力。

考点: 影响老年人沟通的因素

(2) 视力障碍:老年人由于角膜、晶状体、视网膜和视神经的衰老变性,导致视力下降,出现不同程度的近距离视力和远距离视力减退,视敏度减低,有些老年人甚至失明。这些变化使老年人不能看清楚文字及他人的表情、姿势等,从而影响书面沟通及非语言沟通的效果。

(3) 认知障碍:认知过程包括感觉、知觉、记忆、想象和思维。老年人由于感觉器官的功能减退,导致知觉反应相对减慢,容易出现定向障碍,对时间、地点和人物辨别困难。记忆力减退,主要表现近事记忆差,常出现记忆错位。老年人想象的特点是有意想象力减退,无意想象相对增多,对新事物缺乏好奇心。老年人思维减慢,语言表达能力减退。思维减退表现在对语言的理解速度减慢,讲话缓慢,不流畅,词不达意,反复重复。

2. 心理因素

(1) 自卑心理:指个体对自己的能力和品质作出过低的评价而产生的消极心理。老年人因排便、排尿不能自理或控制,身体异味等,认为自己没有价值,不愿与人交往。同时,老年人思维反应较慢,对新鲜事物不了解,总认为别人会嘲笑自己,从而影响了与他人的交流。

(2) 焦虑心理:焦虑是指人在即将面临危险或灾祸威胁的情况下,主观上引起的一种紧张和不愉快的期待情绪,老年人的焦虑常来自家庭、子女、自身健康状况等,常表现为无缘无故的小题大做、惊恐不安。在这种情况下,老年人的反应能力迟钝,选择能力降低,影响沟通和交流。

(3) 退行性心理:俗话说"老小孩"。老年人的心理和行为表现与自己的年龄不相称,常出现一些幼稚的表现,与人沟通交流时表现出幼年时期的思维方式和行为习惯,因而与其他成人交流往往出现障碍。

(4) 抑郁心理:生理状态的日益衰退,与家人分离等因素,使得老年人常有抑郁心理。认为自己孤独无助,悲观失望。在这种心理的影响下,老年人对生活中的任何事物都不感兴趣。

三、与老年人有效沟通的方法

听力改变、对外界各种刺激反应迟钝、文化层面和思想意识的差别及疾病等因素,可影响与老年人的有效沟通。实际生活中,与老年人有效沟通的形式包括口头沟通、电话沟通、书信沟通等。

1. 注重"第一印象" 第一印象发生在护患沟通的最初阶段。良好的第一印象,对良好的护患关系地建立起着事半功倍的作用。建立良好的第一印象应注意以下的 4 个方面:

(1) 自我介绍:包括主动向老年患者介绍自己的姓名和职务(或身份)。

(2) 记住老年患者的姓名,选择恰当的称呼:在临床工作过程中,应根据老年患者的背景对老年患者选择恰当的称呼,如老师、师傅、先生、女士等。原则是应与老年患者的身份一致、有礼貌。但是,一般情况下,不宜以患者的职位来称呼,也不宜用床号来称呼老年患者。

(3) 介绍护理单元:包括介绍科室的环境结构,病房设备的使用、饮食的安排、探视陪护制度等。这有助于消除老年患者对环境的陌生感,缓解老年患者由环境陌生引起的心理压力。

(4) 注意外在形象:仪表、举止、表情等外在形象对良好的第一印象的形成至关重要。护理人员应做到仪表端正、举止大方、服饰整洁、语调轻柔。

2. 学会倾听 要成为有效的倾听者,须做到:

(1) 聚精会神,避免分散注意力的动作,如看表、东张西望等。

(2) 距离适当,姿势自然,保持眼神交流。

(3) 不随意打断老年患者说话。

(4) 适当地回应。倾听老年患者说话时,可以轻声地说"嗯""是"或点头等,表示你接受对方所述内容,并希望他能继续说下去。

(5) 注意非语言性信息。在倾听的同时,护理人员要注意老年患者所表达的非语言性信息,它有助于护理人员理解老年患者真实的想法、情感。

3. 善用非语言行为 非语言行为是影响他人的一种有效手段,在护患沟通中,如何运用非语言行为应注意以下几个方面的训练:

(1) 面部表情:面部表情是沟通双方判断对方态度、情绪的主要线索。在护患沟通过程中,护士合理地运用自己的面部表情,使之与老年患者的情绪体验相一致,能有效促进护患关系。

(2) 目光接触:护士与老年患者的目光接触,可以产生许多积极的效应。如护士镇静的目光,可以给恐慌的老年患者带来安全感;护士热情的目光,可以使孤独的老年患者得到温暖;护士鼓励的目光,可以给沮丧的老年患者重建自信;护士专注的目光,可以给自卑的老年患者带来尊重等。

(3) 身体姿势:护士的身体姿势,包括手势、静止姿态和运动体态等。护士的形体应能给老年人以饱满的热情、充满活力的健康形象。运用手势要注意对方的习惯风俗,避免失礼的举止。

(4) 沟通距离:护患交往的沟通距离,应根据交往对象的特点因人而异。如对老年患者,沟通距离可近些,以示尊重或亲密。

(5) 触摸:必要的、适宜的触摸行为,也是护患沟通的一种积极有效的方式。触摸能满足老年患者的需要,使老年人感到一种支持和关注。

4. 善于交谈 交谈是收集资料、建立关系、解决问题的最主要的方式。在交谈过程中护理人员应注意以下几点:

（1）充分准备：交谈是有目的、有计划的谈话。在交谈前，护士应明确交谈的目的，确定初步的问题，选择适当的地点，同时了解老年患者基本的背景资料。交谈前的充分准备，有助于护士控制交谈过程，避免漫无边际的闲谈。

（2）提问方式：问题的提出有两种方式，一是开放式的问题，此类问题常常运用"什么""怎么""为什么"等方式发问。它可以让老年患者充分地发挥，使护士获得详细的资料。另一种是封闭式的问题，此类问题的特征是可以用"是"或"不是"等肯定或否定的词给予回答。在交谈的过程中，应根据具体情况选用不同的提问方式。一般在了解老年患者的情况时，运用开放式提问，而在核实或澄清老年患者反应时，运用封闭式提问。另外，提出的问题应简明、通俗、易懂。不宜在一次提问中包含多个问题，也不能使用老年患者不懂的术语。

（3）认真倾听：护理人员在倾听时要做到，①聚精会神，避免分散注意力。②距离适当，姿势自然，保持眼神交流。③不要轻易打断或抢接他人的说话，打乱他人的思路，要尽量让他把话说完。④仔细观察老人的非语言行为，并做出适当的反应。

（4）恰当的反应：交谈过程中，护士的反应非常重要，它是使沟通达到目的的关键因素。常见的反应技巧有：①复述：复述是重复老年患者所述的部分或全部内容。复述可以让老年患者知道护士已听到他所讲的内容，可起到鼓励和引导老年患者在这方面进一步阐明的作用。另外，复述可协助老年患者表达他的想法和感受。②澄清：澄清是将老年患者一些模棱两可、含糊不清、不够完整的陈述弄清楚，同时也包含试图得到更多的信息。③沉默：在交谈过程中，护士恰当的保持沉默可以给老年患者思考和体会的时间，使老年患者感到舒适与温暖。尤其是在对方焦虑或勾起伤心事时，若能保持一段时间的沉默，老年患者会感到护士很能体会他的心情，真心听取他的想法，自己的愿望得到了尊重。④同感：同感也称移情、共情，是指能深入到对方的内心世界，能从对方内心的参照系去体验对方的感受和体验，并能准确地向对方表达你对他的理解。

（5）小结：在交谈结束前，护士把老年患者所述的主要内容用自己的话重复一遍，以核实其理解是否准确，并可为下一次会谈做好准备。

（6）记录：每次会谈后做好记录是非常必要的。但注意在会谈过程中最好不要记录，因为会影响倾听和理解，也会给老年患者带来压力，阻碍沟通进行。

第 4 节　老年人常见的心理问题与护理

老年期是人生中的一个特殊时期，在这个特殊时期受自身及外部环境变化的影响，老年人心理上产生了很大的变化。因此，老年人的心理健康问题，近年来已成为医疗、护理界共同关注的焦点。一位老年人具有不健康的心理不仅威胁到自身还将威胁其家人与周围人群，甚至使整个社会安定受到破坏。如何解决老年人的心理问题，加强老年人的心理护理，已成为当今老年护理研究的热点。

一、概　　述

（一）老年人常见的心理问题

1. 焦虑　与老年期老化改变的不适应、养老问题、社交障碍、健康状况改变、对衰老病死的恐惧感有关。

2. 抑郁　与功能丧失，生活不能自理，病情恶化或危重，慢性疼痛，本身患有引起抑郁表现的疾病或不良生活事件等因素有关。

3. 恐惧　与采取有创医疗措施，采取有较大不良反应的治疗方案有关。

考点：老年人常见心理问题

4. 语言沟通障碍　与老年人大脑语言中枢受损或感知觉障碍,患者处于焦虑、恐惧、抑郁等情绪,社会环境的各种变迁等有关。

5. 记忆衰退　与老年人神经系统衰老、反应迟钝、离退休后远离社群活动、信息不灵、产生隔绝感有关。

6. 思维过程改变　与老年人神经系统衰老,性格内向,人格心理偏差,不同程度老年痴呆、抑郁等有关。

7. 睡眠形态紊乱　与焦虑、担心、不愉快等引起的生理、心理改变有关。

8. 角色紊乱　与老年退行性改变及疾病困扰、离退休、空巢、丧偶有关。

9. 社交障碍　与老年人机体功能减退、缺乏能参与的社交活动、思维过程改变、角色适应不良有关。

10. 自尊紊乱　与生活能力下降、角色转换障碍、价值观不同、人际关系不协调等有关。

11. 精神困扰　与自身健康每况愈下,活动无耐力、家庭结构变化,角色冲突及人际交往障碍等有关。

(二) 老年人心理护理措施

1. 引导老年人加强自身的心理保健　加强老年人自身的心理卫生保健措施有:①引导老年人树立正确的生死观,克服对人生的生与死的恐惧。②指导老年人正确评价自我健康状况。③引导老年人正确认识离退休问题,树立老有所为、老有所用的新观念。④引导老年人充分认识老有所学的必要性,丰富精神生活。⑤指导老年人安排好家庭生活,将"代沟"问题处理好。⑥培养良好的生活习惯。

2. 改善和加强老年心理卫生服务　为老年人创造一个良好、健康的社会心理环境,应做到:①进一步树立和发扬尊老敬老的社会风气,形成对老年人尽赡养义务和敬老的社会美德。②尽快立法。我国制定的《老年人保护法》《老年人福利法》等法规,为维护老年人的合法权益,增强老年人的安全感,解除后顾之忧,为老年人能够安度晚年提供制度保障。③加强老年人问题的科学研究,只有开展老年人全方位的研究与实施,才能实现老年人健康老龄化的远景。④调动社会支持系统的作用,多层次、多形式为老年人提供医疗服务、社会福利、医疗及养老保险等服务,解决老年人"老有所养,老有所依"问题。⑤建立"银色人才中心",为老年人再就业提供机会;提供专用"银色交通工具",鼓励老年人参与社会活动,使老年人"老有所用,老有所为"。

3. 指导老年人培养积极的情绪　要使老年人学会情绪的自我调节,应做到:①主动关心、体贴老人,引导老年人以积极心态对待衰老、病痛。②指导老年人运用理智、转移、遗忘、幽默、自慰、宣泄等方式实现情绪的自我调控,以积极乐观的情绪克服消极悲观的不良情绪,做驾驭自己情感的主人。

4. 引导老年人的积极个性　要使老年人展现人生的智慧和光辉,重新获得成就感,积极引导老年人个性中的积极方面是非常重要的。措施有:①改变年轻时期个性特征中好胜、好激动或被动、依赖、不好交往等特点,以平常、乐观的心态对待外界事物,遇事反应适度,修养心性。②帮助老年人认识、评价自己存在的价值,增强老年人的自我概念,降低老化心态,使老年人对生命呈现正向态度。③鼓励老年人及家庭人员面对压力源时寻找积极应对技巧和资源,主动寻求帮助。④指导老年人合理使用应对技巧,进行自我护理,树立信心,完成角色调整,安享理想的晚年生活。

5. 指导老年人运用有效的沟通技巧,实现情感上的交流

(1) 善于运用诱导老年人说话的技巧:尤其是诱导知觉障碍或抑郁的老年人说话,护理人员必须心境积极而宁静,态度必须诚恳与尊敬,注意老人讲话的内容和面部表情,用"唔"

"噢""对"等简短的词,表示你听清了或期待着,适时地给予鼓励、安慰和赞许,可以让老年人倍感亲切。

(2) 运用语言的情感性:俗话说:"良言三冬暖,恶语六月寒",护理人员对老年患者的语言更要富有情感性。首先,要善于控制与调节自己的情感和情绪,以愉快而宁静的心境面对老年人,只有这样才可能产生信任老人、尊重老人的情绪和情感,尤其不能把个人工作、生活中的不良心绪,迁延到工作中来;其次,运用语言的表象能力,语言要轻(以听清为度)、语气要温和、语速要慢,并适当配合手势和表情,既显现护理人员的温文尔雅,又体现对老人的体贴关心。

(3) 巧妙地运用积极的暗示语言:俗话说:"语言能治病也能致病。"积极的暗示性语言可促使老年人在有意无意中呈现良性心理活动。比如,看到老年人精神好,"真看不出您有70岁了";看到老年病人病情稳定,就暗示说:"今天您气色看起来比昨天好多了"。让语言在护理工作中发挥其巨大的作用,显示护理工作中的人性美、人格美。

6. 鼓励老年人离、退休后继续保持接触社会　要建立良好的社会人际关系,尽量使老年人参加一些力所能及的劳动和文体活动,培养多种兴趣爱好,如养花、钓鱼、书画、烹饪等;参加自己所喜爱的社会活动,如散步、唱戏、唱歌、跳老年舞、练太极拳等,参加公益活动,尤其参加与青年人接触多的工作,这些都有利于老人的身心健康。

二、老年焦虑症患者的护理

案例 5-1

李爷爷,60 岁。患焦虑症 2 年,平时靠自己调节,现在越来越重,心烦意乱,坐卧不安,为一点小事而提心吊胆,紧张恐惧。平时只要哪有点不顺心的事情,或哪不舒服了就烦躁,老是想很多事情,心里压力很大,见什么烦什么,吃饭担心碗筷不干净,不愿意和别人一起玩,自己也很苦恼。

问题:1. 如何对李爷爷进行心理护理?
2. 今后的健康教育需要注意什么?

老年焦虑症是老年人常见的心理障碍,指发生在老年期以广泛和持续性焦虑或反复发作的惊恐不安的情绪障碍,伴有自主神经系统症状和运动不安等为特征的神经症性障碍。焦虑症的出现,是患者感受到威胁所致及其紧张惊恐的程度与现实情况很不相称,患者自己也知道没有什么值得紧张的事情,说不清楚自己在担心什么,但每天还是陷入紧张惶恐之中,部分患者生活中确实存在某些问题,但其担心或烦恼明显过度,使人觉得患者有"小题大做"之感。焦虑症的产生与很多因素有关,包括躯体疾病、个性因素、环境等都有密切的关系。老年焦虑症患者的治疗以心理治疗为主,严重者需药物治疗。焦虑情绪明显妨碍了正常生活,焦虑症如果持续过久或治疗不及时,可严重影响老年人的身心健康。

(一)护理评估

1. 致病因素　发生焦虑症的原因很多,既与先天的素质因素有关,也与外界的环境刺激有关。

(1) 遗传因素:在焦虑症的发生中起重要作用,其血缘亲属中同病率为15%,远高于正常居民;双卵双生子的同病率为25%,而单卵双生子为50%。有人认为通过易感素质共同作用的结果,易感素质是由遗传决定的。

(2) 生物学因素:焦虑反应的生理学基础是交感和副交感神经系统活动的普遍亢进,常有肾上腺素和去甲肾上腺素的过度释放。躯体变化的表现形式决定于患者的交感、副交感神经功能平衡的特征。

(3) 病前性格特征:自卑、自信心不足、胆小怕事、谨小慎微、对轻微挫折或身体不适容易紧张、焦虑或情绪波动。

（4）精神刺激因素：轻微的挫折和不满等精神因素可为诱发因素。心理学认为，焦虑症是由于过度的内心冲突对自我威胁的结果。有学者认为焦虑是一种习惯性行为，由于致焦虑刺激和中性刺激间的条件性联系使条件刺激泛化，形成广泛的焦虑。还有学者提出，遗传素质是本病的重要心理和生理基础，一旦产生较强的焦虑反应，通过环境的强化或自我强化，形成焦虑症。

2. 健康史

（1）既往史：评估老年人的身体健康状况 部分老年人体弱多病，造成身体残障或功能障碍，存在行动不便或日常生活处理的能力下降。

（2）评估老年人的焦虑症状及程度，可借助汉密尔顿焦虑量表（HAMA）来评估。

3. 临床表现 焦虑症包括指向未来的害怕不安和痛苦的内心体验、精神运动性不安及自主神经功能失调 3 方面症状。①与环境不相称的痛苦的情绪体验，这是一种缺乏确定的客观依据的提心吊胆和恐惧。②从病人的外部表情来看，表现为双眉紧蹙、唉声叹气、坐立不安、搓手顿足，严重时甚至奔跑喊叫，或者身体不由自主地震颤和发抖。③伴有明显的植物神经功能障碍，如出汗、口干、喉咙发堵、胸闷气短、呼吸困难、手脚冰凉、恶心呕吐、尿频尿急、腹痛腹泻、头晕、全身无力等。

考点：老年焦虑症的临床表现

4. 辅助检查

（1）采用汉密尔顿焦虑量表（HAMA）测评焦虑程度。测评方法详见第 4 章第 3 节。

（2）超声、心电图、X 线摄片等帮助诊断心脑血管疾病及其他慢性疾病可能引起焦虑的基础病变。

5. 心理社会状况 ①评估老年人的个性特点，有无经历负性生活事件及心理应对方式。②评估老年人的家庭状况、婚姻、子女、生活环境及社会支持系统。如家庭经济状况、家人对老年人患病的态度等。

（二）护理诊断

1. 焦虑 与恐惧、担心、不愉快的观念反复出现等有关。

2. 知识缺乏 缺乏引起焦虑的原因和减轻焦虑措施的知识。

3. 个人应对无效 与严重焦虑、无力应对压力情境有关。

4. 睡眠形态改变 与焦虑引起的生理、心理症状有关。

5. 有自杀、自伤行为发生的危险。

（三）护理目标

1. 病人的紧张、焦虑、情绪减轻或消失。

2. 病人能描述焦虑的常见原因和减轻焦虑的方法。

3. 病人能应用所学的适应性行为控制或缓解焦虑，应对压力。

4. 病人自诉睡眠状态有所改善。

5. 无自杀、自伤行为的发生。

（四）护理措施

1. 保持良好的心态 首先，应充分认识到焦虑症不是器质性疾病，对人的生命没有直接威胁，因此患者不应有任何精神压力和心理负担，要树立战胜疾病的信心。其次，老年人要知足常乐，凡事想得开，理智的老人应面对现实而不是沉溺于过去，应使自己的思想适应客观发展的现实，而不是企图让客观事物纳入自己的主观思维轨道，那是不可能的，而且极易诱发焦虑。

2. 进行自我疏导 在医生的指导下学会调节情绪和自我疏导。多倾听老人的叙述，叙述的过程就是他宣泄的过程,在宣泄的过程中,有助于缓解焦虑情绪。另外可以采用心理松弛、转移注意力、排除杂念等方法缓解焦虑。

3. 学会自我放松　"超觉静坐"是一种简单而有效的自我放松的方法,具体措施如保持一个舒适的姿势,闭上双眼,集中精神想一个字、词或声音,摒弃心中杂念。另一种方法是选择一个安静的环境,选择最舒适的姿势(坐或躺皆可),然后深呼吸数次,将身体分为15个部位,每次紧缩该部位肌肉7秒钟,再尽量放松,如此依次做完15个部位。放松顺序为优势侧手及前臂—上臂—非优势侧手及前臂—上臂—前额—颊、鼻—颚、唇、舌—颈—肩和背—胸—腹—大腿和臀—小腿—足。

4. 必要时使用药物治疗　如果焦虑过于严重,还可以遵照医嘱,选服一些抗焦虑的药物,如氯氮䓬、多塞平等。但应让老人明白,药物治疗只是一个辅助办法,并非长久之计,长期使用会产生依赖,最主要的还是靠心理调节。也可以通过心理咨询来寻求他人的开导,以尽快恢复。

(五)健康教育

1. 指导老年人及其家庭成员正确认识焦虑的病因及危害,积极治疗原发病和消除焦虑加重的因素。

2. 鼓励老年人要坚持规律的作息制度,避免紧张及过度劳累,保证充足的睡眠时间。

3. 鼓励老年人严格按照医嘱服药,勿自行停药和漏服。指导老年人及其家庭成员观察药物疗效、可能出现的不良反应及应对措施。

4. 定期复查血压、血常规、肝肾功能、心电图等,一旦症状加重,及时到医院就诊。

三、老年抑郁症患者的护理

案例 5-2

钱爷爷,79岁。老伴过世十几年,只有一个女儿在外地工作。每逢过年、过节女儿回家时,老人特别高兴,女儿一走,老人就郁郁寡欢,整天唉声叹气,对任何事都提不起兴趣,更没有什么食欲。甚至想打开煤气寻短见,或站在立交桥就想跳下去。医生诊断老人患了老年抑郁症。

问题:1. 该患者的主要护理诊断是什么?
　　2. 如何对该老人进行健康指导?

抑郁症是指以持续的情绪低落为突出表现的一种情感性的精神障碍,是老年人常见的精神疾病之一,在75岁以上老年人中抑郁症更加普遍。其主要临床表现为情绪低落,思维迟钝,语言动作减少,有强烈的自杀意向,常伴有便秘、厌食、消瘦、失眠、性功能减退等自主神经和躯体症状。

(一)护理评估

1. 致病因素

(1) 生理与心理因素:老年人存在着明显的生理和心理功能的退化,认知功能、自尊评价降低,生活不能自理,加上老年人的各种身体疾病,如高血压、冠心病、糖尿病及癌症等,都可能继发抑郁症。

(2) 社会因素:老年期间,老年人遭受各种各样社会心理应激事件的机会增加,而心理承受这些压力的能力越来越低,往往就会成为发病的重要因素。①离退休:老年人对于退休后角色的转变在心理上常常出现不适应,如职业生涯的结束、生活节奏放慢、经济收入减少等,巨大的落差会产生失落感,导致情绪低落。②人际交往、社会支持的缺乏:老年人交往圈子变窄,人际互动减少,缺乏情感支持,也是导致抑郁的常见病因。③家庭和家庭关系变化:老年人的主要生活范围是家庭,家庭的结构、亲属间关系、在家庭中地位的变化都对老年人的心态有着明显的影响。亲友的离世,特别是配偶的去世往往对老年人形成较大的精神创伤,容易诱发抑郁症。

（3）其他因素：①药物因素：许多患慢性病的老年人，由于久病不愈，长期服用某些药物，可诱发老年抑郁症。如降压药利血平，在持久使用后可出现情绪抑郁，甚至导致抑郁自杀；其他降压药如胍乙啶、肼屈嗪、心得宁（普拉洛尔）、普萘舒尔、美加明、甲基多巴等亦可引起抑郁。还有许多其他药物可引起不同程度的抑郁，如抗厌氧菌药甲硝唑；抗结核药异烟肼；抗心律失常药异丙吡胺、普罗帕酮、利多卡因等；强心药洋地黄；抗癫痫药卡马西平、苯妥英钠；抗帕金森病药左旋多巴、金刚烷胺；解热镇痛药布洛芬、吲哚美辛；胃肠功能调节药西咪替丁、甲氧氯普胺；抗精神失常药氯丙嗪；催眠药地西泮及口服避孕药等。②遗传因素：抑郁症患者家庭成员的患病率远远高于一般人群，其子女的发病率也高，说明此病与遗传因素有一定关系。③人格因素：老年抑郁症的发生与个人的人格因素也有关系。一般来说，性格比较开朗、直爽、热情的人，患病率较低；而性格过于内向，或平时过于好强的人易患抑郁症。

2. 诊断要点

（1）老年人以心情抑郁为主要特征，持续相对较久，且在一日内有晨轻暮重的节奏变化。

考点：老年
人抑郁的诊
断要点（2）老年人具有持续 2 周以上的抑郁、悲观、焦虑情绪，伴有下述症状中的任何 4 项以上者，则可能是老年抑郁症：①对日常生活丧失兴趣，无愉快感；②精力明显减退，无原因的持续疲乏感；③动作明显缓慢，焦虑不安，易发脾气；④自我评价过低，自责或有内疚感，严重者感到自己犯下了不可饶恕的罪行；⑤思维迟缓或自觉思维能力明显下降；⑥反复出现自杀思想或行为；⑦失眠或睡眠过多；⑧食欲不振或体重减轻。

3. 治疗原则　老年抑郁症越早治疗效果越好，在治疗方面，通常采用精神治疗和药物治疗相结合的方法。

（1）精神治疗：在本病治疗中的地位十分重要，通过倾听、理解、疏导、鼓励、承诺等方式，使病人产生安全感，树立自信，帮助其扩大活动能力，增强适应社会、应付环境的能力。

（2）药物治疗：药物治疗抑郁症的有效率可达 70%～80%。对老年抑郁症的药物治疗，应以新一代抗抑郁药（马普替林、氯苯咪嗪等）和 5-羟色胺再摄取抑制药（氟西汀、帕罗西汀、舍曲林）为首选，效果佳且较为安全。抗抑郁药物对抑郁症状的改善需要 2～3 周才可见效，如 6 周后无明显好转，方考虑更换药物或加用碳酸锂（有肾功能不全者不宜）联合治疗。

（3）其他治疗：对有自杀倾向的患者，可首选改良电休克治疗（即无抽搐电休克治疗）。

（二）护理诊断

1. 个人应对无效　与离退休前缺乏足够的心理准备等有关。

2. 睡眠形态紊乱　与不安和激动，充满悲观情绪有关。

3. 焦虑　与离退休前后生活境遇反差过大有关。

4. 社交孤立　与社会价值不被接受有关。

（三）护理目标

1. 患者住院期间内不会伤害自己。

2. 患者能找到适当的社会支持。

3. 患者能以言语表述出对于自我、过去的成就和对未来的展望持正向观点。

4. 患者在出院前能显现自我价值感的增强。

（四）护理措施

考点：老年
抑郁症患者
的护理1. 心理护理　由于离退休和社会职能、社会角色的转变，社会地位和经济条件的转变，以及家庭关系等各种因素的变化，使老年人的心理随之产生较大的变化，引起心理上的不平衡，容易产生孤独感、无用感，甚至产生负罪感或被遗弃感等，这就需要对老年人进行情绪、心理护理。

（1）要与患者建立良好的信任关系，并密切观察自杀的先兆症状，如焦虑不安、失眠、沉默少语或心情豁然开朗、在出事地点徘徊、忧郁烦躁、拒餐、卧床不起等。要尊重老年人的宗教信仰、生活习惯及个性，耐心地与老年人交谈，进行思想、语言交流，让他把心中的积郁都倾吐出来 这样心情自然会感到舒畅。

（2）要充分了解老年人心理疾苦，有的放矢地解除其情绪问题。在临床工作中，医护人员应尽可能地考虑到患者的经济承受能力，选择适宜的诊疗方案，以避免患者因经济负担过重而产生抑郁等不良情绪反应，影响患者的康复及生活质量。

（3）护理人员应该鼓励患者抒发自己的想法，协助患者确认负向的想法并加以取代和减少，并帮助患者回顾自己的优点、长处、成就来增加其正向的看法。

（4）要帮助病人学会松弛紧张状态的技巧。

2. 生活护理　安置患者住在护理人员易观察，房间较大，设施安全，光线明亮，空气流通、整洁舒适的治疗休养环境中。墙壁以明快色彩为主，并且挂壁画及适量的鲜花，以利于调动患者积极良好的情绪，焕发对生活的热爱。护士耐心、细致地协助老人维持适当的营养、排泄、睡眠、休息和活动及仪表。

3. 药物护理

（1）为了让患者安心、放心吃药，护士要多解释，让患者知晓药物是治疗抑郁症最好的办法，必须坚持每日服药，而病情改善要等到开始治疗后 2 ~ 3 周才能逐渐出现，并且可能出现轻微的副作用，但通常会在 7 ~ 10 天消失。在情况改善后应至少继续抗抑郁药治疗 3 个月。

（2）护士应密切观察抗抑郁药的副作用，如体位性低血压、心跳加快、便秘、口干、排尿困难、血管神经性水肿、四肢颤动、心电图改变等。一旦发现严重药物毒副作用，应及时报告，并在医生指导下妥善处理，酌情减量、停药或换药，病人千万不要自行停药。

（五）健康教育

指导老年患者保持心理健康和生活满意，能够妥善处理面临的问题，应付复杂的人际关系，经受住外界紧张压力和社会变动的困扰，消除各种诱因。

四、离退休综合征患者的护理

案例 5-3

李爷爷原是 1 名正局级干部，去年，60 岁的他正式退休回家。原本有秩序的生活一下子被打乱了，不用每天按时上下班，没有人向他汇报工作，也再听不到同事们的欢声笑语，家里的一切都不是李爷爷感兴趣的事，做起来枯燥乏味，每天吃饭、看电视，整天无所事事。半年后他觉得自己的身子发硬，腿脚越来越不灵便，腰也弯了，每天一点精神都没有。

问题：1. 李爷爷怎么了？

2. 我们如何对他进行健康教育？

离退休综合征是指老年人由于离退休后不能适应新的社会角色、生活环境和生活方式的变化而出现的焦虑、抑郁、悲哀、恐惧等消极情绪，或因此产生偏离常态的行为的一种心理不适应症状，它直接损害离退休老人的心身健康，加速衰老过程。离休和退休是生活中的一次重大变动，由此，当事者在生活内容、生活节奏、社会地位、人际交往等各个方面都会发生很大变化。由于无法适应环境的突然改变，而出现情绪上的消沉和偏离常态的行为，甚至引起疾病，就是"离退休综合征"。一般在退休 3 个月内表现最明显，大多数人在 1 年内可逐渐适应。如果在退休前心理准备充分，可缩短适应期。

考点：老年离退休综合征的定义

（一）护理评估

1. 致病因素

（1）离退休前后生活境遇反差过大；离退休前缺乏足够的心理准备；适应能力差或个性缺陷；社会支持缺乏等导致失去自身价值感。对离退休有充分思想准备的老年人，往往能平静地适应离退休生活；缺乏思想准备的老年人，离退休后发病率高且症状偏重。

（2）老年人不同的性格类型与离退休综合征的发生有紧密的联系。人的性格有外向与内向之分，具有外向性格的老人比较开朗、乐观，乐于与他人交往，对新情况适应快，他们一般会很快适应退休生活。而具有内向性格的老人则不愿与他人交流，遇到不顺的事往往自怨自烦，无法解脱。

（3）适应能力差。年龄小的比年龄大的适应快，这与年龄小的较年龄大的精力好，思维相对活跃；角色转变快；能尽快建立新的生活圈子有关。女性比男性适应快，能干有关家务，这与女性相对男性而言对生活的期望值低，容易满足有关。

（4）社会支持缺乏。社会支持是指一个人出现心理问题时，一切有利于个人解决心理问题的社会因素。例如亲朋好友的主动关心、单位领导和同事的继续关怀，都有利于离、退休人员解决心理问题。组织离休、退休人员参加集体活动或倡导尊老敬老风气，均有利于他们宣泄和缓解不良情绪。当离退休人员缺乏社会支持时，有些心理问题就会逐渐变为心理失调，导致离、退休综合征。

（5）失去价值感。离退休只是离开了原来的工作岗位，并没有离开社会。但许多离退休人员会突然感到个人的社会价值失去，并由此滋生无能无用、无望无助的消极情绪。如果不能及时调整视角，就难以驱散心理阴影，久而久之也会导致心理失调。其实，离退休并无损于个人的社会价值，只是换了一种生活方式而已。相反，如果反向思维，积极对待，及时调整就会发现，以前忙于职业工作使自己的潜能没有时间发挥，现在从繁忙的日常事务中解放出来，发挥潜力、创造生活、体现价值、享受生活性恰是正逢其时。

以上原因可直接影响老年人的身心健康，加速老化过程，并出现焦虑、抑郁等心理健康此外，老年人适应离退休生活和躯体不适反应。

2. 临床表现

考点：老年离退休综合征的临床表现

（1）心理状态：①焦虑症状：患者出现坐卧不安、心烦意乱、敏感，怀疑他人有意批评自己；做事缺乏耐心，急躁冲动，容易发怒，对任何事都不满或不快；行为重复，小动作多，无法自控；严重者产生高度紧张、恐惧感，伴有出汗、心慌等症状。②抑郁症状：患者情绪低落，忧伤、郁闷，沮丧，精神消沉，委靡不振；有强烈的失落感、孤独感、衰老无用感，对未来生活感到悲观失望；行为退缩，自信心下降，茫然不知所措，兴趣减退，无兴趣参加以前感兴趣的活动，不愿主动与人交往；懒于做事，严重时个人生活不能自理。

（2）躯体不适症状：患者常常出现头痛、头晕、失眠、胸闷或胸痛、腹痛、乏力、全身不适等症状，这些症状往往不能用躯体疾病解释。

（3）辅助检查：采用焦虑、抑郁量表测评老年人的焦虑、抑郁程度。也可用社会支持量表评定老年人的家庭与社会支持情况。

（4）心理、社会状况：①了解老年人对待离退休的态度及适应能力。②评估老年人退休后生活重心改变的程度：岗位改变、角色改变、生活规律改变、社交范围改变。③了解家庭与社会支持系统的状况。

（二）护理诊断

1. 个人应对无效 与离退休前缺乏足够的心理准备等有关。

2. 调节障碍 与适应能力差或个性缺陷有关。

3. 焦虑　与离退休前后生活境遇反差过大有关。

4. 知识缺乏　缺乏减轻焦虑、预防抑郁的方法及离退休综合征相关知识相关。

（三）护理目标

1. 患者能采取新的应对方法。

2. 患者能找到适当的社会支持。

3. 患者能描述减轻焦虑、控制抑郁的方法。

4. 患者能描述有关离退休综合征方面的知识，并积极预防与调适。

（四）护理措施

1. 离退休前应做好充分的心理准备　在离退休之前不仅要有充分的思想准备，而且还要在感情上、行动上接受即将到来的事实，以积极乐观的心态对待离退休。具体地说，就是要在离退休之前逐渐淡化职业意识，减少职业活动，转移个人的生活重心，增添新的生活内容，初步确定与自己的文化经济背景、生活阅历、性格特点和身体条件等相适应的离退休生活模式，为离退休生活早做准备、周密安排。另外，有关组织和亲朋好友也可以开展一些咨询指导工作，为即将离退休人员出谋划策，帮助他们做好角色改变的准备，以便更好地适应离退休生活。

2. 离退休后要保持充实的生活

（1）发挥原有专长，继续贡献余热：如果离退休之前是专业技术人员或技术工人，则可以受聘回到原单位或去新的工作单位从事力所能及的专业技术工作。这样既为社会贡献了余热，又满足了自己的心理需求，同时也获得了一定的物质收入，从而提高了自己的生活质量；如果离退休之前是党政机关的行政干部，则可以从事个人感兴趣的社会劳动或公益服务活动，如参加社会治安、交通安全、街道居委会、市场管理等社会服务工作，这样既有益于社会，也有助于个人的身心健康；如果离退休之前是普通的工作人员，且没有什么专长，则可以从事力所能及的家务劳动，如承担家庭炊事、采购、清洗、理家、抚育幼孙等，这样既能增进家庭和睦、减轻子女负担，也能使自己享受天伦之乐，可谓一举数得。此外，还有些老年人热心从事社会公益活动，为社会献爱心。

（2）培养健康的兴趣爱好：兴趣爱好是指个人在职业之外所从事的自己感兴趣的活动。有些人在离退休之前，由于把全部精力都投入到工作中，使得他们除了职业活动以外没有其他任何的个人兴趣爱好。这不利于他们离退休后的心理保健。因为健康的兴趣爱好能使离、退休老人生活充实，精神愉快；能增长知识，促进思维能力，陶冶情操；能改善人际关系，增加社会交往，有利于消除许多消极的不良的心理因素。离退休老人健康的兴趣爱好种类很多，如：养花、集邮、垂钓、旅游、书画、摄影、看电影、看电视、欣赏音乐戏剧、读报纸杂志、下棋打牌、开展适当的体育活动、烹调、编织、裁缝、制作手工艺品等。离退休老人可以根据自己的实际情况因人而异、各显其能，培养其中的一种或几种兴趣爱好。

3. 调整家庭成员关系，主动营造社会支持系统　即将步入老年期的离、退休老人，已经度过更年期的困扰，在这人生转折的重要时刻，重新审视夫妻关系，并对夫妻生活进行必要的调整，是一件很有意义的事情。如果每一对刚刚离退休的夫妻，能以不同的方式恢复年轻时的情爱吸引和依恋，或漫步于花丛，那么，这种"青春恋情"的复苏，一定会有助于离退休初期的情绪稳定以及离、退休后的生活适应。

在调整夫妻关系的同时，还要主动调整自己与其他家庭成员的关系。如主动调整自己与子女或儿媳、女婿间的关系，在老有所为、老有所乐的同时多关心下一代，多关心亲戚朋友，建立良好的亲情、友情环境，就是营造良好的社会支持系统。既能向亲友表达长者的慈爱与关怀，又能在自己遭遇困难和心理挫折时赢得更多的帮助和支持，始终保持与社会的密切联系和和谐状态。

（五）健康教育

考点：老年
离退休综合
征健康教育
的要点

指导老年人正确评价自我健康状况；教育老年人正确对待离退休问题，充分认识老有所学的必要；鼓励老年人发挥余热，老有所为；鼓励老年人积极参加各种社会活动；教育老年人进行自我心理调适，预防离退休综合征的发生。

五、空巢综合征患者的护理

案例 5-4

杨奶奶，退休职工。去年，她的大女儿出嫁到另一个城市，小儿子结婚后搬到单位分的新房另住。自此杨奶奶便思维迟钝，郁郁寡欢，整天闭门发呆，愁眉不展，不与亲友往来。老伴找她说话，她也不太理；拉她出去参加老年人的活动，她也不去。时常自己唠叨说别人对她冷淡，这个世界上人情淡漠，孤苦伶仃地活着没有什么意思。

问题：1. 杨奶奶怎么了？她出现了哪些心理问题？

2. 我们如何对她进行护理？

考点：空巢
综合征的
定义

空巢综合征是指一些离退休、丧偶、子女不在身边的老人，由于社会活动减少、生活空闲、孤寂，出现一系列心理上的压抑和情绪不稳定现象。近 10 年来，我国"空巢家庭"一直呈上升之势。目前，我国至少有 2340 多万老年人独守空巢，在城市家庭中，空巢家庭至少超过 30%，这意味着近 1/3 的老年人身边无子女照料。而且，空巢老年人的数量和比例正以前所未有的速度增长。这些老年人，一旦到了高龄，随着自理能力的丧失，生活便会非常困难。其中，独居老年人在经济支持、健康医疗、日常照料和精神慰藉等方面所面临的问题比夫妇同居的老年人更为严峻。专家指出，"空巢家庭"将是 21 世纪我国城市甚至许多农村地区老年人家庭的主要模式，空巢老人的健康和安全问题成为一个迫切需要关注的社会问题(图 5-1)。

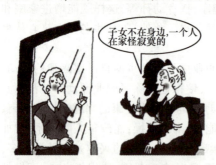

子女不在身边，一个人在家怪寂寞的

图 5-1 空巢综合征患者

（一）护理评估

1. **家庭关系评估** 过去老人对孩子照顾依恋程度，目前孩子对老人探望照顾的时间、频度与老人期望的差距。

2. **情绪评估** 老人有无消沉、抑郁、精神委靡、易烦躁、易怒、悲观，尤其注意有无自杀的想法。是否愿意参加交际活动。

3. **身体状况评估** 有无失眠、头痛、心慌气短、食欲不振等身体症状，有无高血压、高血脂、高血糖、心脑血管等疾病。

（二）护理诊断

1. **孤独** 与长期照顾子女形成依赖关系，子女学习、工作和成家突然远离后精神空虚有关。

2. **个人应对无效** 与不会将情感、时间转移到新人、新事有关。

（三）护理目标

1. 老人能正确面对"空巢"现象，采取新的应对方法。

2. 老人得到家庭成员或亲友的有力支持。

3. 老人自理能力改善，部分或完全能够自理。

4. 老年人有充足的睡眠时间。

考点：空巢
综合征患者
的护理要点

（四）护理措施

对于空巢综合征老年人，为他们填补空虚、消除孤独是治本之法。

1. 首先鼓励老人的老伴尽可能地关心体贴对方，一同做家务，一同坐坐，聊聊，逛逛市场、公园,不能因为他(她)整天神情沮丧而对他(她)冷淡或发火。

2. 子女应理解与同情老人,格外注意关心老人,经常邀请老人一起吃饭、活动、谈心,使家庭气氛热闹起来,让老人享受天伦之乐;子女与老人异地则应经常回家看看,帮老人解决一些具体问题,或经常与父母通过电话进行感情和思想交流,并了解他们有什么困难,托朋友解决。

3. 鼓励老人参加社区活动,比如晨练、跳舞、打门球、郊游等,重新走入社会,开拓自己的人生空间。不要参加赌博。有条件将老人送到现代化老人公寓,与其他快乐而充实的老人共同生活、交流、娱乐,患有慢性病还有医生护士照顾。

4. 协助鳏寡老人找一个老伴,相互照应。

5. 必要时接受心理医生指导和心理治疗。在社区建立专业的老年人心理咨询场所和服务热线,普及老年人心理知识,及时排除老年人的心理压力。完善网络呼叫系统,解决老人担心遇到突发事件的后顾之忧。

（五）健康教育

1. 给独居状况的老年人讲授空巢综合征的预防知识,正确认识和面对空巢问题。

2. 鼓励老年人努力适应生活的改变,尽可能学习和参加有益的文娱活动。

3. 鼓励和指导老年人积极参加各种社会活动,扩大交往。激励老年人保持乐观向上的心态。

4. 鼓励和指导子女经常回家看望和照顾父母,多了解和满足父母的生活和情感需求。

六、高楼住宅综合征患者的护理

案例 5-5

郭爷爷,75 岁。患有肥胖症、糖尿病多年,伴腿脚不便。家住在小区的 28 楼,外出活动不方便,很少到楼下散步,基本不与邻居联系。平日情绪不稳,烦躁不安、消沉抑郁、悲观失望。医生诊断为高楼住宅综合征。

问题:1. 对郭爷爷的主要护理诊断是什么?

2. 我们如何开导他?

高楼住宅综合征是指一种因长期居住于高层闭合式住宅里,与外界很少接触,也很少到户外活动而引起的一系列生理和心理的异常反应。在冬季,由于老年人的活动量少,免疫能力下降,所以尤其容易多发高楼住宅综合征。 **考点:** 高楼住宅综合征的定义

在法国,一本名叫《环境与性格》的书籍引起了人们的思考。作者维克多·布拉斯认为当今住宅建筑的基本特点是封闭性、单元式、各家各户与邻居间互不相干,即我们通常所说的"单门独户"。这种住宅的兴起,曾有许多有益之处:宁静、舒适,对于家庭的休息、娱乐和学习来说相当方便有利;此外,也比较容易避免邻里间的纠纷和干扰。然而,却滋长了人们的封闭思想、相互冷漠的情感。老年人因孤独、压抑、丧失生活信心而自杀的现象在增加,这给我们敲响了警钟。对于居住在这种环境中的老年人来说,串门困难,病后连下楼都困难,人与人之间接触减少,数字社会又难倒了不少老人,接触社会信息量迅速缩小,加速了老人精神上的衰老,思维能力和判断能力也会迅速衰退,甚至会诱发老年性痴呆、老年性抑郁症和其他老年性精神、心理疾病。本病是老年心理学不可忽视的问题。

（一）护理评估

1. 健康史

（1）评估老年人既往健康状况,有无肥胖症、高血压、糖尿病、骨质疏松症、冠心病等病史。

（2）了解老年人目前的健康状况,有无面色苍白、全身乏力等症状。

（3）评估老年人有无少动懒言、性情孤僻、急躁,不愿与人相处、交往,适应能力差等心理表现。

2. 临床表现　老年人体质虚弱、全身或四肢乏力、面色苍白、活动减少,不愿与人相处、交谈,性情孤僻、急躁等,严重者因孤独、抑郁、对生活失去信心而产生自杀倾向。

3. 心理、社会状况 由于居住高楼，老人上、下楼行动不便或嫌麻烦，与邻居和朋友往来减少，久而久之关系逐渐疏远，不愿与邻里往来，加之户外活动减少，体力下降，存在明显的人际交流缺乏。

（二）护理诊断

1. 活动无耐力 与户外活动减少、体质虚弱有关。
2. 个人应对无效 与衰老和长期与外界接触较少有关。
3. 社交障碍 与居住高楼、缺乏交往、深居简出有关。
4. 有自伤、自杀的危险 与长期孤僻、抑郁、对生活失去信心有关。

（三）护理目标

1. 老年人自觉活动耐力增强。
2. 老年人能够采取积极的应对方法。
3. 老年人能够主动与外界接触交流。
4. 老年人无自伤、自杀等意外发生。

（四）护理措施

考点：高楼住宅综合征的护理要点

1. 要重视室外活动。常到楼外呼吸新鲜空气、晒晒太阳，到楼下花园、树林中散步。冬季虽然天气冷，但老年人也要坚持运动，每天下楼活动 1~2 次，根据自己的健康状况和爱好，选择适宜的运动项目，如散步、打太极拳、跳舞等，有条件的可去郊外游玩，或去自然、人文风景区放松自己。特别是要多徒步上下楼梯，达到身体耐力的锻炼。

2. 要多参加社会交往。居住高楼的老年人应尽量多参加社会活动，增加人际交往。要经常到左邻右舍串门、谈心、说心里话，以增加相互了解，增进友谊，开阔胸怀。这样，有利于调适心态，消除孤寂感。

3. 要保持室内空气畅通。尽量保持一定的开窗时间，使室内空气处于对流交换状态，保持新鲜洁净，改善空气质量。现代高层住宅的特点之一就是窗大、窗多，室内光线足；但强烈的光线会使老年人焦虑不安，难以入睡，甚至头痛失眠等，室内可安装较厚的窗帘遮光。

4. 在阳台、室内栽种绿叶植物和花卉。这不仅可以美化居室环境，还能安定老人的情绪。

5. 老人行动不便者，子女要多陪伴老人聊天，嘘寒问暖，尽可能使用轮椅多带老人下楼散步，介绍新形式新变化新故事，找机会给老人多动脑。

（五）健康教育

给老年人及其家庭成员观讲解高楼住宅综合征的发病原因及表现；帮助家属理解老年人患病情况；鼓励老年人和家庭成员采取积极的应对方式；建议社区管理人员活跃社区文化，创造良好的居住与人文环境，减少高楼住宅综合征的发生。

七、疑病症患者的护理

案例 5-6

孙爷爷，70 岁，便秘、黏液脓血便 3 天，听朋友说以前谁有此类症状，后诊断为直肠癌去世了。孙爷爷惶恐地跑到医院检查，医生为他做了直肠镜检，并作了病理切片检查，结果是一般的肠息肉，并成功地进行了手术。但他怀疑自己患的是直肠癌，虽然家人和医生多方解释，都消除不了他的疑虑。孙爷爷又换了多家医院检查，结果一样，但他仍疑心重重，偶尔出现一次便秘肛裂出血，便联想到直肠癌，忧虑伤神。

问题：1. 对孙爷爷的主要护理诊断是什么？
2. 健康指导的内容有哪些？

考点：疑病症的定义

有部分老年人本来身体很健康，可每当看到同龄好友生病或病逝后，便觉得自己身上这痛那痛，顽固地认为自己也患了某种疾病。虽经检查未发现异常，但自己仍不能消除疑虑，由此产生恐惧、悲哀等消极情绪,给家庭生活带来不必要的影响,这就是疑病症。

(一)护理评估

1. 致病因素 老年人的疑病症有以下原因:

(1)认识能力下降:面对身体素质的每况愈下,有些老年人总要求自己的身体状况像年轻时一样旺盛和强壮,对生物性衰老、健康状况的"自然滑坡"认识不够,而对一些慢性病未引起足够重视,病情明显了才意识到,并由此产生疑病心理。

(2)敏感多疑:老年人往往多思善虑,经常把自己身上的不适与医学科普文章上的种种疾病"对号入座",并自以为是,而表现出高度的敏感、关切、紧张和恐惧。

(3)环境的刺激:老年人经常去医院探望患者或参加追悼会,看到别人的疾病与去世,总觉得别人的今天就是自己的明天,常怀疑自己患病,惶惶不可终日。此外,老年人患慢性病者较多,家庭中的环境、气氛不和谐,劣性刺激及周围人群对自己病情的反应,哪怕一句话、一个动作、一个表情,都会引起患者产生疑病情绪。

2. 临床表现

考点:疑病临床表现中最常见症状

(1)心理障碍:主要表现在两方面,一是顽固性疑病感觉,老年人对躯体某部位的敏感增加,或过分关注,形成疑病;二是顽固性疑病观念,老年人确信自己患有某种重大疾病,要求进行各种检查,尽管各项检查结果正常,但他们相信,医生的解释是善意的谎言,且更加坚信自己患有某种绝症,常常伴有失眠、焦虑、抑郁症状。

(2)疼痛:疼痛是本病最常见的症状。约 2/3 以上患者有此症状,但对疼痛部位及性质描述不清,且查无实据,四处求医,毫无结果。

(3)躯体症状:表现多种多样,几乎涉及全身所有器官系统,如口腔异味、呼吸困难、心悸、胸痛、恶心、反酸、胀气、腹痛、全身酸痛、乏力、尿频、便秘等。

(二)护理诊断

1. 个人应对无效 与长期缺乏关爱、交往和活动有关。
2. 敏感性增强 与过分关注自身轻微变化有关。
3. 睡眠形态紊乱 与疑病焦虑、沮丧、悲观有关。
4. 焦虑 与无力解决问题有关。

(三)护理目标

1. 老人能采取新的应对方法分散对躯体轻微变化注意力。
2. 患者躯体不适逐渐减轻至消失。
3. 患者有充足的睡眠。
4. 患者能解除内因性焦虑不适。

(四)护理措施

1. 从患者的内心深处和老年人的生理特征入手,运用亲切关怀、同情而又通俗易懂的语言来说明精神与疾病的关系,实事求是地向患者解释病情,使恐惧的心理逐渐弱化,从而解开郁结在心中的疑虑。

2. 要培养患者树立乐观主义的情绪,以积极的态度对待生活。只有稳定的情绪,才能增进健康。倘若消极悲观,精神委靡不振,整天无病呻吟,结果弄假成真,反而会诱发严重疾病。

3. 引导患者正确地理解医学知识,不要盲目地照搬、照套,自我取意。

4. 定期作体格检查,有助于患者消除疑病情绪,并学会宣泄疑病情绪。

5. 鼓励老年人积极参加体育锻炼和集体娱乐活动,培养自己多方面的爱好,寻求丰富多彩的生活乐趣和活动领域,可使老年人逐渐淡化疑病情绪。

（五）健康教育

减少老人对自身的过度关注，转移注意力，培养有益的兴趣爱好，积极参加体育锻炼；保持情绪稳定；鼓励老年人培养科学的态度；培养乐观，开朗和豁达的生活态度，用理性的观念去看待生活，避免疑病症的发生。

目标检测

A₁/A₂ 型题

1. 下列关于离退休综合征的表现描述错误的是（   ）
   A. 焦虑
   B. 情绪低落
   C. 躯体不适而又无法解释
   D. 性格改变
   E. 老人基本在 1 年之内可恢复

2. 帮助老年人适应角色转换，有利于防止（   ）
   A. 空巢综合征　　　B. 离退休综合征
   C. 高楼住宅综合征　D. 思维障碍综合征
   E. 老年期谵妄

3. 与后天的知识、文化及经验积累有关，且不随增龄而减退的智力，称（   ）
   A. 特殊智力　　　　B. 一般智力
   C. 液态智力　　　　D. 晶态智力
   E. 以上都不是

4. 田奶奶，68 岁。2 年前丧偶，膝下有 1 个女儿在国外定居。因无人照顾入住养老院，目前田奶奶主要的心理需求是（   ）
   A. 苦闷与自卑　　　B. 渴望亲情
   C. 自尊心强　　　　D. 好胜心强
   E. 无特殊照顾

5. 老年人对下列哪种情况记忆力较好（   ）
   A. 听过或看过一段时间的事物
   B. 曾感知过而不在眼前的事物
   C. 生疏事物的内容
   D. 与过去有关的事物
   E. 需要死记硬背的内容

6. 下列有关老年人感知觉变化描述不正确的是（   ）
   A. 老年人经验丰富，知觉的正确性仍然较高
   B. 老年人感觉功能衰退晚
   C. 常可出现定向力障碍
   D. 随年龄增长，出现知觉反应相对缓慢
   E. 感觉包括味觉、嗅觉、平衡觉等

7. 刘爷爷，75 岁。平时总是喜欢和自己的小孙子讲自己当年在战场上打仗时候的情景，描绘得栩栩如生，这种记忆方式属于（   ）
   A. 初级记忆　　　　B. 再认
   C. 次级记忆　　　　D. 远事记忆
   E. 机械记忆

8. 王爷爷，60 岁，退休老干部。子女都在外地工作，自从老伴去世后就一直情绪低落，对什么事情都提不起精神，经常唉声叹气，渐渐的晚上也开始失眠，身体状况一天不如一天。王爷爷可能发生的问题是（   ）
   A. 焦虑　　　　　　B. 以自我为中心
   C. 性格内向　　　　D. 抑郁
   E. 疑病

9. 指导家属与老年人正确沟通的方式不正确的是（   ）
   A. 对老年人不理解的语言，要注意耐心重复原话
   B. 沟通的环境宜安静，交谈时说话吐字清楚且速度稍慢
   C. 视力较好的老年人可借助写字板、字卡或其他辅助器具
   D. 适时夸大面部表情以传达各种情绪
   E. 适度使用触摸传递信息，以表示对老年人的热情和关爱

10. 下列关于离退休综合征的原因描述不正确的是（   ）
    A. 无准备突然离职
    B. 退休后社交活动减少
    C. 家人关心照顾过度
    D. 难以适应退休后生活
    E. 感到失去社会价值

11. 下列哪项不是引起空巢综合征的原因（   ）
    A. 老年人独立意识增强
    B. 子女追求自由不与老人居住在一起
    C. 社区养老保障机制不健全
    D. 子女繁忙顾不上照顾老人
    E. 子女长时间不探望老人

12. 有关空巢综合征的表现描述不正确的是( )
   A. 孤独、空虚 　　B. 自责
   C. 兴趣减退 　　D. 伴食欲减退、睡眠障碍
   E. 愿意与邻里往来参加户外活动

13. 高楼住宅综合征多发生于( )
   A. 社交活动少的老人
   B. 居住高楼的老人
   C. 居住高楼而深居简出的老人
   D. 居住高楼而有慢性病的老人
   E. 有恐高症的老人

14. 老年期抑郁症泛指发生于特定人群的年龄段
   是( )
   A. ≥60 岁 　　B. ≥65 岁
   C. ≥70 岁 　　D. ≥75 岁
   E. ≥80 岁

15. 下列有关老年抑郁症的护理措施描述不正确
   的是( )
   A. 指导少看情节过于激烈的电视
   B. 子女应多与老人交流
   C. 家庭环境以明快色彩为主
   D. 尽量增加白天睡眠的时间以防自杀行为
   E. 60 岁以上的老人,第一次发作后至少维持
      1 年

16. 老年抑郁症发作最危险的病理意向活动是
   ( )
   A. 自杀企图和行为 　B. 情感低落
   C. 思维障碍 　　D. 意志活动减退
   E. 躯体或生物学症状

17. 抑郁症病人自杀发生的最危险时期是( )
   A. 饭后 　　B. 中饭
   C. 晚上 　　D. 凌晨
   E. 傍晚

18. 有关老年人抑郁心境的特点描述不正确是
   ( )
   A. 不能体验乐趣
   B. 自责、自罪、自我评价
   C. 重者黄昏时低落情绪明显

   D. 感到绝望
   E. 寡言少语

19. 患有疑病症的老人最常见的临床症状是( )
   A. 疑病感觉 　　B. 疼痛
   C. 失眠 　　D. 焦虑
   E. 抑郁

20. 赵先生,72 岁,高级电子工程师。职业经历造
   就了他认真严谨的生活态度,65 岁退休。本
   以为能颐养天年的他没多久就发现不对劲了,
   心慌、食欲下降、头痛、失眠,去消化内科、神经
   内科、心脏内科多次检查也没查出什么问题,
   赵先生可能出现的问题是( )
   A. 离退休综合征 　B. 脑衰弱综合征
   C. 空巢综合征 　　D. 高楼住宅综合征
   E. 疑病症

21. 王大爷和王大妈几十年来一直与儿子一家生
   活。几年前由于工作原因,儿子一家迁居,只
   留下一个正在读大学的孙女与两位老人做伴。
   半年前,孙女大学毕业也去了外地工作,大爷
   喜欢做的木工活不再碰了,大妈每天的晨练秧
   歌也不再坚持了,整日唉声叹气、无精打采,王
   大爷和王大妈出现的问题是( )
   A. 离退休综合征 　B. 脑衰弱综合征
   C. 空巢综合征 　　D. 高楼住宅综合征
   E. 疑病症

22. 郭先生,70 岁,自老伴去世后,一直住在高楼
   里,很少外出活动,也不与街坊邻居交流联系,
   往日脾气很温和,可是最近却越来越暴躁。家
   里人和他说话,他有时不理不睬,有时暴跳如
   雷。下列有关郭先生的健康指导措施不正确
   的是( )
   A. 支持其再婚
   B. 指导其参加社区老年俱乐部活动
   C. 培养其兴趣爱好
   D. 给老人营造一个安静的环境来认真思考
   E. 指导家人与老人间的交流方式

(张颖杰)

第6章　老年人日常生活护理

第1节　老年人日常生活功能状态评估

案例 6-1

陈老伯,76 岁。妻子已去世 8 年,独生女儿在郊区工作。近 2 年来其出现明显记忆力下降现象,经常丢三落四。某日在做家务时,错用杯子接自来水,倒入米缸。女儿非常担心父亲是否还能独立生活。

问题:1. 请你评估陈老伯是否还能独立生活?

　　 2. 请说出评估注意要点。

老年人的生活行为是要满足生理需要、心理需要和社会方面的需要。老年人生活行为的完成有赖于身体功能的健康。老年人功能状态的评估主要是评估老年人处理日常生活的能力。由于老化和长期慢性病的影响,可以导致老年人一些功能的丧失。因此,评估老年人的功能状态,有助于了解老年人的生活起居、判断功能丧失,为护理工作提供依据,从而发挥老年人的残存功能,达到提高生活质量的目的。

日常生活功能的内容包括:①基本的日常生活活动功能(即生活自理能力)如穿衣、洗澡、上厕所等基本功能,丧失这一层次的功能,即失去生活自理的能力。②工具性日常生活活动功能(instrumental activities of daily living,IADL),如购物、烹调、打电话等,丧失这一层次的功能,则不能进行正常的社会生活,其活动范围将限制在家庭内。这两方面是反映老年人能否独立生活的基本条件。③高级日常生活活动功能(advanced activities of daily living,AADL),反映老年人的智能能动性和社会角色功能,失去这一层次的功能将失去维持社会活动的基础。

一、对老年人进行功能状态评估的护理要点

1. 避免主观判断导致偏差　评估时应注意环境对评估过程的影响,可通过直接观察老年人的进食、穿衣、如厕等日常活动进行评估。

2. 注意客观评价　老年人往往过高估计自己的能力,家属往往过低估计老年人的能力,护理人员应不受此影响,做出客观评价。

3. 避免霍桑效应　当老年人在做某项活动时,有护理人员在旁观察,老年人会因努力而表现出色掩盖了平时的状态,称之为霍桑效应。因此,应注意全面客观地进行评估。

二、常用的功能状态评估工具

1. 日常生活活动能力表(activities of daily living,ADL)　由美国的 Lawton 和 Brody 于 1969 年制订,主要用于评定被试者的日常生活能力。评定采用计分法,易于记录和统计,非专业人员也容易掌握和使用。

该量表共有 14 项,由躯体生活自理量表(physical self-maintenance scale,PSMS)和工具性日常生活活动量表(instrumental activities of daily living scale,IADL)组成。前者共 6 项:上厕所、进食、穿衣、梳洗、行走和洗澡,后者共 8 项:打电话、购物、备餐、做家务、洗衣、使用交通工

具、服药和自理经济(表6-1)。

表6-1　日常生活活动能力量表(ADL)

指导语:在最适合的情况处画圈

项目	得分	项目	得分
1. 使用公共车辆	0　1　2　3　4	8. 梳洗	0　1　2　3　4
2. 行走	0　1　2　3　4	9. 洗衣	0　1　2　3　4
3. 备餐	0　1　2　3　4	10. 洗澡	0　1　2　3　4
4. 做家务	0　1　2　3　4	11. 购物	0　1　2　3　4
5. 服药	0　1　2　3　4	12. 上厕所	0　1　2　3　4
6. 进食	0　1　2　3　4	13. 打电话	0　1　2　3　4
7. 穿衣	0　1　2　3　4	14. 自理经济	0　1　2　3　4

评分标准:1 = 自己完全可以做;2 = 有些困难;3 = 需要帮助;4 = 自己完全不能做。结果分析:①总分低于16分为完全正常,大于16分有不同程度的功能下降,最高56分;②单项1分为正常,2~4分为功能下降;③有2项或2项以上≥3分,或总分≥22分,为功能有明显障碍。

2. 日常生活功能指数评分表　由 Katz 等人设计制定,共有6项功能评分,包括洗澡、更衣、如厕、移动、控制大小便和进食(表6-2)。本量表可用作自评或他评,以决定各项功能完成的独立程度。同时,可用于测量评价慢性疾病的严重程度及治疗效果,还可预测某些疾病的发展。

表6-2　Katz 日常生活功能指数评价表

姓名_____　性别_____　年龄_____　评价日期_____

每个功能项目中,帮助是指监护、指导、亲自协助。

评估下列各项功能,在相应的地方打"√"

1. 沐浴:擦浴、盆浴或淋浴

□ 独立完成(洗盆浴时进出浴缸自如)　□ 仅需要部分帮助(如背部或一条腿)　□ 需要帮助(不能自行洗浴)

2. 更衣:从衣橱或抽屉内取衣穿衣(内衣、外套),以及扣扣、系带

□ 取衣穿衣完全独立完成　□ 仅需要帮助系鞋带　□ 取衣穿衣需要帮助

3. 如厕:进厕所排尿自如,排泄后能自洁及整理衣裤。

□ 无须帮助,或者借助辅助器具进出厕所　□ 进出厕所需要帮助(需帮助便后清洁或整理衣裤,或夜间用便桶或尿壶)　□ 不能自行进出厕所完成排泄过程

4. 移动:起床,卧床;从椅子上站立或坐下

□ 自如(包括使用手杖等辅助器具)　□ 需要帮助　□ 不能起床

5. 控制大、小便

□ 完全能控制　□ 偶尔有失禁　□ 排便、排尿需要别人观察控制,需使用导尿管或失禁

6. 进食

□ 进食自理无须帮助　□ 需要帮助备餐,能自己吃食物　□ 需要帮助进食,部分或全部通过胃管喂食,或需静脉输液

结果分析:Katz 等人认为功能活动的丧失按特定顺序进行,复杂的功能首先丧失,简单的动作丧失较迟。对功能性独立和依赖分级如下:

A——能独立完成进食、控制大小便、移动、如厕、更衣、洗澡

B——能独立完成上面6项中的5项

C——除洗澡和另1项活动外,能独立完成其余4项

D——不能洗澡、更衣和另1项活动,能完成其余3项

E——不能完成洗澡、更衣、如厕、移动和另外1项活动,其余能独立完成

F——只能独立完成控制大小便或进食,其余不能完成

G——6项都不能完成

其他——至少2项功能不能独立完成,但不能用 C,D,E,F 的分类法来区分

3. Pfeffer 功能活动调查表(functional activities questionnaire, FAQ) Pfeffer 的功能活动调查表编制于 1982 年,由 10 项日常功能活动问题组成,包括:①支票平衡;②填写表格;③自行购物;④技巧性活动;⑤使用炉子;⑥准备饭菜;⑦新鲜事物了解;⑧注意和理解;⑨遵守编写;⑩独自外出(表 6-3)。根据我国的实际情况,国内使用时将以上①、②内容修改为票证使用及票据支付,评定由访问员或被试者家庭完成。

FAQ 的内容包括了部分生活自理能力,但更偏重于社会适应能力,后者对于老人能否在社会上独立生活,至关重要。该量表按西方国家的社会标准设计,经修改后也适用于我国。各单项中,除技巧性活动项目如画图、打牌、工艺活动等不适合率较高(38.8%)外,其余项目的适合率在 90.0% 以上,属较好的社会功能量表。量表内容具体,评分标准明确,操作也较简单。目的是更好地发现和评价那类功能障碍不太严重的老年患者,即早期或轻度痴呆患者。该调查表常在社区调查或门诊工作中应用。

表 6-3 功能活动调查表(FAQ)

请仔细阅读问题,并按老人的情况,做出最能合适地反映老人活动能力的评定,每 1 题只能选择 1 个评定,不要重复评定,也不要遗漏。	
1. 使用各种票证(正确地使用,不过期)	0 1 2 9
2. 按时支付各种票据(如房租、水电费等)	0 1 2 9
3. 自行购物(如购买衣、食及家庭用品)	0 1 2 9
4. 参加需技巧性的游戏或活动(如下棋、打麻将、绘画、摄影、集邮、书法、木工)	0 1 2 9
5. 使用炉子(包括生炉子、熄灭炉子)	0 1 2 9
6. 准备和烧一顿饭菜(有饭、菜、汤)	0 1 2 9
7. 关心和了解新鲜事物(国家大事或邻居中发生的重要事情)	0 1 2 9
8. 持续 1 小时以上注意力集中地看电视或小说或收听收音机并能理解、评论或讨论其内容	0 1 2 9
9. 记得重要的约定(如领退休金、朋友约会、接送幼儿等)	0 1 2 9
10. 独自外出活动或走亲访友(指较远距离如相当于 3 站公共汽车的距离)	0 1 2 9

评分标准:0 = 没有任何困难,能独立完成,不需要他人指导或帮助;1 = 有些困难,需要他人指导或帮助;2 = 本人无法完成,完全或几乎完全由他人代替完成。如项目不适用,如老人一向不从事这项活动,记 9,不计入总分。结果分析:①FAQ 只有两项统计指标:总分(0~20 分)和单项(0~2 分);②临界值:FAQ 总分 5,或有 2 个或 2 个以上单项功能丧失(2 分)或 1 项功能丧失,2 项以上有功能缺损(1 分);③FAQ 总分≥5,并不等于痴呆,仅说明社会功能有问题,尚需要临床进一步确定这类损害是否新近发生,是因智力衰退还是另有原因,如年龄、视力缺陷、情绪抑郁或运动功能障碍等。

4. Lawton 功能性日常生活能力量表 该量表由美国的 Lawton 等制订。此量表将 IADL 功能分为 7 个方面,用于评定被测试者的功能性日常生活能力(表 6-4)。该量表可通过与被测试者、家属或者护理人员等知情人的交谈或被测试者自行填问卷形式完成。总分值的范围 0~14 分,分值越高,提示被测试者功能性日常生活能力越强。

表 6-4 Lawton 功能性日常生活能力量表

生活能力	项目	分值
1. 你能自己做饭吗?	无须帮助	2
	需要一些帮助	1
	自己完全不能做饭	0

续表

生活能力	项目	分值
2. 你能自己做家务或勤杂工作吗?	无须帮助	2
	需要一些帮助	1
	自己完全不能做家务	0
3. 你能自己服药吗?	无须帮助(能准时服药,剂量准确)	2
	需要一些帮助[别人帮助备药,和(或)提醒服药]	1
	没有帮助完全不能服药	0
4. 你能去超过步行距离的地方吗?	无须帮助	2
	需要一些帮助	1
	除非作特别的安排,否则完全不能旅行	0
5. 你能去购物吗?	无须帮助	2
	需要一些帮助	1
	自己完全不能去购物	0
6. 你能自己理财吗?	无须帮助	2
	需要一些帮助	1
	自己完全不能理财	0
7. 你能打电话吗?	无须帮助	2
	需要一些帮助	1
	自己完全不能理财	0

三、评估结果的意义

老年人要达到健康长寿,其重要的理念是要发挥老年人残存功能,维持身心健康,以此来保持生命的活力。奥瑞姆的自护理论指出:当人的自理能力不能满足其自理需要时,就出现了自理缺陷,这时就需要接受护理照顾。恰当的护理方式不仅能满足老人的自理需要,还能调动老人的主动性,延缓其衰老的进程。因此,护理人员应首先对被护理的老人进行恰当日常生活功能状态评估,从而根据评估结果,判断老年人能否自理、自理程度如何、如何援助以满足其日常生活的基本需要。

第2节　老年人日间生活照料

一、饮食与营养

饮食与营养是维持生命的基本需要,是维持、恢复、促进健康的基本手段。老年人的身体健康更需要合理的饮食与营养,均衡的饮食与充足的营养给予老年人健康的身体和精神,有助于预防疾病、恢复健康、愉悦身心。因此,改善饮食营养以防止衰弱和老年多发病,维护老年人的健康,是日常生活护理中的重要内容之一。

📘 **链接** ⋯⋯⋯《中国居民膳食指南》摘要

《中国居民膳食指南》是教育人们采用平衡膳食,以摄取合理营养促进健康的指导性文件,其内容包括:①食物多样,谷类为主;②多吃蔬菜、水果和薯类;③经常吃适量鱼、禽、瘦肉,少吃肥肉和荤油;④常吃奶类、豆类或其制品;⑤食量与体力活动要平衡,保持适量体重;⑥饮酒要限量;⑦吃清洁卫生,不变质的食物。 这些内容同样适用于老年人膳食,但要依据老年人生理特点,合理调配(图6-1)。

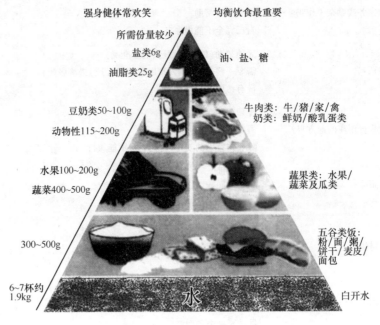

强身健体常欢笑　　　　　均衡饮食最重要

所需份量较少

盐类6g
油脂类25g
油、盐、糖

豆奶类50~100g　　　　牛肉类:牛/猪/家/禽
动物性115~200g　　　　奶类:鲜奶/酸乳蛋类

水果100~200g　　　　蔬果类:水果/
蔬菜400~500g　　　　蔬菜及瓜类

五谷类饭:
粉/面/粥/
300~500g　　　　饼干/麦皮/
面包

6~7杯约
1.9kg　　　水　　　白开水

图 6-1　中国营养膳食宝塔

(一) 老年人的营养需求

1. **糖类**　热量是人体维持生命和进行一切活动必需的能量。供给热量的营养素包括蛋白质、脂肪和糖类 3 大营养素,其中,碳水化合物供给的热量占总热量的 60%～70% 。人体对热量的需要因年龄、性别、环境及身体的健康状况而不同。老年人随着年龄增加,体力活动和代谢活动的逐步减低,热能的消耗也相应减少。一般来说,60 岁以后热能的提供应较年轻时减少20%、70 岁以后减少30% ,以免过剩的热能导致超重或肥胖,并诱发一些常见的老年病。老年人摄入的糖类以多糖为好,如谷类、薯类含较丰富的淀粉,在摄入多糖的同时,还可提供维生素、膳食纤维等其他营养素。而过多摄入单、双糖(主要是蔗糖,如砂糖、红糖等)能诱发龋齿、心血管疾病与糖尿病。

2. **蛋白质**　蛋白质是维持人体组织生长、更新和修复的重要物质,是构成人体内的酶、抗体、激素、血红蛋白等的重要成分。老年人的体内代谢过程以分解代谢为主,蛋白质的合成能力差,容易出现负氮平衡,原则上应该是质优量足。但由于其体内的胃胰蛋白酶分泌减少,过多的蛋白质可加重老年人消化系统和肝脏、肾脏的负担,因此每天的蛋白质摄入不宜过多,蛋白质供给能量应占总热量的 10%～15% ,还应尽量供给优质蛋白,应占摄取蛋白质总量的50% 以上,如豆类、鱼类等可以多吃。

3. **脂肪**　老年人胆汁酸的分泌减少,脂酶活性降低,对脂肪的消化功能下降,且老年人体内脂肪组织随年龄增加而渐渐增加,因此膳食中过多的脂肪不利于心血管系统和消化系统。但另一方面,若进食脂肪过少,又将影响到脂溶性维生素的吸收,导致必须脂肪酸缺乏,因此,脂肪的适当摄入也十分重要。总的原则是:由脂肪供给能量应占总热能的 20%～25% ,并应尽量选用含不饱和脂肪酸较多的植物油。而减少膳食中饱和脂肪酸和胆固醇的摄入,如多吃一些花生油、豆油、菜油、玉米油等,而尽量避免猪油、肥肉、酥油等动物性脂肪。

4. 无机盐　无机盐是一种重要的营养素,人体所需的无机盐包括钙、钠、钾、镁、硫、磷、氯等,每日需要量>100mg。人体所需的微量元素包括铁、锌、碘、硒、氟、铜等,每日需要量<100mg。这些元素主要来自食物的供给。老年人容易发生钙代谢的负平衡,特别是绝经后的女性,由于内分泌功能的衰减,骨质疏松的发生将进一步增加。应强调适当增加富含钙质的食物摄入,由于老年人体内胃酸较少,且消化功能减退,因此应选择容易吸收的钙质,如奶类及奶制品、豆类及豆制品,以及坚果如核桃、花生等,并增加户外活动以帮助钙的吸收。

此外,老年人铁储备降低,常因为少量失血就发生贫血,应注意选择含铁丰富的食物,如瘦肉、动物肝脏、菠菜、豆类等,并增加一定量维生素 C 的摄取。老年人往往喜欢偏咸的食物,容易引起钠摄入过多。钠盐与高血压关系密切,老年人应吃低盐清淡食物。

5. 维生素　维生素在维持身体健康、调节生理功能、延缓衰老过程中起着极其重要的作用。富含维生素 A、维生素 B$_1$、维生素 B$_2$ 的食物有动物内脏、肉类、深色蔬菜、鱼、蛋、豆类、花生等,可增强机体的抵抗力,特别是 B 族维生素能增加老年人的食欲,保持平衡膳食。蔬菜和水果可增加维生素 C 的摄入,可增强机体免疫功能、减少牙龈出血,牙齿松动,还有较好的通便作用。

6. 膳食纤维　主要包括淀粉以外的多糖,存在于谷、薯、豆、蔬果类等食物中。这些虽然不被人体所吸收,但在帮助通便、吸附致癌物质、促进胆固醇的代谢、防止心血管疾病、降低餐后血糖和防止热量摄入过多方面,起着重要的作用。老年人的摄入量以每天 30g 为宜。

7. 水分　水是构成人体组织的重要成分,具有重要的生理功能。人体失水 10% 就会影响机体功能,失水 20% 即可威胁人的生命。如果水分不足,再加上老年人结肠、直肠的肌肉萎缩,肠道中黏液分泌减少,很容易发生便秘,严重失水还可发生电解质失衡、脱水等,因此老年人每日饮水量一般为 2000~2500ml。饮食中可适当增加汤羹类食品,既能补充营养,又可补充相应的水分。但过多饮水也会增加心、肾功能的负担,尤其对心脏和肾脏系统疾患的老年人要特别注意。

(二)影响老年人营养摄入的因素

1. 生理因素　老年人新陈代谢逐渐减慢,每日所需热量也逐渐减少,但对优质蛋白质、铁、钙的需要有不同程度的增加,而老年人味觉、嗅觉功能下降,不能或很难感觉到饮食的香味,加之牙齿欠缺以及咀嚼肌群的肌力低下影响老年人的咀嚼功能,严重限制了其饮食摄取量,同时对食物的消化吸收功能下降,导致老年人所摄取的食物不能有效地被机体所利用,特别是当摄取大量的蛋白质和脂肪时,容易引起腹泻;老年人吞咽反射能力下降,食物容易误咽而引起肺炎,甚至发生窒息死亡;老年人易发生便秘,而便秘又可引起腹部饱胀感、食欲不振等,对其饮食摄取造成影响。

2. 病理因素　疾病也是影响食物消化吸收的重要因素。患病的老年人往往食欲下降,疾病导致的疼痛及带来的不良情绪也影响食欲。某些药物也会抑制食欲,影响食物的消化、吸收。

3. 心理因素　一般情况下,健康、愉快的心理状态可增进食欲。不良情绪状态焦虑、恐惧、悲伤、抑郁等会导致食欲下降,如空巢老年人、入住养老院或医院的老年人。排泄功能异常而又不能自理的老年人,有时考虑到照顾者的需求,往往自己控制饮食的摄入量。

4. 社会因素　老年人的社会地位、经济实力、宗教信仰、生活环境等对其饮食影响很大。生活困难导致可选择的饮食种类、数量减少;而营养学知识的欠缺可引起偏食或反复食用同一种食物,导致营养失衡;独居老年人或者高龄者,即使没有经济方面的困难,在食物的采购或烹饪上也可能会有困难。

（三）老年人的饮食原则

1. 平衡膳食　应保持营养的平衡,适当限制热量的摄入,保证足够的优质蛋白、低脂肪、低糖、低盐、高维生素和适量的含钙、铁食物。

2. 饮食易于消化吸收　老年人由于消化功能减弱,咀嚼能力也因牙齿松动和脱落而受到一定的影响,因此食物应松软,色、香、味俱全,既增加食欲,又便于消化吸收。

3. 食物温度适宜　老年人消化道对食物的温度较为敏感,饮食宜温偏热,两餐之间或入睡前可加用热饮料,以解除疲劳,增加温暖。

4. 注意饮食卫生　不吃腌制、发霉、过期变质的食物,少食生菜、凉菜。

5. 良好的饮食习惯　根据老年人的生理特点,少吃多餐的饮食习惯较为适合,要避免暴饮暴食、过饥过饱,膳食内容的改变也不宜过快,要照顾到个人爱好。由于老年人肝脏中储存肝糖原的能力较差,而对低血糖的耐受能力不强容易饥饿,所以在两餐之间可适当增加点心。晚餐应清淡、不宜过饱,以免影响睡眠。

（四）老年人的饮食护理

1. 烹饪时的护理

(1) 咀嚼、消化吸收功能低下者的护理:蔬菜要细切,肉类最好制成肉末,烹制方法可采用煮或炖,尽量使食物变软而易于消化。多食用富含纤维素的蔬菜类,如青菜、芹菜等。

(2) 吞咽功能低下者的护理:某些食物很容易产生误咽,对吞咽功能障碍的老年人更应该引起注意,如酸奶、汤面等。因此,应选择黏稠度较高的食物,同时要根据老年人的身体状态合理调节饮食种类。

(3) 味觉、嗅觉等感觉功能低下者的护理:饮食的色、香、味能够大大地刺激食欲,因此味觉、嗅觉等感觉功能低下的老年人喜欢吃味道浓重的食物,特别是盐和糖,而盐和糖食用太多对健康不利,使用时应格外注意。

2. 进餐时的护理

(1) 进餐时,保持空气新鲜,必要时应通风换气,排除异味;进餐前后,保持口腔的清洁卫生。

(2) 鼓励老年人与家人或他人一起进餐,可有效增加进食量。

(3) 鼓励自行进食,对卧床的老年人要根据其病情采取相应的措施,帮助其坐在床上并使用特制的餐具进餐。如老年人不能自行进餐,照顾者可协助喂饭,并注意尊重其生活习惯,掌握适当的速度与温度。

(4) 视力障碍者的护理:对于视力障碍的老年人,照顾者要向老年人说明餐桌上食物的种类和位置,并帮助其用手触摸以便确认;要注意安全,热汤、茶水等易引起烫伤的食物要提醒注意。视力障碍的老年人可能因看不清食物而引起食欲减退,因此,食物的味道和香味更加重要。

(5) 吞咽能力低下者的护理:吞咽能力低下的老年人很容易将食物误咽入气管,尤其是卧床老年人,更易引起误咽。进餐时,一般采取坐位或半坐位比较安全,偏瘫的老年人可采取侧卧位,最好是卧于健侧。

二、活动与运动

生命在于运动。运动可促进人体的新陈代谢,使组织器官充满活力,增强和改善机体的功能,从而延缓衰老。

（一）活动对老年人健康的意义

大多数健康老年人都有自己喜欢和适宜的活动方式和活动量,我们应该了解老年人身体状况,与老年人一起共同评估老年人的活动能力。选择适宜的活动,提高老年人的活动能力。活动可带给机体的影响包括以下几个方面。

1. 神经系统　活动可刺激或协调大脑皮质的兴奋与抑制过程,促进细胞的供氧能力,有助于休息和睡眠。还可解除大脑疲劳,促进智能的发挥,提高对事物的反应和应变能力,保持健康与精力充沛的心理状态。现代医学证明,在日常生活中,经常从事跑步、游泳、骑车、爬山等运动可以带来愉快的感觉,很好地抑制不良情绪。

2. 心血管系统　活动可促进血液循环,增加氧气的输送能力,加快血流速度,加强心肌收缩力,减慢心率,增加心排血量,改善心脏功能,增加血管弹性。另外,活动还可促进脂肪代谢,防止肥胖,控制高血压、高血脂。

3. 呼吸系统　活动可使老年人呼吸加深加快,呼吸次数减少,提高肺活量,增强肺功能,提高吸入氧气的能力。如果坚持每日做适当的运动锻炼,就能保持健康,预防或减少肺部疾病。

4. 消化系统　活动改善胃肠道的血液循环,促进消化液的分泌,有利于消化和吸收。活动时,腹肌活动增加,可促进胃肠蠕动,提高机体的消化和吸收能力,使食欲增加,预防便秘。另外,活动还可改善肝脏功能。

5. 肌肉骨骼系统　活动可以改善肌肉、骨关节功能。经常活动可使肌纤维变粗,肌肉力量增强。同时可改善骨的血液循环及代谢,增加骨密度,防止钙的丢失,延缓骨质疏松,提高骨骼的强度。另外,还可加强关节的韧性,提高与保持关节的弹性、灵活性和稳定性。

6. 泌尿系统　活动可增加肾脏的血液供给,提高肾脏排泄的能力,加强对水分及其他有益物质的重吸收和有害物质的排泄。

7. 其他　活动可提高机体的免疫能力,增强身体的自我调节能力,从而提高对外界环境的适应能力和抗病的能力。活动还可以调动积极的情绪,提高工作、学习效率。患糖尿病的老年人,活动是维持正常血糖的必要条件。

（二）影响老年人活动的因素

1. 心血管系统

（1）最大耗氧量下降:老年人活动时的最大耗氧量会下降,且随增龄而递减。其原因可能是老年人因身体功能受限,造成长期的活动量减少所致。

（2）最快心率下降:当老年人做最大限度的活动时,其最快心率要比成年人低。在一般情况下,老年人的最快心率约为170次/分。主要由于老年人的心室壁弹性降低,导致心室的再充填所需时间延长,影响到整个心脏功能所致。

（3）心输出量下降:老年人因心排血量减少,最大搏出量减少,当在最大活动量时,导致心输出量无法上升到预期值。

2. 肌肉骨骼系统　肌细胞因为老化而减少,加上肌张力下降,使得老年人的骨骼支撑力下降,老化对骨骼系统的张力、弹性、反应时间及执行功能都有负面的影响,这些均会造成老年人活动量减少,活动时容易跌倒。

3. 神经系统　神经系统的老化改变多种多样,但影响老年活动的神经因素却因人而异。如某些改变,对一些老年人可能只是造成功能受限,而对另一些老年人却是严重的功能损伤。老年人因前庭器官过分敏感,会导致对姿势改变的耐受力下降及平衡感缺失,故老年人应考虑活动的安全性。老化会造成脑组织血流量减少、大脑萎缩,运动纤维丧失、神经树突数量减少、神经传导速度变慢,导致对事情的反应时间或反射时间延长,这些会从老年人的活动姿势、平衡状态、运动协调及步态中看出。

4. 其他　老年人常患有多发性的慢性病,使得老年人对于活动的耐受力下降。如帕金森病对神经系统的侵犯,可造成步态迟缓及身体平衡感的丧失;骨质疏松症,会造成老年活动的能力受限,且容易跌倒造成骨折等损伤;科学技术的发展,现代化工具的逐渐普及,也限制了身体的活动。因此,适当安排一些体育运动非常必要。

考点:老年人活动的注意事项

(三) 老年人活动的注意事项

1. 正确选择　鼓励老年人选择自己喜爱的活动项目和活动时间、场地,锻炼前应进行体格检查,最好由医生协助制订活动计划。评估老年人对活动的反应,活动前后观察面色、精神状态,询问老年人的感觉,测量脉搏、血压和呼吸。

2. 运动前要做准备动作　避免因突然进入运动状态,造成软组织损伤或骨折。若活动中出现疼痛、眩晕、意识模糊或脉搏、血压和呼吸异常时,应中断活动或降低活动强度。

3. 循序渐进,持之以恒　机体对运动有一个逐步适应的过程,应逐渐增加老年人的活动量、时间、频率,经常评估老年人对活动的耐受性。运动是一个逐步积累的过程,须长期坚持,才能保持和加强效果。

4. 运动时间　老年人运动时间以每天 1 ~ 2 次,每次半小时左右,1 天运动总时间不超过 2 小时为宜。早晨天亮以后和下午近黄昏都是很好的活动时间,注意饭后不宜立即运动。

三、休息与睡眠

案例 6-2

刘女士,61 岁。退休 1 年以来,一直觉得睡眠不好,检查无明显器质性疾病。退休前工作较忙,每晚睡眠时间在 7 小时左右,近期晚间睡眠时间明显减少,多梦易醒,每日下午睡眠达 2 ~ 3 小时,不喜欢运动。

问题: 1. 刘女士睡眠不佳的原因是什么?
　　　 2. 如何有效改善其睡眠状况?

(一) 休息

休息是指一段时间内相对地减少活动,使身体从生理上和心理上得到松弛,体力、精力得到恢复的过程。

1. 休息的意义

(1) 恢复体力和精力:老年人相对需要较多的休息,休息并不是意味着不活动,而是变换一种活动的方式,使体力和精力得到恢复。

(2) 缓解精神的过度紧张:精神过度紧张可导致高血压、冠心病、癌症、消化性溃疡等身心疾病的发生。

(3) 休息是疾病治疗的重要手段:某些疾病需要绝对卧床休息或适当休息,以减少体力和精力的消耗,减轻心脏的负荷。

2. 有效休息的条件　①充足的睡眠是休息最基本的先决条件。可促进个体体力和精力的恢复,达到真正的休息。否则会出现烦躁易怒、精神紧张、全身疲乏等,难以达到休息的目的。②生理的舒适是良好休息的前提。休息之前必须使老年人身体的不舒适感降至最低程度。如解除或控制疼痛、满足清洁需要、安置舒适体位、减少噪音等。③心理的放松要得到良好的休息,必须有效地控制和减少紧张、焦虑的情绪。因此,应了解老年人的心理活动,提供准确的护理服务,满足需要,使老年人达到身心放松、平静的状态。

3. 有利休息的护理措施

（1）尊重老年人的休息习惯与方式：老年人由于年龄、性别、生活习惯、受教育程度与个人爱好的不同，对休息的方式和要求各不相同，应尊重老年人的不同习惯，满足他们的合理要求。

（2）帮助老年人进行自我放松：教会老年人自我放松的方法：自然的姿势，配合深呼吸，集中注意力，凝思冥想。另外，听音乐，打太极拳，爬山、游泳等也是很好的放松方式。

（3）卧床时间不宜过久：长期卧床的老年人，应尽可能对休息的方式进行调整，鼓励和帮助老年人下床坐轮椅或椅子，避免发生压疮、静脉血栓、坠积性肺炎等并发症。

（二）睡眠

睡眠是休息的一种形式，人们通过睡眠，可以消除疲劳，更好地恢复精神和体力，保持身心的健康。

1. 老年人的睡眠特点

（1）睡眠时间缩短：一般老年人夜间睡眠 5~7 小时，白天容易打瞌睡。老年人睡眠质量有不同程度的下降，表现为深睡眠明显减少。

（2）睡眠表浅，连续睡眠时间缩短：老年人夜间易醒，整晚会醒 1~2 次，常在白天感到疲乏无力，无精打采，烦躁不安或情绪激动。

（3）失眠：失眠是老年人睡眠障碍中最常见的一种，主要表现为难以入睡、保持睡眠状态困难或早醒。

（4）睡眠过多：睡眠时间过长或经常处于想睡的状态。

（5）睡眠呼吸暂停综合征：本症是一种睡眠障碍，常被认为是冠心病、高血压、脑卒中的危险因素。其诊断标准是：每晚 7 小时睡眠过程中，鼻或口腔气流暂停每次超过 10 秒，暂停发作超过 30 次以上（或每小时睡眠呼吸暂停超过 5 次以上，老年人超过 10 次以上）。

2. 影响睡眠的因素

考点：老年人常见的睡眠障碍

（1）生活方式：人们往往按照一定的规律及时间顺序调理饮食起居，形成"昼夜节律"。这种节律如果发生改变，可造成睡眠紊乱。

（2）运动：规律的身体运动可以促进睡眠，睡前 2~3 小时轻度的运动，有利于身体的放松，可以促进睡眠。

（3）疾病：任何引起疼痛、不适、焦虑或抑郁的疾病都可导致睡眠障碍。如呼吸系统疾病的呼吸困难、冠心病的胸痛、夜尿增多等，都会给睡眠造成很大影响。

（4）饮食与药物：食物的摄入对睡眠有一定程度的影响，过饱或空腹，饮酒、浓茶或含咖啡的饮料，可使入睡困难。治疗疾病的某些药物或药物间的作用可对睡眠造成干扰，使失眠加重。

（5）环境：环境是决定人能否顺利入睡并保持睡眠的一个很重要的因素，如温度、湿度、光线、声音、卧姿、卧具等。

3. 促进睡眠的护理措施

（1）应为老年人提供安静、舒适、温暖、安全的睡眠环境：调整温、湿度，午睡时，放下窗帘避免强光刺激，减少噪声干扰。

（2）制订活动时间安排表：白天做一些喜欢的活动，适当减少白天睡眠的时间。夜间睡眠时间一般以醒来全身舒适、精力恢复、身心轻松、不感觉疲劳为好，可依老年人自己不同的体质、生活习惯自行调节，60~70 岁一般需要睡 7~8 小时，70~80 岁要睡 6~7 小时为宜，80 岁以上可能要睡 8~9 小时（包括午睡时间 1 小时左右）。

（3）养成良好的生活和睡眠习惯：要尊重老年人原有的、利于睡眠的生活习惯。如睡前不宜饮酒、吃得过饱，饮水不要过多，午后不喝浓茶或咖啡，每晚用温水洗脚，按摩双足，喝1杯温热牛奶。睡前不做剧烈活动，不宜看情节紧张的影视节目，不进食过多油腻的食物。睡前应适当散步，练太极拳、气功，听舒缓的或轻快的音乐，让老人心境平和，使其达到自我催眠。必要时遵医嘱给予镇静剂或安眠剂。

（4）注意睡眠的姿势：穿着宽松的衣服，睡眠姿势以自然、放松、舒适、不影响睡眠为原则。较好的睡眠姿势取右侧卧位为好，有利于肌肉组织松弛，消除疲劳，帮助胃内食物往十二指肠方向蠕动，还能避免心脏受压，防治睡眠呼吸暂停综合征。右侧卧位过久，可调换为仰卧位。勿将手压在胸部，不宜抱头枕肘，双下肢避免交叉或弯曲，全身肌肉尽量放松，保持气血通畅，呼吸自然平和。

四、皮肤清洁与衣着

皮肤具有保护机体、调节体温、感觉、吸收、分泌及排泄等功能。完整的皮肤具有天然屏障作用，可以避免病原微生物入侵。皮肤的新陈代谢产物如皮脂、汗液及皮屑等，常与外界尘埃及微生物结合形成污垢，黏附于皮肤表面，如不及时清除，会刺激皮肤，降低皮肤的抵抗力，破坏其屏障作用，导致微生物侵入机体，造成各种感染。

（一）皮肤清洁

1. 老年人皮肤的特点　老年人的皮肤逐渐老化，出现皱纹、松弛和变薄，皮脂腺组织逐渐萎缩，功能减弱，使皮肤变得干燥、多屑和粗糙，容易受损和感染；皮肤的触觉、温、痛觉等浅感觉功能减弱，皮肤表面的反应性衰减，对不良刺激的防御能力削弱；免疫功能的下降，致皮肤抵抗力降低。

2. 老年人皮肤护理措施　根据老年人的皮肤特点，维持皮肤组织的完整性，减少皮肤损害，缓解皮肤损害导致的疼痛或其他不适，保持皮肤清洁、健康、完整、完好是皮肤护理的重点。

（1）衣服应柔软、宽松：帮老年人选择柔软、宽松、透气性好的纯棉、毛织品，避免化纤、粗糙或浆洗过度的衣服或床单，以减少摩擦。贴身的内衣裤应勤换洗。

考点：老年人皮肤瘙痒的预防

（2）预防皮肤瘙痒：老年人（特别在冬季）应减少洗浴次数，水温不宜过高，以40℃左右为宜，沐浴用的毛巾要柔软，禁用搓澡巾；避免碱性肥皂；浴后适当使用护肤用品，以防水分蒸发、皮肤干裂；保持皮肤酸碱度（pH）在5.5左右；避免用过热的水用力擦洗，也不可用力抓痒，可酌情涂护肤液或止痒剂；积极治疗原发病。

（3）保持皮肤清洁、完整：皮肤及皱褶部位如腋下、肛门、外阴和乳房下，每日用温水洗涤或淋浴。足部要注意保暖与清洁，定期修剪趾甲。若因为疾病局部皮肤出现水肿，需特别注意保护，不可用力涂擦和长时间受压。

（4）保持头发清洁美观：老年人应定期洗发，以保持清洁美观。用温水及中性洗发液洗头。头皮和头发干燥者，洗发不可过于频繁，可用多脂洗发液清洗，发干后可涂少许润发油。

（5）防暑防晒：老年人在高温环境下适应温度上升的能力较差，60岁以上老年人易患日射病，故夏季更要注意防暑防晒。老年人如短暂地暴露于寒冷环境中即可导致体温过低，故冬天应注意保暖，高龄者最适宜的温度为24～27℃。

（6）健康教育：指导老年人保护皮肤的相关知识，提供适当的营养、充足的睡眠，心情保持愉快。

（二）老年人衣着卫生

根据老年人生理功能的特点、气候变化及环境条件的要求选择老年人着装。要考虑实用性,即是否有利于健康及穿脱方便,同时要符合卫生要求。

1. 衣着安全与舒适　选择柔软、宽松、吸水性好、不刺激皮肤、耐洗,质地优良的布料,棉制品作为首选,尤其是内衣,以避免对皮肤的刺激。衣着大小要适中,过大、过长容易绊倒且做饭时易着火,而过小则影响活动及血液循环。对长期卧床不能自理的老年患者,可以在衣裤上酌情用粘扣或系带,以方便清洁、更换和整理。服装的选料要注意应色彩柔和,容易观察到各种污渍,便于清洗,不褪色。

2. 穿、脱方便　老年人服装要选择自己能穿脱、便于变换体位及不妨碍活动的样式,以最大限度地发挥老年人的自理能力,如上衣拉链上应留有指环,衣服纽扣不宜过小,尽量选择前开襟式上装。

3. 衣着的社会性　为老年人选择服装时,要考虑在尊重老年人习惯的基础上,选择适合老年人参与社会活动、适合老年人个性的服饰。在更换老人衣裤之前应准备 2~3 套不同的样式,让老人自己挑选适合自己心愿的衣裤,保持心情愉快。

4. 随时增减衣服　根据气候适时增减衣服,寒冷使节要特别注意衣着的保暖功效。

五、排泄与性需求

案例 6-3

王某,男,75 岁,丧偶,子女均未在身边。白天大部分时间在家看书报或电视,不爱活动。喜欢吃油腻、辛辣的食物,不爱吃蔬菜。近期体检除血脂偏高外,无其他异常。最近一段时间感觉排便困难,每 2~3 天排便 1 次,大便干结,食欲下降。自己服用通便剂,效果不佳。

问题:1. 老人的主要问题及问题的原因是什么?

2. 如何对老年人进行指导?

(一)排泄

排泄是机体排出新陈代谢废物的生理过程,是人体的基本生理需要,也是维持生命的基本条件,排泄行为的自立则是保持人类的尊严和社会自立的重要条件。但老年人随着年龄的增加或疾病的影响,排泄功能可发生不同程度的障碍和异常,给老年人造成很大的生理、心理上的压力。护士应掌握相关知识,指导老年人保持正常排泄功能,维持身体健康。

1. 老年人排泄功能的评估　老年人的排泄功能包括自主排便能力、取用便器的能力、便意表达能力、生活习惯、意识状态、认知能力及服用药物情况等。

2. 排泄功能的评估内容

(1)个人排泄习惯:每日排尿、排便的时间,次数,排泄量,形状及软硬度,颜色,内容物,气味。

(2)饮食与活动:饮食情况如食物摄入量、食物中纤维素和水分的含量,饮水量,每日活动量。

(3)心理因素:精神情绪紧张可抑制胃肠道活动,引起便秘,焦虑、抑郁、兴奋可能干扰排泄功能,使肠蠕动改变,导致便秘或腹泻等。

(4)社会文化与环境因素:传统的社会文化教育形成了一种排泄应在私密环境中进行的观念,当缺乏相应的环境或环境及时间的改变,会影响正常的排泄活动。

(5)疾病及用药情况:男性前列腺肥大、肠道本身的疾病、疼痛及其他疾病会影响排泄功能。某些药物可能引起便秘,如麻醉止痛药、抗精神病药物、铝和钙制剂、过量使用泻剂或止泻剂等。

(6)治疗和检查:某些治疗和检查会影响个体的排泄活动,如消化道或腹部手术导致暂时的麻痹或疼痛,习惯体位的改变,会造成排泄困难。

3. 老年人排泄常见的问题与护理

(1) 便秘: 便秘是指正常排便形态改变, 次数减少, 排出干硬的粪便, 并且排便费力、困难。便秘是老年人最常见的一种排泄异常。引起老年人便秘的原因有: ①饮食结构不合理: 食物中缺乏膳食纤维, 对结肠、直肠的刺激减弱。饮水量少, 导致食物残渣内水分含量减少, 大便干结。②排便功能下降: 老年人腹部肌肉收缩力减弱, 排便反射功能减退, 肠道黏液分泌减少, 润滑性低, 使粪便不易排出。③缺乏运动: 使肠蠕动减少, 食物残渣在大肠内停留过久, 水分被大肠吸收, 造成粪便干硬。④心理因素: 情绪紧张、压力过大、缺乏隐蔽的环境。⑤疾病因素: 肛门周围的疾病, 老年人因惧怕疼痛而不敢排便, 手术后体位受到限制, 加重排便困难。某些器质性病变和中枢神经系统功能障碍可导致排便困难。⑥滥用缓泻剂、灌肠等。

老年便秘的防治及护理措施:

1) 合理平衡的饮食机构: 均衡饮食和足量的液体是维持正常排便的重要条件。老年人每日饮水量应在 2000 ~ 2500ml, 多吃含纤维素丰富的食物, 如蔬菜(如芹菜、韭菜)、带皮的新鲜水果、粗杂粮, 增加肠道内容物, 促进肠蠕动, 以利于粪便排出。对于便秘的老年人, 适当增加饮水量, 可在清晨空腹饮 1 杯温水或蜂蜜水, 可以增加肠蠕动, 刺激排便。

2) 养成规律的排便习惯: 每日定时大便, 即使无便意, 也要在晨起或早饭后(排便反射最敏感的时候) 定时排便。尽量照顾和尊重老年人排便的姿势和习惯。每次便后使用柔软、洁净的手纸, 用无刺激的洗涤剂正确清洗, 动作轻柔, 以保持肛门周围皮肤的清洁。

3) 腹部及盆底肌肉训练: 适当做些增强腰、腹及盆底肌张力的活动, 间接促进肠蠕动, 每日清晨及睡前小便后取仰卧位, 屈膝, 用手掌自右向左顺时针方向反复按摩, 以不感到疼痛为宜, 每次做 5 ~ 10 分钟, 同时做肛门收缩动作, 有助于促进肠蠕动, 预防及改善便秘。鼓励老年人适当增加活动量, 避免久坐久卧。

4) 注意药物对排便的影响: 有些药物可引起便秘, 如抗胆碱能药物、麻醉药、硫化铁、抗精神病药物、抗抑郁药、铝和钙制剂, 过量使用泻剂或止泻剂等, 应告知老年人。

5) 遵医嘱使用通便剂、缓泄剂, 必要时灌肠: 如果上述方法无效, 可在医护人员指导下治疗, 可采取辅助排便措施, 如开塞露、甘油栓、灌肠等, 刺激局部润滑粪便, 促进排便。如果因粪便干结, 形成嵌塞, 应戴手套用手抠出。向老年人解释通便剂或润滑剂是辅助措施, 尽量少用或不用。

(2) 排尿困难: 排尿困难常表现为排尿费力、排尿次数增多、尿不尽、排尿时间延长、尿线变细、尿射程短、尿潴留等。老年男性大多存在前列腺增生肥大, 因而有不同程度的排尿困难。老年女性也可因膀胱颈部梗阻或周围腺体增生而出现排尿困难。

引起老年人排尿困难的原因: ①由体位所致的排尿困难: 如老年人平时生活能自理, 但因外伤、手术等原因需卧床者, 常不习惯卧床排尿。②局部疾病引起的排尿困难: 如尿道结石、泌尿系统的肿瘤、老年男性前列腺增生、老年女性膀胱颈部硬化症。③由中枢疾病所致的尿潴留。④药物因素: 如麻醉剂、镇静剂等能抑制中枢神经系统, 降低神经反射的作用导致排尿困难或尿潴留。

防治及护理措施: ①加强心理护理: 排尿困难的老年人常表现痛苦、烦躁、焦虑, 照料者应维护老年人自尊, 关心、理解老年人, 耐心解释原因, 缓解焦虑、紧张情绪。②养成规律的排尿习惯: 鼓励老年人至少每 3 小时排尿 1 次, 采取自然舒适的姿势, 提供单独的环境和充足的时间, 保持局部皮肤清洁、干燥。③积极治疗原发病: 对排尿困难的老年人进行全面检查, 找出病因并积极治疗, 从根本上解决排尿困难。④尿潴留护理: 采用诱导排尿, 如听流水声或用温水冲洗会阴、针灸、用热水袋热敷或适当按摩下腹部等方法; 尽量避免留置导尿管, 以预防泌尿系感染; 上述方法无效时, 可实施间歇性导尿。

（3）排便失禁：排便失禁是指肛门括约肌不受意识的控制而不自主地排便。

引起老年人排便失禁的原因：①由于某种器质性病变，造成神经肌肉系统的损伤，支配肛门括约肌的神经作用失常，如瘫痪、直肠会阴手术。②心理变化、精神障碍、情绪失调等，也会造成排便失禁。对于器质性排便失禁仅能控制症状而无法治愈，因此，对老年人及家属的影响很大。而功能性的排便失禁，只要去除诱因，即可恢复排便功能。

防治及护理措施：①加强心理护理：排便失禁的老年人心情紧张而窘迫，期望得到理解和帮助，应主动给予安慰和心理支持，使其树立信心，配合治疗护理。②做好饮食护理：进食营养丰富、易消化吸收、少渣少油的饮食，适量饮水。避免油腻、辛辣、高纤维素食物。③做好腹泻的护理：保持水、电解质的平衡，必要时静脉补充液体。腹泻严重时，可短期禁食或给清淡流质饮食。为减少体力消耗，需卧床休息。采集粪便标本，采取有针对性的治疗措施。④加强排便训练：观察老年人每日排便规律，及时给予便器，安排固定的时间进行排便练习，指导老年人进行肛门括约肌及盆底肌肉的收缩锻炼。⑤加强皮肤护理：保持床单整洁，衣裤清洁，每次便后用温水清洗肛门，并涂搽油剂、氧化锌软膏，以保护局部皮肤。定时开窗通风，去除不良气味。⑥去除病因：停止食用可能被污染的食物，感染时遵医嘱使用抗生素。如疑为传染性腹泻，应进行消化道隔离。

（4）尿失禁：尿失禁是指排尿不受意识控制，尿液不自主排出体外的过程。

老年人尿失禁的原因：尿失禁是老年人泌尿系统常见的健康问题，可由局部或者全身因素引起。常见的原因和类型有：①泌尿系感染：由于老年人尿道括约肌松弛、控制排尿困难，排便后清洁不当或导尿管处置不当所致，感染可致逼尿肌高度敏感，影响膀胱完全排空而出现尿失禁。②急迫性尿失禁：老年人因强烈的排尿感觉而不能控制排尿，常在膀胱容量不多的情况下因膀胱收缩而排出尿液。③压力性尿失禁：多见于中年或老年女性。当咳嗽、大笑、打喷嚏或在其他活动中因腹压增加出现少量尿液流出。④充溢性尿失禁：即膀胱内的尿液充盈达到一定压力时，可不自主地流出少量尿液。当膀胱内压力降低时，排尿立即停止，尿液不能排空。如老年男性前列腺的增生、肥大可致充盈性尿失禁。⑤完全性尿失禁：即膀胱稍有一些存便会不自主地流出，膀胱处于空虚状态。

防治及护理措施：①加强心理护理：老年人常因不能控制排尿而产生自卑心理，护士应尊重老年人的人格、尊严，给予安慰和鼓励，使其树立信心。确定、查明尿失禁的原因，给予及时治疗和护理。②适量饮水，减少尿路感染和结石：鼓励白天饮水 2000~2500ml，晚餐后减少饮水，以免影响睡眠，少用咖啡、茶等有利尿作用的饮料。定期进行尿常规检查，发现尿路感染，遵医嘱给予抗生素治疗。③建立正常的排尿习惯：鼓励老年人每 2 小时排尿 1 次，定时给予便盆。指导老年人有尿意应及时排尿。④保持皮肤清洁干燥：床上可铺吸湿性能好的尿不湿，排尿后用温水冲洗、擦干会阴部，随时更换尿湿的衣裤、床单。对顽固性尿失禁的老年人，应给予留置导尿管，还要严格遵守无菌原则，防止泌尿系统感染，老年男性可用接尿器接尿。定时按摩受压部位，保护皮肤的完整性，预防压疮的发生。⑤健康指导：嘱咐有尿失禁的老年人，尽量避免大笑、咳嗽和跳跃。穿宽松、柔软、易解易系的衣裤。定时开门窗，保持室内空气清新。

（二）性需求

1. 老年人性生理特点

（1）男性生殖系统的改变：从生理学角度来看，男性老年人的睾丸萎缩和纤维化，精液中精子数逐渐减少、活力下降，睾酮分泌减少。因神经传导速度减慢，阴茎需要较长的时间才达到勃起，而勃起的持续时间也会比年轻时短，且阴茎勃起的角度、睾丸上提的状况均降低。此外，射精前的分泌物减少，且并非每次性交都有射精，射精后阴茎软化较快，身体恢复所需的时间较长。老年人性兴奋会随增龄而减退,性欲反应不灵敏,性器官组织弹性降低、力度变弱。

(2) 女性生殖系统的改变:女性在老化过程中,由于雌激素分泌减少,外阴及阴唇萎缩,阴蒂缩小,感觉迟钝。阴道黏膜干燥、皱襞减少,阴道抗感染的能力减弱;子宫黏膜和子宫体、卵巢萎缩;乳房缩小、松弛;随年龄的增长,女性老年人的性欲减退,性兴奋阶段延迟出现,前庭大腺的黏液分泌时间延后,分泌量也明显减少,在性行为中阴道内润滑液的产生较慢较少且需要较直接的刺激,在性交当中可能出现疼痛;高潮期时间变短,高潮时子宫收缩也可能造成疼痛,子宫上提的情形降低且变慢,乳房的血管充血反应减少或消失,肌肉强直的情形也会降低;部分有骨质疏松症的女性常会引起背痛、失眠,这些均会影响性生活的质量。

2. 病史及客观资料的评估

(1) 病史及客观资料评估:包括老年患者的一般资料、性认知、性知识、性态度、性别角色及自我概念、婚姻状况、宗教信仰、疾病史及治疗情形。男性性功能评估内容还包括性欲、性频率、性满意次数、性行为成功次数、阴茎勃起情况、勃起后控制情形、勃起硬度及夜间勃起等。配偶的期望及配合程度。

(2) 身体检查:常见的检查有阴茎膨胀硬度测验、神经传导检查、阴茎动脉功能检查、海绵体内药物注射测试等。

3. 老年人性需求的影响因素 老年人性需求的影响因素可以是各种各样的健康问题,如身体各系统疾病会影响精力和性欲、药物化疗、放疗的反应、伴侣的特定问题等。

(1) 伴侣的特定问题:如拒绝、分居、离婚、虐待等,以及与压力有关的,如心理、角色调整、与绝经有关的性特征的改变等。

(2) 老年人常见疾病:患有心肌梗死、慢性阻塞性肺疾病、糖尿病及肾衰竭等疾病的患者常担心性生活会加重病情。心肌梗死的患者对性活动常会出现害怕的心理,担心心脏是否能负荷这样的活动,而这些疑虑可以通过科学的方法加以解释并去除。女性糖尿病患者常会出现阴道感染导致不适疼痛的问题,关节炎患者则常出现肢体活动上的不舒适或不便,前列腺增生的老年人常害怕逆向射精,慢性阻塞性肺疾病的老年患者则担心可能出现呼吸困难及缺氧。甲状腺功能低下的患者会因为疾病导致性欲下降,女性患者还伴有月经紊乱,这些都会引起性功能的改变。有研究显示,阿尔茨海默病患者及其配偶仍有性的需要及感受,患者会有勃起的问题,其原因未明,但患者常出现不适当的性行为。此外,某些药物的不良反应也常是影响性功能的重要因素,例如一些抗高血压药物、部分交感神经阻滞剂、部分镇静安眠药等药物。因此,护理人员在评估药物治疗效果及了解患者自行停药原因时应考虑这方面的可能性。

(3) 老年人心理、社会文化及环境因素:老年人常因外表的改变对本身的性吸引力及性能力失去信心,这些外表的改变也是护理人员应评估的内容。此外,老年人从工作中退休,丧失了社会性角色,认为自己也应从性生活中退出。实际上退休后在时间上更有利于安排性生活。许多社会文化及环境因素应考虑到老年人和谐的性生活,如养老机构中房间设置、房间的隔音性能及门窗隐蔽性等,老年人需要在熟悉、温馨的环境下享受属于自己的家庭生活。

4. 老年人性需求的相关保健和护理措施

(1) 老年人性需求的相关保健措施:①询问老年人性生活史,了解老年人对性的态度,了解性生活状态,与老年人及配偶探讨安全的、适宜的性活动。评估老年人及其配偶有关性知识和他们对自己性功能了解的程度,如衰老对性功能与生育的影响、疾病对性功能的影响、某些药物对性功能的影响,以及女性阴道润滑剂使用法等。②鼓励他们说出对性生活方面的担心。积极正面的与老年人讨论相关的慢性疾病对性功能的影响。向他们解释某些药物对性功能的影响。③教会老人相关的表达性的方式,包括性交和非性交的方式,提供如何调适性生活的建议,以让他们做出适宜的选择。鼓励伴侣间相互沟通,教会他们放松的技巧,以积极、乐观的态度面对自己,享受满意的性生活。并鼓励他们向泌尿专家和其他专业人士咨询。

(2) 与药物、辅助器、手术相关的护理措施:男性老年人因生理状况如疾病等造成勃起问题时,医学上仍有方法可以协助老年人。但在各种医疗处置时应配合适当的护理措施。①真空吸引器:有手控及电动之分,其原理及措施类似。使用时将吸筒套在阴茎上,吸成真空,强迫血液流入阴茎海绵体,造成充血,再以橡皮套套住阴茎根部,阻断血液回流,造成阴茎持续勃起的效果,应特别注意的是,每次使用不可超过 30 分钟,以免造成异常勃起。这种方法须经专业人员的协助与教导才可使用。②人工阴茎植入:将人工阴茎以手术方式植入,在手术后需有必要的护理措施,如一般手术后患者的护理,需在专业人员的指导下练习正确的操作技术,才能正式的使用,一般在 6 周后才可恢复性生活。③药物使用:需确认老年人对药物有无正确的认识,且在服药上能确实执行,避免错误地认为药吃得愈多,能使勃起硬度加大或勃起时间更持久,从而造成不必要的伤害。上述这些方法并非适合每个人,需尊重老年人及其性伴侣的意愿及选择。

(3) 提供适宜的环境:除了提供适宜的温度、湿度外,还要营造轻松舒适的环境,基本的环境要求应具有隐私性及自我控制的条件,如门窗的隐私性、床的高度以及适用性等;在性过程中不应被干扰,在时间上应充裕,避免造成压力。另外,提醒老年人在外观上加以装扮,除了适当的营养休息以保持良好的精神,在服装发型上应有性别角色上的意义,若能依个人的喜好或习惯做其他的修饰如女性使用香水、佩戴饰物等,男性刮胡子、选择喜爱的衣服颜色等,更能表达属于自我的意义。

(4) 合适的性生活指导:通过老年人的性教育或实际问题的处理,可以克服疾病或误区所引起的不便,而使老年人享有美好的性生活。对患有疾病老年人的健康指导:①心脏病可由一般的心肺检测决定患者是否能承受性交的活动量(相当于爬楼梯达到每分钟心跳 174 次的程度),还需从其他方面减轻心脏的负担,如避免在疲劳的时候或饱餐饮酒之后进行,最好在经过休息后,甚至可与医师的用药取得协调,在性活动前 15~30 分钟服用硝酸甘油,以达到预防的效果。②对前列腺增生、糖尿病患者应告之逆向射精是无害的,不要因此而心生恐惧;糖尿病患者可以通过药物或润滑剂等的适当使用而使疼痛获得改善。③呼吸功能不良患者应配合呼吸的技巧,平日可利用上下楼梯来练习,活动时吐气、静止时吸气。时间上可选择使用蒸汽吸入治疗后,以提高患者的安全感。而早晨睡醒时,需注意口鼻分泌物是否已清除,如分泌物较多会妨碍呼吸功能。在姿势安排上,可采用侧卧或面对背的姿势以减轻负担,或进行中以侧卧方式达到休息的效果,以降低耗氧量。要告诉老年人,每变换一种姿势或一种方法应多做尝试,需经过多次的练习才会较放松,感受其美好的一面。值得注意的是,能克服生理性的问题并不表示就有美满的性生活,双方有效的沟通应为性生活的核心。

此外,在时间的选择上以休息后为佳,有研究表明,男性激素在清晨时浓度最高,对男性而言每日清晨是最佳的时间选择。饮食上采用低脂饮食可保持较佳的性动,因高脂饮食易引起心脏及阴茎的血管硬化、阻塞而造成阳痿。女性停经后只是雌激素水平下降、阴道黏膜较干,这些问题可通过使用润滑剂解决。停经后没有怀孕的忧虑,这是一种有利的心理状态,可以尽情享受美好的性生活。

(5) 加强性安全意识:在享受美好的性生活时,应提醒老年人安全性生活的重要性。加强必要的安全措施,如性伴侣的选择及安全套的正确使用等。

（6）指导延缓性衰老：应做到对自己的性功能充满自信，保持健康的心理状态，要有强烈的进取心，保持适度的性生活，有规律地参加体育锻炼，要注意适当增加营养，注意保持外表整洁及年轻化，讲究科学的生活方式。

六、老年人日间生活作息安排

制订合理的老年人日间生活作息制度，其目的是使老年人每天做到心情愉快、生活充实，并能有效与外界环境接触、与人沟通交流，达到健康长寿。这是老年护理的重要措施之一。

老年人日间生活作息安排的内容，应充分体现老年人身心健康的具体内容。如身体锻炼、合理饮食菜谱选择、业余文化娱乐、走亲访友、疾病预防及治疗等。

老年人每日生活安排的内容应做到：体力强度适宜、项目节奏合适、符合医学规律（表6-5）。

表6-5　老年人日间生活作息安排

时间	内容
6:30～7:00	起床、洗漱、穿衣
7:00～8:00	早餐
8:00～10:00	外出散步，做操锻炼，疾病保健与治疗
10:00～10:45	阅读书报，访友聊天
10:45～11:30	娱乐、棋牌、劳作
11:30～13:00	午餐
13:00～14:30	午睡或打盹休息
14:30～17:30	会客聊天，做操锻炼，疾病保健与治疗
17:30～19:00	晚餐
19:00～20:30	看电视看报，写日记
20:30～21:00	个人卫生，就寝

📖 链接

上海颐家老年日间介护（照料）中心，于2013年3月得到主管单位批准开办，同年10月份正式成立。于2012年5月该中心开展社会调研，了解上海老年人生活、医疗、保健等需求现状，老年日间照料中心的内容包括生活娱乐、休息、健身操、书画、疾病预防小讲座等，并为老年人提供保健服务项目，如按摩、拔罐、肢体精细运动等，积极为社区老人健康长寿服务。该中心1周午餐食谱安排如表6-6。

表6-6　老年人日间照料中心1周午餐菜谱

周一	周二	周三	周四	周五	周六	周日
杂菜炒鱼糜	香菇鸡腿	红烧大排	清蒸带鱼	山药肉片	咸肉菜饭	蒜苔肉片
韭黄炒蛋	白菜烂糊肉丝	海米炒黄瓜	水芹炒肉丝	虾仁焖豆腐	西红柿炒蛋	水芹炒香干
香菇菜心	清炒芥兰	菌菇烧豆腐	红烧素鸡	刀豆炒土豆		清炒菠菜
咸肉冬瓜汤	海鲜豆腐煲	鸡毛菜土豆汤	青菜豆腐汤	紫菜虾皮汤	鲫鱼汤	萝卜排骨汤
主食	主食	主食	主食	主食	主食	主食

第3节 老年人安全护理

案例 6-4

某养老机构的第2生活区入住了28位专护护理的长期卧床的老年人,其中6位老人因脑出血而致右侧肢体瘫痪,不能自行翻身,大小便失禁;8位老人因吞咽困难,进食时需花费一定的时间;3位老人生活均不能自理,但在护理员的扶助下能缓慢行走。

问题:如何做好老人跌倒和噎食的预防护理?

一、老人跌倒的安全护理

跌倒是指不自主或无法控制的身体位置转移,因而跌落到地上,有可能造成的伤害。《老年人跌倒干预技术指南》中指出老年人跌倒既有内在的危险因素,也有外在的危险因素,老年人跌倒是多因素交互作用的结果。

1. 老人跌倒原因

(1)生理因素:步态的稳定性下降和平衡功能受损是引发老年人跌倒的主要原因。其次老人的视觉、听觉、触觉、前庭及本体感觉的功能随着年龄的增长而急剧下降,影响机体的平衡功能,如有听力问题的老年人很难听到有关跌倒危险的警告声音,听到声音后的反应时间延长,也增加了跌倒的危险性。还有老年人的肌力、肌张力、反应能力、反应时间、平衡能力、步态及协同运动能力下降,使跌倒的危险性增加。老年人骨骼、关节、韧带及肌肉的结构、功能损害和退化是引发跌倒的常见原因,如使老年人举步时抬脚不高、行走缓慢、不稳,导致跌倒危险性增加。

(2)病理因素:患有帕金森病、脊椎病、小脑疾病、体位性低血压、脑梗死、白内障、偏盲、青光眼、骨质疏松、足部疾病、贫血、电解质紊乱等。

(3)心理因素:性格固执好强、情志抑郁、心情焦虑、不服老、不愿给别人添麻烦等消极心理状态。害怕跌倒也使行为能力降低,行动受到限制,从而影响步态和平衡能力而增加跌倒的危险。

(4)药物因素:服用抗抑郁药、镇静剂、降压药、利尿剂、血管扩张剂、降糖药、抗帕金森病、缓泻剂等药物。这些药物可以影响人的神智、精神、视觉、步态、平衡等方面而引起跌倒。

(5)环境因素:室内、过道和楼梯照明不足,床和家具高度不合适,日常用品摆放不当,卫生间无扶拦、把手,地面不光滑、潮湿或高低不平,过道有障碍物,台阶过高,穿不合脚的鞋子和使用不适合的助行器,突然更换房间和床位对环境陌生等。

链接

老年人跌倒风险评估表见表6-7。

表6-7 老年人跌倒风险评估表

项目	权重	得分	项目	权重	得分
运动			睡眠状况		
步态异常/假肢	3		多醒	1	
行走需要辅助设施	3		失眠	1	
行走需要旁人帮助	3		夜游症	1	
跌倒史			用药史		
有跌倒史	2		新药	1	

续表

项目	权重	得分	项目	权重	得分
因跌倒住院	3		心血管药物	1	
精神不稳定状态			降压药	1	
谵妄	3		镇静、催眠药	1	
痴呆	3		戒断治疗	1	
兴奋/行为异常	2		糖尿病用药	1	
意识恍惚	3		抗癫痫药	1	
自控能力			麻醉药	1	
大便/小便失禁	1		其他	1	
频率增加	1		**相关病史**		
保留导尿	1		神经科疾病	1	
感觉障碍			骨质疏松症	1	
视觉受损	1		骨折史	1	
听觉受损	1		低血压	1	
感觉性失语	1		药物/乙醇戒断	1	
其他情况	1		缺氧症	1	
			年龄 80 岁及以上	3	

结果评定:最终得分:低危:1~2分;中危:3~9分;高危:10分及以上。(摘自 2011 年卫生部疾病预防控制局《老年人跌倒干预技术指南》)。

2. 老年人跌倒预防护理

(1) 老年人居住环境的设施布局科学合理:首先老人居住区域要有安全保护措施,如通道有扶手、卫生间坐便器有扶手,浴缸安装扶手。睡眠床高低适宜、必要时加床挡,室内应安装紧急呼救电话,并放置于老人容易取到的部位,楼梯、电梯应设扶手,台阶平整且高度适宜(不超过15cm),行动不便的老人应备拐杖,地面应平整、不湿滑。其次布局应简单无障碍。如室内的家具、生活用品尽量摆放整齐,使活动通道宽敞易于活动、生活用品容易取放。尤其是老年人视力减退、记忆力减退、手脚不灵活的情况下,更应做到家具、生活用品放置固定、安全。

(2) 老年人穿戴应合理:衣裤要舒适,尽量穿合身宽松的衣服。尤其是裤脚不宜太长,最好选择裤腿收口或用带扎起。鞋子选择合理的软底布鞋,对于老年人来说,鞋在保持躯体的稳定性中有十分重要的作用。老年人应尽量避免穿高跟鞋、拖鞋、鞋底过柔软及穿着时容易滑倒的鞋。穿脱衣裤、鞋袜应在凳子上坐稳进行。

(3) 老年人应避免单独行动:行动不便者应有人搀扶,家中最好留人照顾;有服用降压药者应起坐缓慢,避免发生直立性低血压。外出活动和夜睡要人陪伴,夜间要把所用物品和便器放在床头易取之处,照明灯开关应随手可及。

(4) 调整生活方式:避免走过陡的楼梯和台阶,上下楼梯、如厕时尽可能使用扶手;转身、转头时动作要慢;走路保持平稳,尽量慢走,避免携带沉重物品;避免去人多及滑湿的地方;使用交通工具时,应等车辆停稳后再上下;放慢起身、下床的速度,避免睡前饮水过多致使多次起夜影响睡眠;避免在他人看不到的地方独自活动。

(5) 防治骨质疏松:由于跌倒所致损伤中危害最大的是髋部骨折,尤其是患有骨质疏松症的老人。因此,老年人要加强膳食营养,保持均衡的饮食,适当补充维生素 D 和钙剂,绝经期老年女性必要时按医嘱进行激素替代治疗,增强骨骼强度,降低跌倒后的损伤严重程度。

二、老人噎食的安全护理

噎食是指食物堵塞咽喉部或卡在食管的第1狭窄处,甚至误入气管,引起呼吸窒息。

1. 老人噎食的原因 ①生理因素:老年人咽喉管生理、形态及功能上发生退行性变化,对食物的刺激不灵敏,兴奋性减弱,感觉和传递信息速度减慢。②疾病因素:精神障碍、脑器质病变后遗症,或癫痫病人在进食时抽搐发作。③药物因素:长期服用精神病药物,或药物反应致咽喉肌运动失调所致。④其他:如年老或行动不便的卧床者;吃固体、黏性的食物;抢食或暴食等。

📘 链 接

噎食风险评估见表6-8。

表6-8 噎食风险评估

姓名_____ 床号_____ 护理等级_____ 入院时间_____

一、测评方法

30ml温水让住养对象"像平常一样喝下",观测饮水时间情况。

二、评估表:

分级	标准	评估日期
		首评/
Ⅰ:可1次喝完,无噎呛;	<5秒 正常	
	<5秒 高危	
Ⅱ:分2次喝完,无噎呛;	高危	
Ⅲ:能1次喝完,但有噎呛;		
Ⅳ:分2次以上喝完,有噎呛;	异常	
Ⅴ:常常呛住,难以喝完。		

三、既往史

脑卒中	帕金森病	痴呆
癫痫	持续肺部感染	其他

结论: □正常 □高危 □异常

评估人:_____ 评估时间:_____

2. 老人噎食的预防护理 老人在进食中突然发生严重呛咳、呼吸困难,且出现面色苍白或青紫者,即可能是噎食窒息的发生,若抢救不及时或措施不当,可导致生命死亡。

（1）建立噎食风险的评估。建立防噎食的标识,使护理人员人人知晓。

（2）加强噎食预防宣教。进食时应告诫老人要细嚼慢咽、勿嬉笑,勿大口吞咽,干食(馒头、煮鸡蛋、蛋糕等)要泡软后再进食。进食前先喂汤,以湿润咽喉及食道,防止噎食发生。吞咽困难的老人要小量喂食,注意速度,不宜吃汤圆、粽子等黏性较强的食品,宜选用流质或半流质,必要时专人喂饭或给予鼻饲。卧床老人喂食时要体位适宜,宜抬高床头30°~45°,应助老人头偏向一侧,小勺慢速喂食;对暴食和抢食老人应专人护理,控制进食速度。

（3）提高护理员应急处置能力:加强护理人员防噎食的技能培训,老人进食或喂食过程中,一旦出现呼吸急促、面部涨红、面色苍白或青紫,应及时停止喂食,及时施救。抢救设备如吸引器等应定期检查,处于备用状态。

三、其他

1. 防止烫伤、冻伤 老年人冬天用热水袋或热毛巾热敷,应严格掌握温度和时间,使用电热毯应避免烫伤或引起火灾,沐浴时控制时间和水温,吸烟者应尽量戒烟,更不要在床上吸烟,以免引起意外。

2. 安全用药、避免不良反应 老年人常用药物放在固定位置,药物标签醒目清楚。最好把 1 天所用的药物单独备好。

第 4 节 老年人日常生活介护技能操作

一、生命体征(体温、脉搏、呼吸)的测量

生命体征是指体温、脉搏、呼吸,是评价生命活动存在与否及其存在质量的指标,是体格检查必需检查的项目。介护师在生命体征的观察中要做到耐心、细心,有高度的责任心,要善于从中发现问题,在观察中应做到方法准确、配合得体。

案例 6-5

赵老伯,78 岁日常活动能力下降,有冠心病病史,血脂偏高。定时给予生命体征检测,观察老人情况。

问题:如何正确测量老年人的生命体征?

(一) 操作目的

1. 判断体温有无异常,脉搏、呼吸频率及节律变化。

2. 协助诊断,为预防、治疗、康复护理提供依据。

(二) 操作实施

生命体征护理操作流程见表 6-9。

表 6-9 生命体征护理操作

项 目	步 骤
素质要求	服装鞋帽整洁,举止端庄
评估	意识状态、肢体活动度、口腔情况、排泄情况,心理状况、合作程度、操作目的
操作准备	①环境:舒适、身旁无热源 ②洗手 ③备齐用物:消毒体温计、记录本、秒表
老年人准备	①解释:说明测量的目的,如何配合操作 ②合适体位及部位
测量体温	①协助老年人解开衣扣,用纱布或毛巾擦干腋下,将体温计水银端放于腋窝深处,嘱老年人屈臂过胸夹紧,保持 10 分钟(图 6-2) ②放于舌下热窝处 3 分钟
测量脉搏	示指、中指、环指的指端按压在桡动脉上,压力适中,测量脉搏搏动,计数 30 秒×2,如有异常,应测量 1 分钟(图 6-3)。
测量呼吸	保持测脉搏姿势,观察老年人胸腹部起伏情况,计数 30 秒×2,如有异常,应测量 1 分钟。
记录	口述测量记录,取出体温计,用纱布擦净体温计看明度数,告之老年人,将体温计放入一容器内,记录测量结果(告之老年人测量结果,给予解释)(图 6-4)

续表

项　目	步　骤
操作后	①整理:协助老年人取舒适体位,整理床单位 ②用物处理:将回收的体温计浸泡在 2000mg/L 有效氯中 5 分钟后取出,清水洗净,纱布擦干再放入另一个 2000mg/L 有效氯中 30 分钟后取出,冷开水冲净,纱布擦干,甩至 35℃ 以下,放入清洁容器内备用 ③洗手

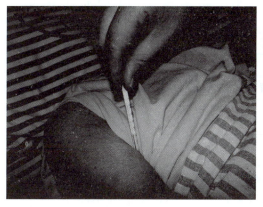

图6-2　测腋温

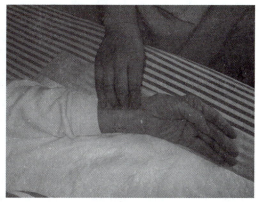

图6-3　测脉搏

(三) 介护要点

1. 在老人安静时测量,如老人活动后,要休息20分钟再测量。测量时老人处于舒适体位。

2. 昏迷患者、老年痴呆者首先选择腋下测量法,腋温测量时,老人身旁应无热源,并擦干腋下汗液,则量时间要充分,确保测量数据的准确性。

3. 老年人极度消瘦不应采取腋温测量,可改用测口温或直肠温度测量。

4. 对测量出的数值要告之老人,并给予合理解释,以减轻老人的焦虑。如测量数值与病情不符,要重新测量。

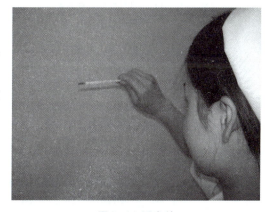

图6-4　看度数

5. 为偏瘫老人测量脉搏应选择健侧肢体。为呼吸微弱老人测量呼吸,可用少许棉花置于老人鼻孔前,观察棉花纤维被吹动的次数,计数 1 分钟。

6. 口腔测温如老人不慎咬碎体温计,应立即清除玻璃碎屑,以免损伤口腔黏膜及组织,然后再口服鸡蛋清或牛奶以延缓汞的吸收。

(四) 操作测评

生命体征护理操作测评见表6-10。

表 6-10　生命体征护理操作测评表

项　目		项目总分	要　求	评分等级			实际得分	备注
				A	B	C		
素质要求		5	服装、鞋帽整洁	1	0	0		
			仪表大方，举止端庄	2	1	0		
			语言柔和恰当，态度和蔼可亲	2	1	0		
评估		4	病情、影响因素、心理状况、合作程度等	2	1	0		
			核对	2	1	0		
操作前准备	人员	2	洗手	2	1	0		
	环境	2	环境舒适	2	1	0		
	用物	2	用物备齐	2	1	0		
操作过程	老人准备	7	用物带至老年人旁合适位置	1	0	0		
			解释取得配合	4	2	1		
			安置合适体位（平卧或半卧位）	2	1	0		
	测量体温	18	选择测量部位，方法正确	5	2	1		
			再次检查体温计是否在35℃以下	3	1	0		
			体温计放置位置、方法正确	5	2	1		
			嘱咐老年人注意事项及测量时间	5	2	0		
	测量脉搏	14	测量部位，方法正确	6	4	2		
			计数时间符合要求	4	2	1		
			测量数值准确，误差小于4次/分	4	3	1		
	测量呼吸	11	测量方法正确	4	2	1		
			计数时间符合要求	4	2	1		
			测量数值准确，误差小于2次/分	3	2	0		
	记录	11	记录脉搏、呼吸数值、方法正确	4	2	0		
			检视体温计方法真确	4	2	1		
			记录体温数值准确	3	2	0		
操作后		18	协助老年人取舒适卧位，整理床单，洗手	6	3	1		
			体温计消毒方法正确（时间要求口述）	5	3	1		
			绘制体温单；符号、颜色、连接正确	7	5	2		
评价		6	动作优雅、稳重、安全	2	1	0		
			关爱老年人，沟通有效	2	1	0		
			操作时间<5分钟	2	1	0		
总分		100						

二、血压的测量

案例 6-6

李阿婆，82岁。有高血压病史11年，有冠心病病史5年，现日常活动能力下降。护士每日定时给予血压检测，观察老人情况并做指导。

问题：如何正确测量老年人的血压？

（一）操作目的

1. 判断血压有无异常。

2. 间接了解循环系统的功能状况。

3. 协助诊断,为预防、治疗、康复护理提供依据。

（二）操作实施

血压测量护理操作流程见表 6-11。

表 6-11　血压测量护理操作流程

项　　目	步　　骤
素质要求	服装鞋帽整洁,举止端庄
评估	老年人意识状态、肢体活动度,既往血压情况、排泄情况、心理状况、合作程度、操作目的
操作准备	①环境:舒适、周围安静 ②洗手 ③备齐用物,检查血压计、听诊器是否完好 ④记录本、笔
老年人准备	①解释:说明测量的目的,如何配合操作 ②合适体位及部位,协助老人平卧或坐位,在安静状态下测量 ③选择测量部位协助老年人卷起或脱去一只袖子,露出上臂,手掌向上,肘部伸直
测量血压	①打开血压计,打开盒盖,垂直放妥,开启水银槽开关 ②缠绕袖带,驱尽袖带内空气,平整地缠于上臂中部,下缘距肘窝 2～3cm,松紧以能插入一指为宜（图 6-5） ③固定注气,先触摸肱动脉搏动,再用一手固定听诊器于肱动脉搏动最明显处,另一手握加压气球,关闭气门,打气至肱动脉搏动消失再升高 20～30mmHg ④缓慢放气,放气速度以水银柱每秒下降 4mmHg 为宜,注意水银柱刻度和肱动脉声音的变化 ⑤判断测值,当听诊器中出现第 1 声搏动声,此时水银柱所指的刻度,即为收缩压,当搏动声突然变弱或消失,此时水银柱所指的刻度即为舒张压 ⑥读数,告知老年人测量结果,给予解释
操作后	①整理:协助老年人取舒适体位,整理床单位 ②用物处理:按常规处理,整理血压计,取下袖带,排尽袖带内余气,关紧气门,整理后放入盒内,血压计盒盖右倾 45°,使水银全部流回槽内,关闭水银槽开关,盖上盒盖,放回治疗车 ③洗手,记录

（三）介护要点

1. 选择在患者安静时测量,如患者活动后,要休息 20 分钟再测量。

2. 测量时使患者处于舒适体位,衣袖不可过紧,同时注意肱动脉要与心脏在同一水平,以免影响所测血压数值的准确性。

3. 在观察血压时务必要做到"四定"(定时间、定部位、定体位、定血压计),以确保所测数值的可比性。

4. 对所测量出的数值,要告诉老人,并给予合理的解释,如所测数值与老人情况

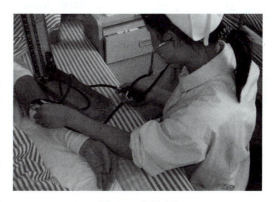

图 6-5　测血压

不符,要重新测量。

5. 健康教育 指导老年人不要过于劳累,要做到劳逸结合,饮食上要适当控制脂肪与盐的摄入量。对有高血压的老年人嘱其要坚持服药,不能因症状减轻或血压下降而擅自停药或减量。采用合理的生活方式,提高自我保健能力。

(四) 操作测评

血压测量操作测评,见表6-12。

表 6-12 血压测量操作测评表

项 目		项目总分	要 求	评分等级			实际得分	备注
				A	B	C		
素质要求		5	服装、鞋帽整洁	1	0	0		
			仪表大方,举止端庄	2	1	0		
			语言柔和恰当,态度和蔼可亲	2	1	0		
评估		4	病情、影响因素、心理状况、合作程度等	2	1	0		
			核对	2	1	0		
操作前准备	人员	2	洗手	2	1	0		
	环境	2	环境舒适	2	1	0		
	用物	4	用物备齐	2	1	0		
			检查血压计、听诊器	2	1	0		
操作过程	老人准备	16	用物带至老年人旁合适位置	2	1	0		
			解释取得配合	4	2	1		
			安置合适体位(平卧或半卧位)	6	4	2		
			测量部位准确	4	2	1		
	测量血压	40	打开血压计	4	2	1		
			缠袖带位置、方法正确,松紧适宜	6	4	2		
			听诊器放置位置正确	5	3	1		
			打气速度均匀平稳	5	3	1		
			放气速度均匀平稳	5	3	1		
			一次听清血压数值,误差小于4mmHg	15	10	5		
	整理记录	9	取下袖带	2	1	0		
			整理血压计	4	2	1		
			记录所测血压数值,方法正确	3	2	0		
操作后		11	整理老人衣袖,协助取舒适卧位	3	2	1		
			整理床单	2	1	0		
			用物按常规处理	2	1	0		
			洗手,记录	4	2	1		
评价		7	动作轻巧、稳重、安全	2	1	0		
			关爱老年人,沟通有效	2	1	0		
			测量数值准确	1	0	0		
			操作时间<10分钟	2	1	0		
总分		100						

<h1 align="center">三、头发介护</h1>

（一）洗发介护

案例 6-7

李阿婆,80 岁,患有冠心病 15 年。近阶段身体虚弱,神志清,自行洗头不便,四肢活动度尚可,需给予洗发介护。护士操作时要观察老人情况,并做相应解释和指导。

问题:如何对老人进行头发清洁介护?

1. 操作目的

（1）为长期卧床老人洗发,去除头皮污垢、头屑、脱落的头发,使老年人清洁、舒适、整齐。

（2）增加头皮血液循环、增进上皮细胞营养,促进头发生长。

（3）预防头部皮肤继发性感染。

（4）增进美观,维护老年人形象,增强自信心。

2. 操作实施　床上洗发操作流程见表 6-13。

表 6-13　床上洗发护理操作

项　　目	步　　骤
素质要求	介护人员服装鞋帽整洁,举止端庄
评估	老年人意识状态、肢体活动度、自理程度,头部皮肤情况,心理状态、合作程度
操作准备	①环境:舒适,关闭门窗,注意保暖(室内温度以 24℃为宜) ②洗手 ③备用物:毛巾 2 条、橡皮单与浴巾 1 条、厚塑料大袋 1 个、别针或夹子、纱布或眼罩、护理包、洗发液、梳子、水桶、水壶内盛 40~50℃热水、电吹风、小镜子(图 6-6)
老年人准备	①解释:说明洗发的目的,得到老年人的信任与合作,解释操作过程,如何配合操作 ②在环境清洁、安静状态下,去除周围不良刺激 ③协助老年人取合适体位(仰卧屈膝位,将头靠近操作侧床边) ④将枕头置于肩下,并在枕头上放小橡皮单、浴巾,将塑料袋反折包裹在枕头上,尾端置于水桶中 ⑤解开衣领,颈部围毛巾用别针或夹子固定 ⑥用干棉球塞住两个耳道,用纱布遮住双眼
洗发	①介护士先用自己的手腕测试水温(图 6-7),再蘸少许水放在老年人额头,询问老年人温度是否适宜,用少量水冲湿头发 ②将约 5ml 的洗发水放在掌心涂抹均匀,再用双手指腹轻轻地揉搓头发(头部、颞部、枕部) ③与其交流边洗边询问老年人哪里需要多洗下,让老年人消除紧张感,像自己洗头一样的舒适(图 6-8) ④用水冲洗干净(记得清洗枕后头发) ⑤将棉球及纱布取下 ⑥撤去水桶、塑料袋和橡皮单,先用大毛巾将头发略擦干,用中毛巾包头 ⑦洗脸:将毛巾折成 4 个面,第一面两角分别擦两个眼睛(由内向外),第二、三面的 2 个角分别擦两只耳朵的耳郭及耳背,第四面擦嘴和脸上部位。同法洗二次,第二次再洗颈部
操作后	①整理:撤去用物,协助老年人取舒适卧位,拉平衣裤,整理床单位 ②处理操作用物 ③洗手

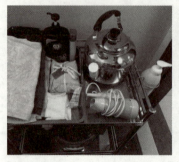
图 6-6　洗发介护物品

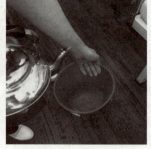
图 6-7　试水温

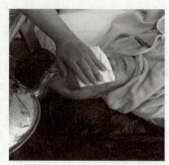
图 6-8　洗发

3. 介护要点

(1) 操作宜在饭后 30 分钟后进行。调节室内温度至舒适为宜,注意保暖。

(2) 操作前必须征得老人同意,要让老年人有"是我要洗发,不是别人要我洗发"的感觉。

(3) 操作时动作要轻,用手指指腹搓揉头发,忌用指甲,以免损伤头皮。

(4) 避免水流入眼睛和耳朵。

(5) 合理调节水温,避免温度过高烫伤或水温过低而引起的不适。

(6) 操作过程中要时刻注意老人的面色、呼吸等,发现异常应该立即停止操作。

4. 操作测评　床上洗发护理操作测评见表 6-14。

表 6-14　床上洗发护理操作测评表

项 目		项目总分	要　求	评分等级			实际得分	备注
				A	B	C		
素质要求		5	服装、鞋帽整洁	1	0	0		
			仪表大方,举止端庄	2	1	0		
			语言柔和恰当,态度和蔼可亲	2	1	0		
评 估		6	了解老年人情况、头皮情况、配合程度	3	2	1		
			解释目的、操作方法	3	2	1		
操作前准备	人员	2	洗手	2	1	0		
	环境	3	环境舒适	3	2	1		
	用物	5	根据评估合理准备用物齐全	3	2	1		
			备棉球、电吹风、小镜子	2	1	0		
操作过程	老年人准备	19	再次对老年人做解释,使其主动合作	6	4	2		
			安置体位(仰卧屈膝位,将头靠近床边)	2	1	0		
			枕头置于肩下,在枕头上放小橡皮单	2	1	0		
			塑料袋反折包裹,尾端置于水桶中	3	2	1		
			解开衣领颈部围毛巾,用别针或夹子固定	3	2	1		
			干棉球塞住两个耳道,用纱布遮住双眼	3	2	1		
	洗发	33	洗发方法正确	11	8	5		
			水温适宜及老年人保护恰当	6	5	3		
			洗脸顺序方法正确	16	15	10		
	观察	9	操作中与老年人交流	3	2	1		
			观察老年人面色,适应程度	3	2	1		
			老年人的机体反馈情况	3	2	1		

续表

项　　目	项目总分	要　　　求	评分等级			实际得分	备注
			A	B	C		
操作后	6	协助老年人躺卧舒适,整理床单位	2	1	0		
		保健指导,内容有针对性	2	1	0		
		用物处理恰当	2	1	0		
评价	12	动作轻巧、稳重、准确、安全无污染	5	4	3		
		老年人头发清洁、无异味、有舒适感	3	2	1		
		关爱老年人,治疗性沟通有效	2	1	0		
		操作时间<12分钟	2	1	0		
总分	100						

（二）梳头

案例 6-8

秦阿婆,75岁。1周前不慎跌倒,到医院检查诊断为左手肩关节脱位,桡骨骨折,当时给予肩关节复位,左手前臂石膏固定,三角带悬挂固定于前胸。护士给予老人规范梳头,并鼓励老人每日用健侧手自己梳头。

问题:如何正确为老人进行梳头介护?

1. 操作目的
（1）为骨折老人做头部清洁、按摩,使老人舒适。预防头部皮肤继发性感染。
（2）增加头皮血液循环、增进上皮细胞营养,促进头发生长。
（3）增进美观,维护老年人形象,增强自信心。
2. 操作实施　老年人梳头护理操作流程见表6-15。

表6-15　老年人梳头护理操作

项　　目	步　　　骤
素质要求	介护人员,服装鞋帽整洁,举止端庄
评估	老人意识状态、肢体活动度、自理程度,头部皮肤情况,心理状态、合作程度
操作准备	①环境:舒适、周围安静,关闭门窗,注意保暖(室内温度以24℃为宜) ②洗手 ③备齐用物:镜子、梳子、电吹风,必要时备50%乙醇溶液
老年人准备	1. 解释说明梳头的目的,得到老年人的信任与合作,解释操作过程 2. 在环境清洁、安静状态下,去除周围不良刺激 3. 协助老年人取合适体位(坐位)
梳头	1. 介护人员将毛巾铺于肩膀上 2. 将头发分成二股,左手捏紧一股头发,由发梢逐渐梳到发根,遇有打结时,可将头发绕在示指上慢慢梳,如头发纠结成团,可用50%乙醇溶液湿润后再小心梳顺
操作后	1. 整理撤去用物,协助老年人取舒适卧位,拉平衣裤,整理床单位 2. 处理操作用物 3. 洗手

3. 介护要点
（1）操作时动作要轻柔。避免使用梳齿尖锐的梳子。
（2）尊重老人的习惯和意愿,将头发梳理成老人喜欢的发型。

（3）尽可能鼓励老人自己动手完成梳理。

四、口腔护理

案例 6-9

杨阿婆,85 岁。有高血压病史 15 年,现日常活动能力下降,虚弱无力,有冠心病病史,自行清洁口腔不净,口腔有异味。需给予口腔护理,保持口腔卫生,护士要观察老人情况,并做相应解释和指导。
问题:如何对卧床老年人进行口腔护理?

（一）操作目的

1. 保持口腔清洁,使老年人舒适。预防口腔感染,促进食欲。
2. 观察老年人口腔黏膜及舌苔的改变,提供病情观察的动态信息。
3. 调节老年人的心理状态,为预防、治疗、康复护理提供依据。

（二）操作实施

老年人口腔护理操作流程见表 6-16。

表 6-16 口腔护理基本操作流程

项 目	步 骤
素质要求	介护人员,服装鞋帽整洁,举止端庄
评估	老年人意识状态、肢体活动度、自理程度、口腔状况,有无义齿、心理状态、合作程度
操作准备	①环境:舒适、周围安静,关闭门窗,注意保暖 ②洗手 ③备齐用物:口腔护理包、吸水管、杯子、手电筒、漱口溶液、外用药、压舌板、弯盘(检查漱口液及外用药的药名、有效期、浓度)(图 6-9)

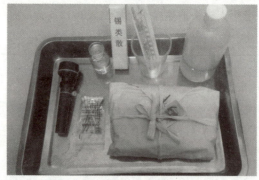

图 6-9 物品准备

老年人 准备	①解释:说明口腔护理的目的,操作过程,如何配合操作 ②在环境清洁、安静状态下,去除周围不良刺激 ③协助老年人取合适体位(头侧向一侧或侧卧位),治疗巾铺于颌下,弯盘置口角旁(图 6-10)
观察口腔	①漱口:擦嘴唇,协助老年人漱口(选择合适的漱口液) ②观察:用压舌板轻轻撑开面颊部,观察口腔有无出血点、溃疡、霉菌感染以及特殊气味(图 6-11) ③义齿处理:有义齿者用纱布裹住取下
擦拭口腔	①擦左、右外齿面:绞干棉球,嘱老年人先张开上下齿,用压舌板轻轻撑开一侧颊部,以弯曲血管钳夹含有漱口液的棉球放入外齿面,咬合上下齿,由内向门齿纵向擦洗。同法擦洗对侧(图 6-12) ②擦其他面:嘱老年人张口,依次擦洗牙齿上内侧面、上颌面、下内侧面、下颌面,再弧形擦洗一侧颊部;同法擦洗另一侧。擦洗舌面及硬腭部,擦口唇(图 6-13,图 6-14)

续表

项　目	步　骤
观察与涂药	①漱口 ②观察:检查口腔是否清洁 ③涂药:按情况给予涂药,口唇干裂可涂液状石蜡或润唇膏
操作后	①整理:撤去用物,协助老年人躺卧舒适,整理床单位 ②用物处理:按消毒规定处理 ③洗手,记录

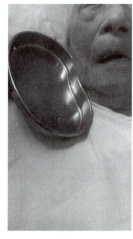　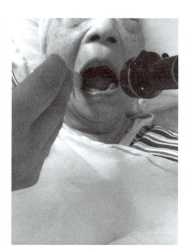　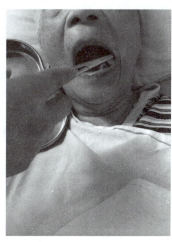

图 6-10　老年人体位　　　图 6-11　口腔检查　　　图 6-12　口腔擦拭

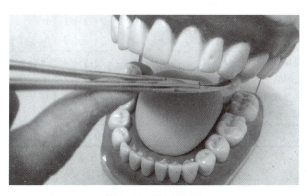　　　　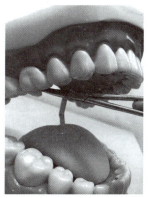

图 6-13　擦咬合面　　　　　　图 6-14　擦内侧面

(三) 介护要点

1. 操作过程中要尊重老年人。动作轻柔,力度适宜。防止损伤黏膜及牙龈。

2. 擦洗时需用血管钳夹紧棉球,每次 1 个,防止棉球遗留在口腔内,棉球不宜过湿,以不滴水为宜,以防止溶液吸入呼吸道。

3. 擦拭舌面和硬腭时,应避免擦拭过深,以免触及腭和咽部,引起老年人恶心。

4. 操作中给予老年人心理疏导和支持。

(四) 操作测评

口腔护理操作测评见表 6-17。

表 6-17　口腔护理操作测评表

项　目		项目总分	要　求	评分等级			实际得分	备注
				A	B	C		
素质要求		5	服装、鞋帽整洁	1	0	0		
			仪表大方,举止端庄	2	1	0		
			语言柔和恰当,态度和蔼可亲	2	1	0		
评　估		6	了解老年人情况、口腔情况、配合程度	3	2	1		
			解释目的、操作方法	3	2	1		
操作前准备	人员	2	洗手	2	1	0		
	环境	3	环境舒适	3	2	1		
	用物	4	酌情备棉球、漱口液	2	1	0		
			根据评估合理准备用物齐全	3	2	1		
操作过程	老人准备	10	再次对老年人做解释,使其愿意合作	6	4	2		
			安置体位(头侧向一侧或侧卧)	2	1	0		
			颌下铺巾,放弯盘	2	1	0		
	观察口腔	9	擦口唇、漱口,正确使用压舌板	3	2	1		
			观察口腔	3	2	1		
			处理义齿方法准确	3	2	1		
	擦洗口腔	33	夹取绞干棉球方法正确	11	8	5		
			棉球湿度适宜	6	5	3		
			擦洗顺序、方法正确	16	15	10		
	漱口观察	9	漱口	3	2	1		
			观察口腔、涂药	3	2	1		
			擦干面颊部	3	2	1		
操作后		7	协助老年人躺卧舒适,整理床单位	2	1	0		
			保健指导,内容有针对性	2	1	0		
			用物处理恰当	3	2	1		
评价		12	动作轻巧、稳重、准确、安全无污染	5	4	3		
			老年人口腔清洁、无异味、有舒适感	3	2	1		
			关爱老年人,治疗性沟通有效	2	1	0		
			操作时间<12 分钟	2	1	0		
总分		100						

五、压疮介护

案例 6-10

　　潘阿婆,82 岁。有高血压病史 11 年,有两次脑梗死病史,近来身体虚弱,卧床不起 2 周,神志清,能够用语言表达自己需求,生活完全不能自理,丧失翻身能力。护士定时给予压疮介护,观察老人情况并给予家属做介护指导。

问题:1. 哪些因素可引起压疮?

　　　2. 如何对生活不能自理的老人进行压疮介护?

（一）操作目的

1. 为长期卧床的老年人做预防压疮的介护。
2. 间接了解循环系统的功能状况。
3. 观察老年人受压处皮肤情况，为预防、治疗、康复介护提供依据。

（二）操作实施

老年人压疮介护操作流程见表6-18。

表6-18　压疮介护操作流程

项　目	步　骤
素质要求	服装鞋帽整洁，举止端庄，取下胸前、手腕上的锐物
评估	老人意识状态、肢体活动度、一般情况、排泄情况、心理状况、合作程度、操作目的
操作准备	①环境：舒适、周围安静 ②洗手 ③备齐用物：大浴巾2块、毛巾1块、50%酒精、热水、润肤品、气垫（图6-15）
老年人准备	①解释说明压疮介护的目的，如何配合操作，需要时可协助排便、排尿 ②合适体位及部位，协助老年人向远身端侧卧
压疮介护	①暴露受压部位，注意保暖，用大浴巾遮盖暴露处（图6-16） ②观察老年人全身皮肤情况 ③身下垫浴巾，用热水擦颈、肩、背臀部2次（图6-17） ④用热毛巾敷背部受压部位，反复多次，以皮肤微红为宜 ⑤按摩顺序：臀上方→沿脊柱旁向上→肩部→转向下→腰部共2遍，使用大小鱼肌，向心方向按摩尾骶部→沿脊柱旁按摩至第7颈椎处共2遍，使用拇指指腹向外按摩（图6-18） ⑥在骨隆突出处垫气垫或使用气垫床（图6-19）
操作后	①整理：协助老年人取舒适体位，整理床单位 ②用物处理：按常规处理，协助穿衣，撤毛巾 ③洗手，记录

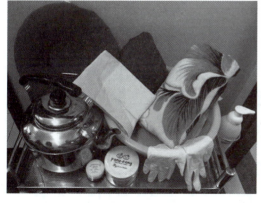

图6-15　压疮用物

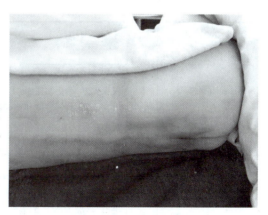

图6-16　暴露受压部位

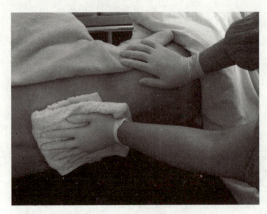

图 6-17 用热水擦受压部位

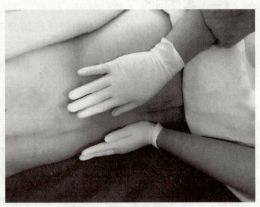

图 6-18 按摩受压部位

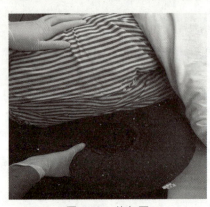

图 6-19 垫气圈

（三）介护要点

1. 操作中与被介护者交流，语言得体，尊重老人意愿。

2. 用物齐全，水温适宜。关门窗，注意保暖，避免着凉。

3. 动作要轻柔，应由轻到重，再由重到轻，手法真确到位。

4. 放置气垫位置正确。更换体位时避免拖拉。

5. 对长期卧床，营养缺失的老人，应定时给予外周皮肤按摩。

（四）操作测评

压疮介护操作测评见表 6-19。

表 6-19 压疮介护操作测评表

项 目		项目总分	要 求	评分等级 A	评分等级 B	评分等级 C	实际得分	备注
素质要求		5	服装、鞋帽整洁	1	0	0		
			仪表大方，举止端庄	2	1	0		
			语言柔和恰当，态度和蔼可亲	2	1	0		
评估		4	观察一般情况、皮肤情况、	2	1	0		
			了解心理状况、合作程度	2	1	0		
操作前准备	人员	2	洗手	2	1	0		
	环境	2	环境舒适，室内 24℃ 为宜	2	1	0		
	用物	4	毛巾、热水、50% 乙醇溶液、弯盘	2	1	0		
			润肤露、气垫	2	1	0		

续表

项 目		项目总分	要 求	评分等级			实际得分	备注
				A	B	C		
操作过程	老人准备	16	用物带至老年人旁	2	1	0		
			解释取得配合	4	2	1		
			安置合适体位(向远端侧卧)	6	4	2		
			可协助老人排便、排尿	4	2	1		
	压疮介护	40	暴露受压部位,注意保暖,浴巾遮盖	4	2	1		
			观察全身皮肤情况	4	2	1		
			热水擦颈、肩、背臀部2次	6	4	2		
			用热毛巾敷背部受压部位	6	4	2		
			臀上方→沿脊柱向上→肩部→转向下腰部	10	6	3		
			尾骶部→沿脊柱旁按摩至第7颈椎	6	4	2		
			在骨隆突出处垫气垫或使用气垫床	4	3	1		
	整理记录	9	撤大浴巾,协助穿衣	2	1	0		
			观察老年人全身皮肤情况	4	2	1		
			按摩手法正确	3	2	0		
操作后		11	协助老年人取舒适卧	3	2	1		
			整理床单位	2	1	0		
			用物按常规处理	2	1	0		
			洗手,记录	4	2	1		
评价		7	动作轻巧、稳重、安全	2	1	0		
			关爱老年人,沟通有效	2	1	0		
			操作时间<15分钟	3	1	0		
总分		100						

六、沐 浴 介 护

(一) 坐位沐浴

案例 6-11

李老伯,74岁。因3年前发生脑卒中导致左侧肢体偏瘫,活动受限,现经长期的康复锻炼,能自行拄拐杖行走,神志清,能够用语言进行交流。护士给予坐位沐浴介护,注意观察老人情况并给予家属做介护指导。

问题:如何对老人进行坐位沐浴?

1. 操作目的

(1) 保持老年人的皮肤清洁、舒适。

(2) 间接了解循环系统的功能状况。

(3) 观察老年人皮肤情况,为预防、治疗、康复介护提供依据。

2. 操作实施 老年人坐位沐浴介护操作流程见表6-20。

表6-20 老年人坐位沐浴介护操作流程

项 目	步 骤
素质要求	介护人员服装鞋帽整洁,举止端庄,取下胸前、手腕上的锐物
评估	老人意识状态、肢体活动度、一般情况、心理状况、合作程度、操作目的

续表

项　　目	步　　骤
操作准备	①环境：舒适，周围安静，室内温度以 27~28℃为宜 ②备齐用物：大浴巾 1 块、毛巾 2 块、气垫、润肤品、棉签、沐浴露、洗发露、梳子、换清洁衣、裤、沐浴椅（图 6-20） ③沐浴水温：冬季 40~41℃，夏季 37~38℃
老年人 准备	①解释说明沐浴目的，如何配合操作 ②需要时可协助排便、排尿
沐浴介护	①测试水温：用手腕内侧接近水面，以不烫手为宜（图 6-21） ②热水将沐浴椅子冲热 ③协助老年人脱衣、裤，鼓励老年人尽可能发挥肢体的残存功能 ④安置老年人在沐浴椅上，椅上可安放气圈，使老年人坐的更舒适、安全 ⑤冲洗顺序：头开始从远端向近心端冲淋至脚 洗头：嘱老人闭眼，取适量洗发露，用指腹环绕按摩冲洗，冲洗颞侧头发时反折老年人耳郭堵住外耳道，防止水流入外耳道（图 6-22），拧干毛巾，擦干皮肤 洗脸：将毛巾折成 4 个面，第 1 面两角分别擦两个眼睛（由内向外），第 2、3 面的 2 个角分别擦两只耳朵的耳郭及耳背，第 4 面擦嘴和脸上部位。同法洗 2 次，第二次再洗颈部头发 清洗身体：颈部→腋下→胸→腹→背→手臂→手掌→腹股沟→会阴→臀部→下肢→双脚 ⑥冲洗干净，大毛巾全身包裹，扶老年人至床更衣
操作后	①轻轻擦拭身体各处，尤其是皮肤皱褶处 ②涂抹润肤露，协助穿衣 ③清洁耳道，清洁鼻道 ④整理用物

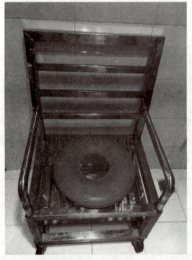
图 6-20　沐浴椅

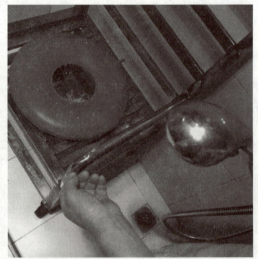
图 6-21　试水温、暖座椅

3. 介护要点

（1）老年人沐浴宜在进餐前或进餐后 1 小时进行。尽可能安排在气温较高的午后，避免饭后即刻或空腹时沐浴。沐浴后应注意让老年人安静 20 分钟，并补充水分。

（2）沐浴时关闭门窗，调节室温在 27～28℃。操作过程注意保暖，动作轻快。耳道、眼内不得有水或沐浴液进入。

（3）老年人皮肤较松弛、角质层薄，易擦伤。介护时动作应轻柔。介护人员自身要剪短指甲，以免划伤老人皮肤。

（4）老年人的皮肤干燥，容易发生瘙痒，因此，选择中性沐浴露或偏酸性的香皂，沐浴时仔细观察皮肤及全身情况。

（5）在沐浴过程中，始终遵循"尊重老年人人格"的原则。操作前应取得老年人同意，并注意保护老年人隐私。

（6）注意安全，浴室安装扶手，防滑地砖，防滑垫。防止跌倒等意外发生。

4. 操作测评　老年人坐位沐浴介护操作测评见表 6-21。

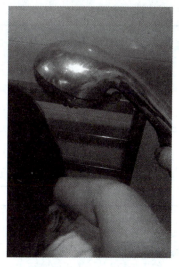

图 6-22　防水入耳

表 6-21　老年人坐位沐浴介护操作测评表

项　　目		项目总分	要　　求	评分等级			实际得分	备注
				A	B	C		
素质要求		5	服装、鞋帽整洁	1	0	0		
			仪表大方，举止端庄	2	1	0		
			语言柔和恰当，态度和蔼可亲	2	1	0		
评估		4	观察老年人一般情况、皮肤情况、	2	1	0		
			了解心理状况、合作程度	2	1	0		
操作前准备	人员	2	取下胸前、手腕上的锐物，修剪指甲	2	1	0		
	环境	2	环境舒适，室内以 27～28℃ 为宜	2	1	0		
	用物	4	大浴巾 1 块、毛巾 2 块、气垫、润肤品、棉签、沐浴露、洗发露、梳子、换清洁衣、裤	4	2	0		
操作过程	老年人准备	16	携用物、带老年人至浴室	2	1	0		
			解释取得配合	4	2	1		
			安置合适体位，沐浴椅上放气垫	6	4	2		
			可协助老年人排便、排尿	4	2	1		
	坐位沐浴介护	40	测试水温，冲热沐浴椅	4	2	1		
			协助老年人脱衣、裤	4	2	1		
			观察全身皮肤情况	6	4	2		
			洗头	6	4	2		
			洗脸	10	6	3		
			清洗身体	6	4	2		
			大毛巾全身包裹，扶老年人更衣	4	3	1		
	整理记录	9	撤大浴巾，协助穿衣	2	1	0		
			观察老年人全身皮肤情况	4	2	1		
			沐浴顺序正确	3	2	0		

续表

项　目	项目总分	要　求	评分等级			实际得分	备注
			A	B	C		
操作后	11	轻轻擦拭身体各处,尤其是皮肤皱褶处	3	2	1		
		涂抹润肤露,协助穿衣	2	1	0		
		清洁耳道、清洁鼻道	2	1	0		
		整理用物	4	2	1		
评价	7	动作轻巧、稳重、迅速	2	1	0		
		注意安全	2	1	0		
		关爱老年人,沟通有效	3	1	0		
总分	100						

（二）床上擦浴

案例 6-12

徐老伯,77 岁。7 年前脑卒中导致侧肢体偏瘫,活动受限,神志清,长期卧床,无语言交流。给予床上擦浴沐浴介护,注意观察老人情况并给予家属做介护指导。

问题: 1. 说出床上擦浴适合的范围。

　　　2. 如何为肢体偏瘫的老年人进行床上擦浴?

1. 操作目的

（1）保持老年人的皮肤清洁、舒适。

（2）间接了解老年人循环系统的功能状况。

（3）增加老年人的舒适感,提高老年人生活质量,为预防、治疗提供依据。

2. 操作实施　老年人床上擦浴介护操作流程见表6-22。

表 6-22　老年人床上擦浴介护操作

项　目	步　骤
素质要求	介护人员服装鞋帽整洁,举止端庄,取下胸前、手腕上的锐物
评估	老年人意识状态、肢体活动度、一般情况、心理状况、合作程度、操作目的
操作准备	①环境:舒适,周围安静,室内温度以 27~28℃ 为宜 ②备齐用物:大浴巾 1 块、毛巾 2 块、脸盆、水桶 2 只、润肤品、棉签、梳子、便器、换清洁衣、裤 ③擦浴水温:50℃ 左右
老年人准备	①解释说明擦浴目的,如何配合操作 ②需要时可协助排便、排尿
擦浴介护	①测试水温:用手腕内侧接近水面,以不烫手为宜 ②铺大浴巾 ③用毛巾擦脸:依次清洗内眦→外眦→额部→鼻翼→面部→颌部→耳后→颈下 ④协助老年人脱衣、松裤 ⑤擦上身:擦洗双肩→腋下→双上肢→胸(乳房 8 字形擦)→腹→翻身→背→臀,擦 2 遍换水 ⑥用浴巾擦干,穿衣,回复体位 ⑦脱裤,换毛巾擦下身:擦会阴→腹股沟→双下肢,擦 2 遍换水 ⑧用浴巾擦干,穿裤 ⑨擦洗双足,用浴巾擦干
操作后	①帮助老年人取舒适体位 ②拉平衣、裤,整理床单位,安好床挡 ③开窗调节室温 ④整理处理用物

3. 介护要点

（1）注意发挥老年人残存功能。擦浴时应注意避免床单位弄湿。

（2）擦浴后让老年人安静20分钟，必要时给以饮水补充水分。

（3）注意保暖，动作轻快。在擦浴过程中，始终遵循"尊重老年人人格"的原则，注意保护老年人隐私。

4. 操作测评　床上擦浴介护操作测评见表6-23。

表6-23　床上擦浴介护操作测评表

项　　目		项目总分	要　　求	评分等级			实际得分	备注
				A	B	C		
素质要求		5	服装、鞋帽整洁	1	0	0		
			仪表大方、举止端庄	2	1	0		
			语言柔和恰当、态度和蔼可亲	2	1	0		
评估		4	观察老年人一般情况、皮肤情况、	2	1	0		
			了解心理状况、合作程度	2	1	0		
操作前准备	人员	2	取下胸前、手腕上的锐物，修剪指甲	2	1	0		
	环境	2	环境舒适，室内温度以27~28℃为宜	2	1	0		
	用物	4	大浴巾1块、毛巾2块、脸盆、水桶2只、润肤品、棉签、梳子、便器、换清洁衣、裤	4	2	0		
操作过程	老年人准备	16	携用物至老年人床旁	2	1	0		
			解释，取得配合	4	2	1		
			安置合适体位，铺大浴巾	6	4	2		
			可协助老年人排便、排尿	4	2	1		
	床上擦浴介护	40	测试水温	4	2	1		
			用毛巾擦脸	10	6	2		
			协助老人脱衣、松裤	4	2	1		
			擦上身，用浴巾擦干（2遍）	10	6	2		
			擦下身，用浴巾擦干（2遍）	10	6	2		
			擦洗双足	2	1	0		
	整理记录	9	大浴巾，协助脱、穿衣	2	1	0		
			观察老人全身皮肤情况	4	2	1		
			擦浴顺序正确	3	2	0		
操作后		11	帮助老年人取舒适体位	3	2	1		
			拉平衣、裤，整理床单位，安好床挡	2	1	0		
			开窗调节室温	2	1	0		
			整理处理用物	4	2	1		
评价		7	动作轻巧、稳重、迅速	2	1	0		
			注意安全	2	1	0		
			关爱老年人，沟通有效	3	1	0		
总分		100						

七、排泄介护

案例 6-13

谢婆婆，76岁。半年前发生脑梗导致下肢体活动受限，现经康复锻炼，神志清，能对答交流，下肢肌力有恢复,但大小便失禁。给予排泄介护,注意观察老人皮肤情况并给家属做介护指导。

问题: 如何对两便失禁的老年人进行排泄介护?

(一) 操作目的

1. 保持老年人的皮肤清洁、舒适。

2. 了解老年人机体的功能状况。

3. 观察老年人皮肤情况,为预防、治疗、康复介护提供依据。

(二) 操作实施

老年人排泄介护操作流程见表6-24。

表6-24 老年人排泄介护操作

项 目	步 骤
素质要求	介护人员服装鞋帽整洁,举止端庄,取下胸前、手腕上的锐物
评估	老年人意识状态、肢体活动度、一般情况、心理状况、合作程度、操作目的
操作准备	①环境:舒适,周围安静,无人,室内温度以27~28℃为宜 ②备齐用物:大毛巾1块、温湿小毛巾2块、便器、手纸、润肤品、棉签、尿垫、依情况备干净衣裤、床单(图6-23)
老年人准备	①解释说明排泄介护的目的,如何配合操作 ②老年人的肢体活动度
排泄介护	①退盖被、裤至会阴部,盖上大毛巾 ②放置便器:a 在老年人臀部垫上尿垫;b 老年人四肢有肌力,请老年人用下肢支撑床,介护者一手托老年人腰部,另一手拿便器叫"起",顺势将便器塞入老年人臀下;c 老年人四肢肌力差或丧失能力,改变老年人体位先侧卧,后放置便器(图6-24) ③在老年人会阴部放置成叠手纸,防止尿液溅出 ④摇高床头,检查便器放置位置是否准确 ⑤将大毛巾盖上老年人全身 ⑥告知老年人解好后,做手势或呼叫,介护人员在旁等待,如需离开须告知老年人多长时间后回到其身边
排泄后介护	①放平床,用手纸从前往后擦拭会阴,按放便器的方法取出便器 ②将老年人体位改为侧卧位 ③用温湿小毛巾擦拭肛周皮肤 ④取出尿垫,协助老年人置舒适体位
操作后	①用温湿毛巾让老年人擦手 ②开窗通风,有条件可喷空气清新剂除臭 ③检查排泄物有无异常 ④按规范清洗便器 ⑤介护人员洗手,消毒

(三) 介护要点

1. 理解不能保持排泄自理老年人的苦衷,尊重老年人人格,在老年人面前不能流露厌烦的情绪。

2. 为老年人营造利于排泄的安静环境,注意保护老年人隐私。

3. 注意保暖,操作过程,动作轻快。

4. 观察排泄物的性状,如有异常及时就医。

(四) 操作测评

老年人排泄介护操作测评见表6-25。

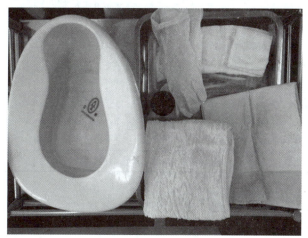

图 6-23　排泄介护用物

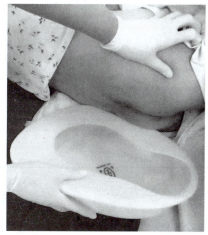

图 6-24　放置便器

表 6-25　老年人排泄介护操作测评表

项　　目		项目总分	要　　求	评分等级			实际得分	备注
				A	B	C		
素质要求		5	服装、鞋帽整洁	1	0	0		
			仪表大方,举止端庄	2	1	0		
			语言柔和恰当,态度和蔼可亲	2	1	0		
评估		4	观察老年人一般情况、四肢肌力情况、	2	1	0		
			了解心理状况、合作程度	2	1	0		
操作前准备	人员	2	取下胸前、手腕上的锐物,修剪指甲	2	1	0		
	环境	2	环境舒适,安静,无人	2	1	0		
	用物	4	大毛巾1块、温湿小毛巾2块、便器、手纸、润肤品、棉签、尿垫、依情况备干净衣裤、床单	4	2	0		
操作过程	老年人准备	16	携用物到老年人床旁	2	1	0		
			解释,告知如何配合	6	3	1		
			根据老年人肌力选择合适的方法	8	5	2		
	排泄介护	40	退盖被、裤至会阴部,盖上大毛巾	6	4	2		
			放置便器,	10	6	3		
			在老年人会阴部放置成叠手纸防止尿液溅出	4	2	1		
			摇高床头,检查便器放置位置是否准确	5	3	1		
			将大毛巾盖上老年人全身	5	2	0		
			放平床,用手纸从前往后擦拭会阴	4	3	2		
			按放便器的方法取出便器	6	4	2		
	排泄后	9	将老年人体位改为侧卧位	2	1	0		
			用温湿小毛巾擦拭肛周皮肤	4	2	1		
			取出尿垫,协助老年人置舒适体位	3	2	0		

续表

项 目	项目总分	要 求	评分等级 A	评分等级 B	评分等级 C	实际得分	备注
操作后	11	用温湿毛巾让老年人擦手	3	2	1		
		开窗通风,有条件可喷空气清新剂除臭	2	1	0		
		检查排泄物有无异常	2	1	0		
		整理用物、洗手	4	2	1		
评价	7	动作轻巧、稳重、迅速	2	1	0		
		注意安全	2	1	0		
		关爱老年人,沟通有效	3	1	0		
总分	100						

八、饮食介护

案例 6-14

李老伯,74 岁。脑梗死后导致左侧肢体偏瘫,活动受限,经康复锻炼,现神志清,说话口齿不清,吞咽费力,原左手进食,现改用右手,不自如,进食过程缓慢,并有呛咳现象。给予饮食介护,注意观察老年人进食情况并给家属做介护指导。

问题:如何对肢体偏瘫的老年人进行饮食介护?

(一) 操作目的

1. 保持老年人的生活质量。改善老年人心情。
2. 观察老年人进食情况,为预防、治疗、康复介护提供依据。

(二) 操作实施

老年人饮食介护操作流程见表 6-26。

表 6-26 老年人饮食介护操作流程

项 目	步 骤
素质要求	介护人员服装鞋帽整洁,举止端庄,态度和蔼可亲,动作轻巧
评估	老年人意识状态、肢体活动度、一般情况、心理状况、合作程度、操作目的
操作准备	①环境:舒适,光线充足 ②备齐用物:清洁餐具(适合老年人用的勺、筷)、小毛巾(纸巾)、餐前餐后药物、温开水的杯子、围兜 ③老年人喜爱的食物 ④介护人员洗手
老年人准备	①帮助老年人排便、洗手 ②体位:a. 坐位;b. 健侧卧位;c. 仰卧位,将头部垫高
饮食介护	①介护人员取坐位,目光与老年人对视(图 6-25) ②根据老年人意愿及具体情况,鼓励老年人自行进食 ③先给老年人喂水、汤或饮料,后喂饭、菜再汤,直至喂完所有进食 ④鼓励老年人尽可能发挥肢体的残存功能
操作后	①检查老年人口腔内是否留有食物残渣 ②协助老年人漱口、擦脸 ③整理用物,撤去餐具 ④为老年人洗手,取舒适体位

(三) 介护要点

1. 给老年人取舒适体位,使之保持稳定,防止跌倒。

2. 尽量鼓励老年人到餐厅与亲人共同进餐,避免在床上进餐,以体验亲情。

3. 发挥老年人的残存功能,使用合适老年人的辅助餐具。

4. 尊重老年人的人格和饮食习惯,喂饭过程中态度和蔼,不可催促老年人。

5. 观察老年人进食过程安全,如有呛咳应暂停喂饭,要轻拍背部,防止食物误入气道发生意外。

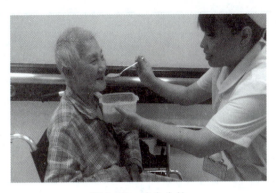

图 6-25　饮食介护

6. 喂饭的食具要尽量避免与牙齿接触,食物要放在舌的中间。

7. 喂饭时要先喂饮料或汤,每样食物轮流喂,保证营养均衡。对进食少的老年人,应先喂营养丰富的食物如蛋白质、维生素类。喂固体食物 3 ~ 4 次后应喂汤或饮料。

8. 喂饭时要注意让老年人咽下一口后,再喂另一口,避免食物积聚在口腔中,并观察食物是否留于上腭。

9. 使用吸管护理要点:①吸管应从嘴角伸入以免误吸。②流质温度适宜,避免烫伤。③吸管应伸入食具底部,避免老年人吸入过多空气引起腹胀。④食用 2 种以上饮料,应给予 2 根吸管以免味道混合影响食欲。

(四) 操作测评

老年人饮食介护操作测评见表 6-27。

表 6-27　老年人饮食介护操作测评表

项　目		项目总分	要　求	评分等级			实际得分	备注
				A	B	C		
素质要求		5	服装、鞋帽整洁	1	0	0		
			仪表大方、举止端庄	2	1	0		
			语言柔和恰当,态度和蔼可亲	2	1	0		
评估		4	观察老年人一般情况、吞咽情况、	2	1	0		
			了解心理状况、合作程度	2	1	0		
操作前准备	人员	2	修剪指甲、洗手	2	1	0		
	环境	2	环境舒适,光线充足	2	1	0		
	用物	4	清洁餐具(适合老年人用的勺、筷)、小毛巾(纸巾)、餐前餐后药物、温开水的杯子、围兜	4	2	0		
操作过程	老年人准备	16	解释取得配合	2	1	0		
			可协助老年人排便、排尿	4	2	1		
			安置合适体位	6	4	2		
			为老年人洗手	4	2	1		

续表

项　目		项目总分	要　求	评分等级			实际得分	备注
				A	B	C		
操作过程	饮食介护	49	介护士取坐位,目光与老年人平视	6	4	2		
			根据老年人意愿及具体情况,鼓励老年人进食	10	6	3		
			先给老年人喂水、汤或饮料,后喂饭、菜	10	6	3		
			鼓励老年人尽可能发挥肢体的残存功能	10	6	2		
			检查老年人口腔内是否留有食物残渣	5	3	1		
			协助老年人漱口	4	2	0		
			擦脸	4	2	0		
操作后		11	撤去餐具	3	2	1		
			为老年人洗手	2	1	0		
			协助老年人取舒适体位	2	1	0		
			整理用物消毒	4	2	1		
评价		7	动作轻巧、稳重、迅速	2	1	0		
			注意安全	2	1	0		
			关爱老年人,沟通有效	3	1	0		
总分		100						

九、更 衣 介 护

案例 6-15

钱阿婆,86 岁。脑梗死导致右侧肢体活动受限,现经康复锻炼,神志清,能对答交流,左侧肢体肌力有,右侧肌力无。现需给予更衣介护,注意观察老年人情况并给予家属做介护指导。

问题:1. 对肢体偏瘫的老年人进行更衣的原则有哪些?

　　2. 如何对肢体偏瘫的老年人进行合适的更衣操作?

(一)操作目的

1. 保持老年人的整体清洁、舒适。

2. 了解老年人身体机体的功能状况。

3. 观察老年人情况,为预防、治疗、康复介护提供依据。

(二)操作实施

老年人更衣介护操作流程见表 6-28。

表 6-28　老年人更衣介护操作流程

项　目	步　骤
素质要求	介护人员服装鞋帽整洁,举止端庄,取下胸前、手腕上的锐物
评估	老年人意识状态、肢体活动度、一般情况、心理状况、合作程度、操作目的
操作准备	①环境:舒适,周围安静,拉窗帘或屏风,室温在 25℃ 左右 ②备齐用物:大毛巾 1 块、清洁衣、裤(根据老人意愿选择)、污衣篓或盆(图 6-26)
老人准备	①解释说明更衣介护的目的,如何配合操作 ②老人的肢体活动度

续表

项 目	步 骤
更衣介护	①更换上衣:a. 将盖被反折于耻骨联合处,盖上毛巾。b. 将干净上衣放置在老人的右侧。c. 让老年人左手协同介护人员一起解开纽扣、松衣领,先脱健侧衣袖(图6-27)。d. 将脏衣正面朝外卷入老年人的身体下面。e. 协助其右侧卧位。f. 脱下脏衣放入污衣篓。g. 更换干净上衣,先穿右侧衣袖(图6-28)。h. 转平卧位。i. 穿上健侧衣袖。j. 整理领口、下摆协同一起扣纽扣。 ②更换裤子:a. 告知老人曲左膝。b. 嘱其抬臀的同时脱下裤子。c. 先脱左侧健肢,再脱右侧患肢。d. 脱下放入污衣篓。e. 先穿右侧患肢,再穿左侧健肢。f. 左肢屈膝抬臀时,同时穿上。
操作后	①整理衣服(检查肩缝、裤裆中线是否对好),保持平整(图6-29) ②告知老年人更衣结束 ③整理处理用物 ④介护人员洗手,消毒

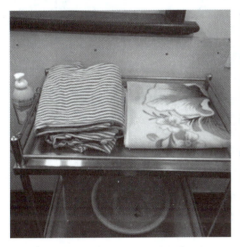

图6-26 更衣介护物品

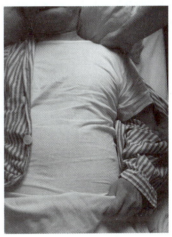

图6-27 先脱健侧

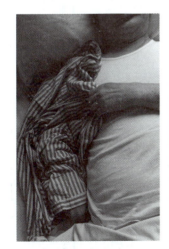

图6-28 先穿患侧

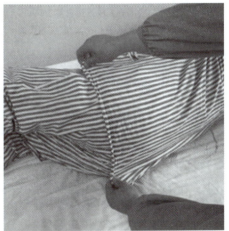

图6-29 拉平整

(三)介护要点

1. 尊重老年人意愿,选择喜欢的衣服和更换的时间。

2. 为老年人营造利于更衣的安静环境,周围无人。

3. 注意保暖,操作过程,动作轻快,并注意保护老人隐私。

4. 操作中尽可能发挥老年人的残存功能。穿脱患侧肢体时,避免生拉硬拽衣服及手脚,注意保护肢体。

5. 注意保持衣服平整,防止衣服的皱褶引发压疮。

(四) 操作测评

老年人更衣介护操作测评见表6-29。

表6-29 老人更衣介护操作测评表

项 目		项目总分	要 求	评分等级			实际得分	备注
				A	B	C		
素质要求		5	服装、鞋帽整洁	1	0	0		
			仪表大方,举止端庄	2	1	0		
			语言柔和恰当,态度和蔼可亲	2	1	0		
评估		4	观察老年人一般情况、四肢肌力情况、	2	1	0		
			了解心理状况、合作程度	2	1	0		
操作前准备	人员	2	取下胸前、手腕上的锐物,修剪指甲	2	1	0		
	环境	2	环境舒适,安静,酌情遮挡	2	1	0		
	用物	4	大毛巾1块、清洁衣、裤(根据老年人意愿选择)、污衣篓	4	2	0		
操作过程	老年人准备	16	携用物到老年人床旁	2	1	0		
			解释,告知如何配合	6	3	1		
			根据老年人肌力选择合适的方法	8	5	2		
	更衣介护	49	更换上衣:					
			将盖被反折于耻骨联合处,盖上毛巾	3	1	0		
			将干净上衣放置在老年人的右侧	2	1	0		
			同介护者一起解纽扣松衣领,先脱健侧衣袖	3	2	1		
			将脏衣正面朝外卷入老年人的身体下	2	1	0		
			协助其左侧卧位	4	2	1		
			脱下脏衣放入污衣篓	3	1	0		
			更换干净上衣,先穿右侧衣袖	3	2	1		
			转平卧位	3	1	0		
			穿上健侧衣袖	4	2	1		
			整理领口、下摆协同一起扣纽扣。	3	1	0		
			更换裤子:					
			告知老年人曲左膝	4	2	1		
			嘱其抬臀的同时脱下裤子	2	1	0		
			先脱左侧健肢,再脱右侧患肢	4	2	1		
			脱下放入污衣篓	3	1	0		
			先穿右侧患肢,再穿左侧健肢	4	2	1		
			左肢屈膝抬臀时,同时穿上	2	1	0		
操作后		11	整理衣服,保持平整	3	2	1		
			告知老年人更衣结束	2	1	0		
			整理处理用物	2	1	0		
			介护人员洗手,消毒	4	2	1		

续表

项　目	项目总分	要　求	评分等级			实际得分	备注
			A	B	C		
评价	7	动作轻巧、稳重、迅速	2	1	0		
		注意安全	2	1	0		
		关爱老人,沟通有效	3	1	0		
总分	100						

十、移 动 介 护

(一)轮椅车装置结构与使用

1. 轮椅车的结构　见图6-30。

2. 轮椅车的安全检查　①刹车是否灵活;②轮胎的气量是否充足;③把手、靠背、手垫是否固定;④螺丝是否有松动。

(操作演示:示范轮椅的检查、开启及关闭的操作。)

3. 老人使用轮椅车坐姿(图6-31)　①坐姿端正、双眼平视、两肩放松、双手扶住扶手,身体上部稍向前倾。②臀部紧贴后靠背,当驱车运动时,臀部与腹肌收缩,有利于骨盆稳定,并减少臀部的异常活动,如果身体着力在臀部说明座位太深。如果不能换以较浅的椅座,则可将一小靠势垂直安放在患者背后。③大小腿之间的角度在110°~130°范围内,以120°最合适、臀部与膝部处于同一高度,内手肌痉挛者,需在两膝之间安放棉垫以预防压疮。④两足平行、双足间距与盆骨同宽,有利于稳定盆骨,并可分担身体重量。⑤驱车时,肘关节保持120°左右为宜,以减少上肢肌肉的疲劳程度。⑥坐不稳的老人或下斜坡时要给老人以束腰带,行进时速度缓慢,并随时观察老人情况。

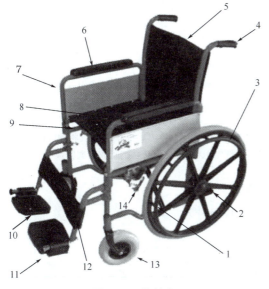

图6-30　轮椅车

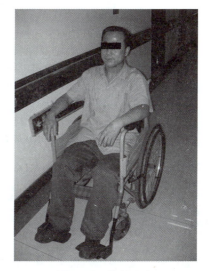

图6-31　轮椅坐姿

1. 大车轮;2. 倾斜杆;3. 手轮圈;4. 手把;5. 靠背;6. 臂托;
7. 扶手;8. 垫子;9. 椅座;10. 足托;11. 脚缓冲器;12. 脚踝带;13. 小车轮;14. 车闸

4. 坐上轮椅后的注意事项 ①使用轮椅者的身体是否坐进了轮椅的里面,有没有倾斜、不稳或扭曲;②脚是否在踏脚板上;③手是否超出手扶外;④停车时一定要按下刹车并做检查。

(二)移动介护技术操作

1. 从床上向轮椅转移(以右侧偏瘫病人为例)

案例 6-16

赵老伯,76岁,脑梗死导致右侧肢体活动受限,现经康复锻炼,神志清,能对答交流,左侧肢体肌力有,右侧肌力无。护士给予床上向轮椅转移介护,注意观察老人情况并给予家属做介护指导。

问题:1. 使用轮椅的安全措施有哪些?

2. 如何正确地对偏瘫老年人进行轮椅移动?

(1)操作目的:①协助老人安全、舒适的从床上移动到轮椅;②尽可能地发挥老年人的残存能力。

(2)操作实施:老年人从床到轮椅移动介护操作流程见表6-30。

表6-30 老年人从床到轮椅移动介护操作

项　目	步　骤
素质要求	介护人员服装鞋帽整洁,举止端庄,取下胸前、手腕上的锐物
评估	老年人意识状态、肢体活动度、一般情况、心理状况、合作程度、操作目的
操作准备	①环境:舒适,取下胸前、手腕上的锐物,修剪指甲 ②备齐用物:床、轮椅、毛毯、靠垫、束腰带
老年人准备	①解释说明介护的目的,如何配合操作 ②了解老人的肢体活动程度
介护操作	①检查轮椅刹车:刹车是否灵活,轮胎的气量是否充足,把手、靠背、手垫是有固定,螺丝有无松动 ②轮椅放在老年人的健侧,轮椅与床尾稍呈一定角度30°~45° ③锁上轮椅的制动器(刹车) ④利用介护技术使病人从卧位到坐位(图6-32)。 ⑤老年人坐在床旁,躯干向前倾斜,同时用健肢(左)、健侧脚和手向下撑,移向床边,介护者用自己的膝盖顶住老年人的患肢(右)以固定其下肢(图6-33) ⑥抓住轮椅扶手(假如平衡不稳则抓住较远的轮椅扶手的中部),老年人的躯干前移动,用自己的健侧臂向前撑,使大部分体重转移到健侧小腿,达到站立体位(图6-34A) ⑦老年人将手移到轮椅远侧扶手的中部,并转动健足,使自己呈准备坐下的体位(图6-34B) ⑧当老年人坐上轮椅以后,介护人员调整老年人位置(图6-34C),松开制动器,将搁脚板摆到原来位置,尽可能发挥老年人残存功能,使其用健侧手将患腿提起,并把足放在搁脚板上,后退轮椅离开床 ⑨在老年人腿部盖上毛毯,必要时放置靠垫
操作后	①检查老年人手是否在手扶内,脚在是否在搁脚板上 ②整理老年人衣服,平整、清洁 ③保持正确做轮椅的姿势 ④整理处理用物

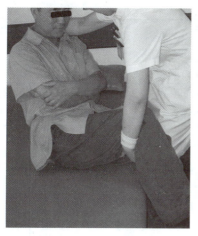
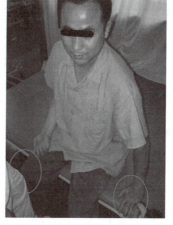

图 6-32　卧-坐转移　　　　　图 6-33　坐床移动

（3）介护要点：①尊重老人意愿，得到老年人认同，合作完成操作；②移动过程中介护者时刻要保护好老年人的患侧肢体；③尽可能发挥老年人的残存功能，操作中注意节力原则。

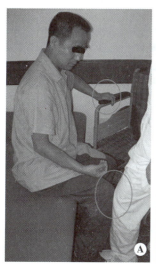
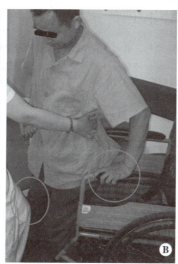
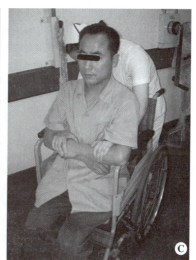

图 6-34　床-椅转移

（4）操作测评：老年人床-椅转移介护操作测评见表 6-31。

表 6-31　老年人床-椅转移介护操作测评表

项　　目	项目总分	要　　求	评分等级			实际得分	备注
			A	B	C		
素质要求	5	服装、鞋帽整洁	1	0	0		
		仪表大方、举止端庄	2	1	0		
		语言柔和恰当、态度和蔼可亲	2	1	0		
评估	4	观察老年人一般情况、四肢肌力情况、	2	1	0		
		了解心理状况、合作程度	2	1	0		

续表

项 目		项目总分	要 求	评分等级			实际得分	备注
				A	B	C		
操作前准备	人员	2	取下胸前、手腕上的锐物,修剪指甲	2	1	0		
	环境	2	环境舒适,安静,酌情遮挡	2	1	0		
	用物	4	床、轮椅、毛毯、靠垫、束腰带	4	2	0		
操作过程	老年人准备	16	携用物到老年人床旁	2	1	0		
			解释,告知如何配合	6	3	1		
			根据老年人肌力选择合适的方法	8	5	2		
	移动介护	49	检查轮椅刹车:刹车是否灵活,轮胎的气量是否充足,把手、靠背、手垫是有固定,螺丝有无松动	8	4	2		
			轮椅放在老年人的健侧	4	2	1		
			轮椅与床尾稍呈一定角度30°~45°	4	2	1		
			锁上轮椅的制动器(刹车)	2	1	0		
			利用介护技术使老年人从卧位到坐位	8	4	2		
			老年人坐在床旁,躯干向前倾斜,同时用健肢(左)、健侧脚和手向下撑,移向床边,介护人员用自己的膝盖顶住老年人的患肢(右)以固定其下肢	8	4	2		
			抓住轮椅扶手,老年人的躯干向前移动,用自己的健侧臂向前撑,使大部分体重转移到健侧小腿,达到站立体位	5	3	1		
			老年人将手移到轮椅远侧扶手的中部,并转动健足,使自己呈准备坐下的体位	5	3	1		
			当老年人坐上轮椅以后介护人员调整老年人位置,松开制动器	2	1	0		
				3	1	0		
			在老年人腿部盖上毛毯,必要时放置靠垫					
操作后		11	检查老年人手、脚是否在手扶内,踏板上	3	2	1		
			整理老年人衣服平整	2	1	0		
			保持正确坐轮椅的姿势	4	2	1		
			整理处理用物	2	1	0		
评价		7	动作轻巧、稳重、迅速	2	1	0		
			注意安全	2	1	0		
			关爱老年人,沟通有效	3	1	0		
总分		100						

2. 老年人从轮椅到床的移动介护操作(以右侧偏瘫患者为例) 操作实施:①轮椅朝向床头位置;②刹上刹车,用健侧手将患侧脚提起,然后将润脚板移向侧边;③将躯干向前倾并向下撑面移到轮椅的前线,直至两足垂下,健足后于患足;④抓住轮椅扶手(或床扶手),患者躯体向前移,用健侧上下移动支撑体重而达到立位;⑤站立后把手移到床扶手上,并移至健足,使自己呈准备坐到床上去的体位;⑥坐到床边后躺下。

3. 老年人床上移动的介护操作(以右侧偏瘫患者为例)

案例 6-17

李老伯,70岁。脑梗死导致右侧肢体活动受限,现经康复锻炼,神志清,能对答交流,有左侧肢体肌力,无右侧肌力。护士给予床上移动介护,注意观察老人情况并给家属做介护指导。

问题:1. 在床上移动时,对肢体障碍的老年人如何使用节力原则?

　　　2. 如何对肢体障碍的老年人正确进行床上移动?

（1）操作目的:①协助老年人安全、舒适的在床上平移。②操作中尽力发挥老年人的残存能力。

（2）操作实施:老年人床上移动介护操作流程见表6-32。

表6-32　老年人床上移动介护操作

项　　目	步　　骤
素质要求	介护人员服装鞋帽整洁,举止端庄,取下胸前、手腕上的锐物
评估	老人意识状态、肢体活动度、一般情况、心理状况、合作程度、操作目的
操作准备	①环境:舒适,取下胸前、手腕上的锐物,修剪指甲 ②床的高度可能调整到与介护者膝盖相平
老年人准备	①解释说明移动介护的目的,如何配合操作, ②了解老年人的肢体活动程度 ③评估老年人的皮肤状况是否可以进行平移
介护操作	①与老年人说明,让老年人做环抱动作,左手(健肢)环抱右手(患肢)。 ②左下健肢抬起右下患肢,成交叉。 ③介护人员右手抬起患者右肩,左手从老年人肩部下伸入,到达对侧肩部。 ④右手从老年人腰部下伸入到达对侧。 ⑤介护人员下蹲,顺势将老年人平移到床边。 ⑥平移下肢,介护人员左手从老年人腰下到达对侧,右手扶老年人膝关节处。 ⑦同法,介护人员下蹲,顺势将老年人平移到床边。
注意点	①整理老年人衣服,平整,清洁 ②尽可能发挥老年人的残存功能 ③介护技术使用恰当 ④注意节力原则

（三）移动介护的运用原则

1. 考虑身体状况。

2. 对帮助利用者时采取的动作进行说明。

3. 促进正常的运动。

4. 提供合适的技法及介护量。

5. 身体功能的灵活运用。

十一、视觉障碍者的介护

　　视觉障碍者一般称为盲人。在介护照顾这一人群时,除了做好常规的介护工作外,还应根据其特点做好特殊的介护。要充分尊重视觉障碍者的意愿,介护人员应称为他们的眼睛,起到很好的引导作用。通过介护可扩大视觉障碍者的活动空间,尽可能使其实现生活自理的目标。

　　介护人员领路行走时的介护要求:

　　（1）介护者和视觉障碍者的身高接近、上下楼梯时的介护:患者在后,介护者在前,患者右(左)手握住介护者左(右)手臂肘关节。

　　（2）介护者的身高高于视觉障碍者的介护:患者行走时仍在后,介护者在前,患者左(右)手搭住介护人员的右(左)肩。

　　（3）视觉障碍者的身体比较虚弱时的介护:介护者站在患者的右侧(左侧),介护人员的左手(右手)扶住患者的腰部,右手握住患者的左手,搀扶着缓慢前行。

(4) 在过道、走廊灯狭窄的空间进出门时的介护:患者在后,介护者在前,患者的左(右)手握住介护者右(左)手手腕。

(5) 从站位到坐位移动的介护:介护人员带领患者至椅子边,先告知患者椅子的方位,帮助患者用手摸到椅子背后,让患者自行坐下。

视觉障碍者在上、下车时的介护要求:先让患者摸到开起车门的车把手,待车门开起后让患者自行触摸车门顶部,这样可让患者感知车子的高度,上、下车时头就不会撞到车的顶框。

视觉障碍者的日常生活介护要求:

(1) 身边物品摆放的位置:视觉障碍者不易分辨方位,因此,室内家具摆放应固定,特别是在打扫卫生后一定要将物品归位。随意搬动易事视觉障碍发生意外伤害。

(2) 协助患者进餐:每天将饭菜及餐具按患者习惯放在桌子的固定位置,也可按时钟的刻度来摆放食物及餐具。进餐热汤、热饮时,介护人员应握住患者的手腕,先让患者用手背感知温度后再饮用。进餐前,介护人员应告知患者饭菜的品种、烹饪方法、色泽、数量等情况,这样有利于增进患者食欲。

(3) 衣物类的收藏:衣物类可按衣物的质地分类摆放,并告知摆放的具体位置。如告知毛衣放在第 1 个抽屉,衬衣在第 2 个抽屉。也可在家具表面制作一些用手触摸容易辨认的标志,便于寻找。

(4) 陪同视觉障碍者逛街购物、看影视剧:边行走边告知视觉障碍者街上的情景、安全注意要点。购物前应向患者详细介绍物品的相关属性,并让其用手触摸及掌握钱币的使用方法。每次外出购物介护人员都应养成记账的习惯。陪同观看影视剧时,介护者要做好与影视剧同步的同声解释和说明,使视觉障碍者能够看懂影视剧的剧情,更好地融入娱乐生活中,增加与社会的接触。

案例 6-18

姜阿婆,72 岁。有糖尿病史 12 年,近 2 个月来视力减退,看不清人、物体,视力有光感。神志清,能够用语言进行交流,体力尚可,生活不能完全自理,丧失独立行走能力。护士给予行走介护,并给予家属做介护指导。

问题:1. 如何为视觉障碍的老年人进行领路?

2. 如何为视觉障碍的老年人进行上、下楼及进出门的协助介护?

(一) 操作目的

1. 为视觉障碍老年人领路。

2. 了解老年人心理状况,增强老年人自信心,提高老年人生活质量。

3. 为预防、治疗、康复介护提供依据。

(二) 操作实施

老年人视觉障碍的行走移动介护操作流程见表 6-33。

表 6-33 老年人视觉障碍的行走移动介护操作

项　　目	步　　骤
素质要求	介护人员服装鞋帽整洁,举止端庄,取下胸前、手腕上的锐物
评估	视障老年人意识状态、肢体活动度、一般情况、听力情况、心理状况、合作程度
操作准备	①环境:天气情况,选择路面平整,障碍物少,有一定空间的场所 ②介护人员洗手 ③备齐用物:根据评估情况准备用物,如遮阳帽、墨镜、小毛巾、水壶等

续表

项　　目	步　　骤
老年人准备	①解释说明行走的目的地,如何配合操作,需要时可协助排便、排尿 ②尊重老年人意愿,选择合适的外出衣服
视觉障 碍介护	①介护人员和视障老年人身高接近的介护:视障老年人在后,介护人员在前,视觉障碍老年人手握住介护者肘关节(图6-35) ②进出门时视障老年人行走在后,介护人员在前。老年人手握住介护人员手腕(图6-36) ③进入狭窄走廊时,手势同进出门的介护 ④上下楼梯的介护:根据实际情况选择移动方法,上楼梯时老年人可握介护者肘关节,下楼梯时老年人可握介护者手腕处,介护者在老年人前面 ⑤若视障老年人在行走过程中,发生虚弱无力(图6-37),可就近指导老年人自行摸扶椅背,至椅座,坐下
操作后	①协助老年人返回住处,取舒适体位休息 ②用物处理 ③洗手

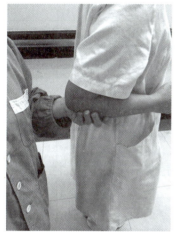
图 6-35　握肘关节

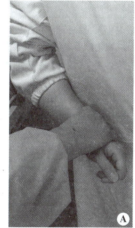

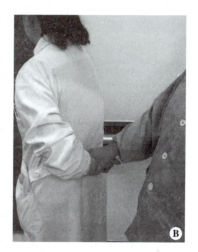
图 6-36　进出门

(三) 介护要点

1. 移动过程中注意老年人的一般情况,如情绪、面色、体力、呼吸等。

2. 行走速度宜慢,介护人员和患者之间保持半步距离。

3. 介护人员与老年人接触的手应保持稳定,避免来回晃动。介护人员始终将老年人置于安全的一边。

4. 指示语言表达准确,可使用具体数字,避免使用描述带颜色的词语。

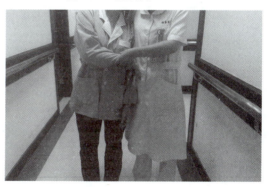
图 6-37　虚弱状态

5. 介护过程中介护人员不得擅自离开,确保介护安全。

(四) 操作测评

老年人视觉障碍的行走移动介护操作测评见表6-34。

表 6-34　老年人视觉障碍的行走移动介护操作测评表

项　目		项目总分	要　求	评分等级 A	B	C	实际得分	备注
素质要求		5	服装、鞋帽整洁	1	0	0		
			仪表大方,举止端庄	2	1	0		
			语言柔和恰当,态度和蔼可亲	2	1	0		
评估		4	评估视觉障碍者一般情况、肢体活动度	2	1	0		
			了解心理状况、合作程度	2	1	0		
操作前准备	人员	2	洗手	2	1	0		
	环境	2	环境舒适,选择路面平整,障碍物少,有一定空间的场所	2	1	0		
	用物	4	根据评估情况准备用物,	2	1	0		
			遮阳帽、墨镜、小毛巾、水壶等	2	1	0		
操作过程	老年人准备	16	用物带至老年人旁	2	1	0		
			解释取得认可、配合	4	2	1		
			选择合适的外出衣服	6	4	2		
			可协助老年人排便、排尿	4	2	1		
	视觉障碍移动介护	40	介护人员和视障老年人身高接近的介护:视障老年人在后,介护者在前,视觉障碍老年人手握住介护者肘关节	8	4	2		
			进出门视障老年人行走在后,介护者在前,老年人手握住介护人员手腕	8	4	2		
			在狭窄走廊,手势同进出门的介护	8	4	2		
			上、下楼梯的介护:根据实际情况选择移动方法,上楼梯老年人可握介护者肘关节,下楼梯老年人可握介护者手腕处,介护者在老年人前	8	4	2		
			如视障老年人在行走过程中,发生虚弱无力,可就近指导老年人自行摸扶椅背,至椅座,坐下。	8	4	2		
	注意点	9	行走速度宜慢,	2	1	0		
			介护人员和患者之间保持半步距离	4	2	1		
			介护方法正确	3	2	0		
操作后		11	观察老年人一般情况,情绪、面色、体力	3	2	1		
			介护人员手保持稳定	2	1	0		
			返回住处,取舒适体位	2	1	0		
			洗手、记录观察情况	4	2	1		
评价		7	动作轻巧、稳重、安全	2	1	0		
			关爱老年人,沟通有效	2	1	0		
			注意节力原则	1	0	0		
			老年人表示满意	2	1	0		
总分		100						

目 标 检 测

一、名词解释

失眠　便秘　尿失禁

二、A₁/A₂ 型题

1. 老年人的营养需求中,优质蛋白质应占摄取蛋白质总量的比例是(　　)

A. 10%　　　　B. 20%　　　　C. 30%

D. 40%　　　　E. 50%

2. 老年人引起便秘的不正确因素是(　　)

   A. 饮食中有充足的膳食纤维

   B. 饮水不足

   C. 缺乏锻炼

   D. 药物影响

   E. 不按时排便

3. 老年人皮肤瘙痒的护理,以下不正确的一项是
(　　)

   A. 避免洗澡过频

   B. 使用碱性肥皂洗澡

   C. 避免化纤类衣物直接接触皮肤

   D. 适当使用护肤

   E. 找出瘙痒的具体病因并作出对因处理

4. 老年期易发生尿路感染的生理原因是(　　)

   A. 膀胱括约肌萎缩、松弛,控制排尿困难

   B. 易出现尿频、尿失禁　C. 男性前列腺增生

   D. 易出现尿液反流　　E. 肛门括约肌紧张

5. 患者,男,72 岁,长期尿失禁,下列护理措施哪
项不妥(　　)

   A. 加强皮肤护理,预防压疮

   B. 视病情留置导尿

   C. 控制患者饮水,减少尿量

   D. 随时更换尿湿的衣裤、大单

   E. 用接尿器接尿

6. 预防老年人跌倒的措施不包括的一项是(　　)

A. 卫生间安装扶手

B. 用拐杖行走速度宜慢

C. 小路过道可有障碍物

D. 地面无滑湿

E. 衣裤穿戴松紧合适

7. 预防老年人噎食的措施不包括的一项是(　　)

   A. 建立噎食风险的评估

   B. 建立防噎食的标识

   C. 告诫老人进食要细嚼慢咽、勿嬉笑

   D. 馒头、煮鸡蛋、蛋糕等干食可直接进食

   E. 一旦出现噎食要及时施救

8. 给老年人喂食时的护理要点应除外(　　)

   A. 喂食的餐具避免与牙齿接触

   B. 小勺中的食物要放在舌面中间

   C. 有偏瘫的老年人食物要放在患侧

   D. 卧床老年人必须在床上喂食

   E. 尽力使老年人享受愉快进餐

9. 为老年人沐浴时准备的适宜水温是(　　)

   A. 20℃　　　　B. 30℃　　　　C. 40℃

   D. 60℃　　　　E. 70℃

10. 对视觉障碍老年人的介护要点应除外

   A. 引路者始终将视觉障碍者置于安全的一边

   B. 边陪伴行走、边告知前面路况

   C. 引路人应站在患者后面指点

   D. 室内家具摆放应固定

   E. 衣物类按其质地分类摆放

(李香群　邱　瑾　张静芬)

第7章 老年人常见疾病的护理

第1节 老年疾病的护理概述

一、老年疾病的特点

老年是人生的特殊年龄阶段,所患疾病的临床表现与中青年人有所不同,疾病的发生、进展及转归有自身的规律和特征,且同一疾病在不同老年人身上的表现有很大差异。护理人员要掌握这些特点和差异,来开展临床护理工作。

1. 同时患多种疾病 老年人常常同时患有多种疾病。如一个老年人可能同时患有高脂血症、高血压、冠心病、糖尿病和白内障。多种疾病相互交织,相互影响,互为因果,给诊断治疗带来极大的困难。但是,几种疾病中总有轻重缓急之分,其中必有1、2种为主要疾病,危害性大,甚至有致命危险。

主要原因:①老年人的免疫功能和应急功能下降,对各种疾病的易感性增加。②机体各系统的生理功能密切相关,一个系统发生异常,可导致另一系统异常,如呼吸道感染可加重充血性心力衰竭;心肌梗死及发作性心律失常可引起脑缺血。许多老年疾病为慢性过程,在某些诱因的作用下,某一器官发生急性病变时,其他器官也随之发生病变。③随着年龄的增加,疾病症状及损伤的累积效应逐渐增加。如高血压、动脉硬化、糖尿病、痛风等常发生于同一个老年人,甚至损伤同一器官,其结果是病情加重。④老年人患病后,由于同时使用多种药物,以及药代动力学原因,可导致医源性疾病。

2. 起病隐匿、临床表现不典型 老年人患病时,由于机体中枢神经系统退行性改变,对疾病的反应不如年轻人敏感,自觉症状轻微、临床症状和体征不典型。如老年人患重症肺炎仅表现为咳嗽、嗜睡,并无青少年肺炎的高热、胸痛、痰中带血等症状,白细胞亦不增高,易被漏诊和误诊。老年心肌梗死很少像中年人那样有剧烈的胸痛,而是几乎没有疼痛感觉或仅表现为轻微的胸闷、疲乏或消化道症状。老年人往往不能清楚地讲明自己的病痛和不适,或表达含糊。因此,重视老年症状的不典型十分重要,要加强病情观察,充分利用实验室及辅助检查,仔细搜集诊断依据,谨防漏诊、误诊。

3. 患病进展迅速 易发生全身衰竭或猝死的老年人,其身体脏器储备功能低下,应激能力减退,一旦发病易发生全身衰竭,病情迅速恶化。所谓"老死"实际并非无病,而是在危险因素的作用下,原来处于临界状态的某些器官功能迅速衰竭所致。如老年重症肺炎若得不到有效防治,可很快发生呼吸衰竭、心力衰竭及肺性脑病等多器官功能衰竭,最终导致死亡。

4. 老年疾病并发症多

(1)易并发意识障碍和精神障碍:老年人因脑卒中、脑水肿、阿-斯综合征、病态窦房结综合征、肺水肿、急性心肌梗死等,可导致血压下降、肺栓塞、败血症休克,甚至意识障碍。糖尿病酸中毒时所致昏睡、低血糖、胃肠道出血、严重贫血、肺性脑病、急慢性肾衰竭、脱水及电解质紊乱等均易引起意识障碍。老年人患急性肺炎等重症感染,临床可表现为淡漠、谵妄、躁狂及昏迷,一旦感染被控制后以上症状消失。个别患者使用镇静剂后也可发生严重意识障碍。

（2）易并发水电平衡紊乱：老年人随着肌肉的萎缩，参与代谢的组织、机体细胞数量逐渐减少，患病时易导致水和电解质紊乱。由于老年人神经中枢对口渴的反应性差，易导致饮水不足，如再合并发热、频繁呕吐及腹泻，易引起严重脱水，造成意识障碍、脑梗死、心肌梗死，甚至死亡。老年人体内钾的含量减少，保钾能力低下，临床上常见低钾血症，若补钾不当又可因肾功能减退发生高血钾。电解质紊乱会导致老人室性心律失常，加重心力衰竭。故对老年人应注意观察皮肤弹性，记录出入液量及电解质的监测。

（3）易并发感染和压疮：老年患者机体免疫力下降易并发感染，尤其是高龄、瘫痪、肿瘤、长期卧床、应用化疗药及抗生素的老人，更易发生多菌种及多重感染。长期卧床、活动能力极度低下的老年患者易发生压疮。因此，需要加强预防和控制。

（4）易并发血栓和栓塞：长期卧床的老年人因肌肉萎缩、血流缓慢及血液黏度增高，易发生深静脉栓塞和肺栓塞。护士应给卧床老年人（尤其是手术后患者）多做床上的主动或被动的肢体活动（约1次/15分）、翻身［1次/（1~2）小时］。

（5）易发生运动障碍：老年人由于运动系统的退行改变，韧带及肌肉的老化，易患骨关节炎如腰椎骨性关节炎、膝关节及其他关节退行性病变等。

（6）易发生大小便失禁：老年人随着年龄的增加，可出现肛门括约肌功能障碍、膀胱容积变小、膀胱括约肌的张力减退，导致大小便失禁。

5. 其他　老年人患病后恢复慢、预后差。由于老年人组织器官衰老和功能退化，应激和储备功能下降，患病后往往不易恢复，或恢复期延长，甚至留下后遗症，需要康复治疗和护理。此外，老年人患病时对药物的不良反应较大。如用药过多或剂量不当，很容易发生药物毒性反应，甚至因药物反应而加重病情，使健康受到威胁。

二、老年疾病的护理原则和措施

（一）老年疾病的护理原则

在老年护理中要做到：①认真执行各项治疗方案，确保患者得到有效诊治和康复。②做好生活护理，防止跌倒等意外事故。③密切观察病情变化，防止病情恶化和各种并发症的发生。④重视健康教育及生活指导，促进自我照料能力恢复，提高生活质量。⑤重视心理护理，满足患者情感需求，提高护理质量，增加患者的满意度。

（二）老年疾病的护理措施

1. 创设宽松、便捷的就医环境　门诊就诊环境应尽可能为老年人提供方便，宜将挂号室、收费处、诊疗室、药房、实验室等相对集中布局，避免老年人上下楼来回奔波。对住院老年人护士应全程陪同办理入院手续。入院指导时要耐心帮助老年人熟悉病区环境、房间生活设施，示范传呼器的使用方法，逐步提高其适应能力。

2. 密切观察老年人病情变化　老年疾病的病因复杂，临床表现不典型。因此，对老年人要进行经常性、全身性的观察，以利于及早发现问题，特别是对疲乏无力、失眠、食欲下降、烦躁不安等非特异性症状不可忽略，应加强检查和寻找原因。

3. 加强老年患者的心理护理　护士应深入了解老年患者病理生理改变和社会心理因素之间的相互关系，根据其年龄、职业、文化、社会背景和个性特征来理解不同老年患者的行为反应，判断他们的心理需求，通过有效的沟通帮助他们调适不良的心理，做好深层次的情感护理，给予心灵的关怀。

4. 做好老年患者的安全护理　住院病区的走廊、过道、卫生洗漱设施等应配有扶手及报警装置等。切实预防老年患者发生跌倒、误吸、坠床、烫伤等意外伤害，确保安全用药。

5. 重视健康教育及康复护理 开展健康教育,帮助老年患者认知疾病的危险因素,提高自我防护能力,是"未病先防,既病防变"的有效措施。对于各种原因造成的肢体功能障碍的老年患者,应加强康复护理,进行早期的功能训练,最大限度地保存及恢复肢体活动的功能,提高生活质量。

第 2 节 老年人安全用药

一、老年人用药特点

(一) 老年人药物代谢动力学特点

老年人药物代谢动力学(pharmacokinetics)简称老年药代动力学,是研究老年人机体对药物处置过程及规律的科学,即研究药物在老年人体内的吸收、分布、代谢和排泄过程及药物浓度随时间在体内发生变化规律的科学。老年人药代动力学的特点是:药代动力学过程降低,大多数口服药物的被动转运吸收不变,主动转运吸收减少,药物代谢、排泄功能降低,药物消除半衰期延长,血药浓度增高。

1. 药物吸收 药物吸收是药物从给药部位转运至血液的过程。给药途径不同,药物吸收快慢也不同。老年人最常用的给药途径是口服给药,影响老年人药物吸收的因素有:①老年人因胃黏膜萎缩、表面积缩小、胃酸分泌减少、胃壁细胞功能下降等改变,影响到药物的解离和溶解,从而影响药物的吸收。②老化使胃蠕动减慢,胃排空速度减慢,药物在肠道停留时间延长,药物与肠道表面接触时间延长,药物吸收增加。③老化使胃肠道及肝血流量减少,药物吸收速度减慢,使一些主要经过肝脏氧化消除的药物(如普萘洛尔)的消除半衰期延长,血药浓度升高。

2. 药物分布 药物分布是指药物吸收进入体循环后向各组织器官及体液转运的过程。影响老年人药物分布的因素主要有:①老年人细胞内液减少,机体总水量减少,一些水溶性药物(如乙醇、吗啡等)分布容积减小,血药浓度增加。②老年人脂肪组织增多,肌肉组织萎缩,一些脂溶性药物(如地西泮、利多卡因等)在组织中分布容积增大,药物作用持久,半衰期延长。③老年人因营养不良或肝肾功能减退等,很容易造成血浆蛋白浓度下降,白蛋白含量减少,使与血浆白蛋白结合率高的药物(如磺胺嘧啶、地高辛、苯妥英钠等)的游离型浓度增加,分布容积加大,药效增强,容易引起毒性反应。

3. 药物代谢 药物代谢是指药物在体内发生的化学变化,又称生物转化。药物代谢的主要器官是肝脏。大多药物进入人体后在体内经过氧化、还原、分解、结合等代谢过程,除发挥主要的治疗作用外,还对人体有一定的毒性作用,而药物的毒性全依赖于肝脏的解毒作用而消除。老年人由于肝重量减少,功能性细胞数量减少,血流量减少以及酶的合成及其活性也逐渐降低,导致药物代谢减慢,半衰期延长,极易造成一些主要经肝脏代谢的药物(如利多卡因、普萘洛尔、苯巴比妥、氯丙嗪等)在体内蓄积而中毒。因此,老年人用药时应适当减少剂量,相应延长用药间隔时间,特别是已经患有肝病的老年人,用药时更应根据肝功能情况来调节用药剂量和给药时间的间隔,一般为青年人用药剂量的 1/2 左右。

4. 药物排泄 药物排泄主要通过肾脏排出。老年人因肾脏功能减退,肾血流减少,肾小球滤过率、肾小管分泌功能和重吸收能力均下降等因素,造成肾排泄药物减慢、半衰期延长,药物在体内蓄积增多而产生毒性作用。特别是一些以原形排泄、治疗指数窄的药物(如地高辛、雷尼替丁、别嘌呤醇、普鲁卡因胺、氨基糖苷类抗生素等)应注意减量。另外,老年人如有脱水、低血压、心力衰竭等病变时,又可进一步损害肾功能,应用一些能产生严重不良反应的药物(如吗啡、华法林、喷他佐辛、血管紧张素转换酶抑制剂、地西泮和左旋多巴等)时就必须考虑老年人的高度敏感性。而有的药物(如甲苯磺丁脲、格列本脲等)又会随着老化效应降低。因此,服药时应特别注意药物的毒性反应,必要时密切监测血药浓度。

(二)老年人药物效应动力学特点

老年人药物效应动力学(pharmacodynamics)简称老年人药效学,是指机体效应器官对药物的反应随年龄增长而发生改变。其改变特点为:老年人对大多数药物的敏感性增加、作用增强,对少数药物的敏感性降低、作用减弱;对药物耐受性降低,药物不良反应增加。

1. 老化对药物耐受性的影响 老年人对药物耐受性普遍下降,同等剂量的药物,老年人用后发生不良反应的概率明显高于其他人群。尤其是多种药物合并耐受性明显下降,对易引起缺氧的药物耐受性下降,对肝脏有损害的药物耐受性下降,对胰岛素和葡萄糖耐受性下降,故老年人用药最好单一分开使用。

2. 其他因素对老年人药效的影响 ①老化和疾病使老年人生理功能减退,对药物的代谢、排泄功能降低,对药物的耐受性降低,药物不良反应显著增加。如洋地黄类药物,只需年轻人 1/4~1/2 量,即可获得治疗效果,稍不小心就会产生不良反应。正常剂量的镇静、安眠、麻醉剂也可引起不良后果。②老年人心理情绪及对医疗的信赖程度等也可在一定程度上影响药物的效应。如乐观积极的态度不但能增强自身的抗病能力,而且还能提高药物的疗效,有利于疾病的痊愈。相反,悲观失望的负面情绪,不仅影响药效,还可能加重病情。③药物方面影响,如药物剂量增加会加大不良反应发生率,联合用药会产生药物的拮抗作用或配伍禁忌。因此,在老年人用药过程中必须避免。④生活因素,如饮酒对药物有多方面的影响,老人在服药期间应禁酒。饮茶对药物的影响主要是两方面:一是茶中含有大量的鞣酸与含有金属离子的药物结合会发生沉淀,影响药物吸收。二是茶中含有茶碱和咖啡因可以兴奋中枢神经,会削减镇静催眠药的药效,用单胺氧化酶治疗的高血压患者也不能饮茶和咖啡,否则,会导致失眠和高血压加重。

二、老年人安全用药原则

1. 慎重用药 老年人用药要有明确的适应证,尽量选择疗效确切,毒副作用小的药物,尽可能多地了解药物的特性。有些疾病能不用药则不要急于用药,如老年人常见的失眠、多梦不要急于用安眠药,而是采用其他途径促进睡眠,如睡前避免情绪激动、避免喝浓茶等。

2. 减少用药种类 在进行药物治疗时,应抓住重点,尽量用单种药物,若需要合并用药时,用药种类最好不要超过4~5种。因为多种药物合用很可能发生药物的拮抗作用和配伍禁忌等不良反应。

3. 选用具有兼顾作用的药物 老年人常同时患有多种疾病,而用药种类又不能太多,最好选用疗效协同、毒副反应相拮抗、一举两得、具有兼顾作用的药物,如高血压合并心绞痛时,可选用 β 受体阻滞剂及钙离子拮抗剂;高血压合并前列腺肥大者,可选用 α-受体阻滞剂。

4. 首选非药物治疗 药物都有不良反应,故老年人治疗疾病时首选非药物治疗,如心理治疗、饮食治疗和物理治疗等。若老年人出现轻度感冒、消化不良、睡眠不好时,可以首选休息、调节饮食、避免情绪波动等非药物治疗。

5. 小剂量递增用药 老年人由于药代动力学和药效学的改变,若使用标准剂量的药物时,毒副作用会增加,故用药剂量应偏小。据中国药典规定:老年人用药剂量为成人的 3/4。一般开始用成人量的 1/4~1/3,然后根据临床反应,逐渐增至最合适的剂量。

6. 不滥用药物 老年人一旦感觉不舒服易自行用药,如感冒药、抗生素类药物、激素类、止痛药、安眠药等,或者使用一些所谓的秘方、偏方,很容易引起药物不良反应甚至中毒反应,不仅延误病情甚至危及生命。此外,老年人喜欢长期用一种药,易产生耐药性、依赖性甚至成瘾,因此,护理人员应随时了解老年人病情及服药情况,根据病情和医嘱及时调整、更换或停用药物,避免疗程过长。

7. 加强用药监测　密切观察老年人用药后的反应,定期监测血药浓度和肝、肾功能,及时发现药物不良反应。

三、老年人常用药物不良反应及预防

药物不良反应是指在常规剂量的情况下,由于药物和药物相互作用而发生的意外、与防治目的无关、对机体不利和有害的反应。老年人用药后发生不良反应的概率是青年人的 3 ~ 7 倍。因此,掌握足够的药理知识、密切观察老年人用药后的反应、正确指导老年人用药是每个老年护理人员及其家庭成员的职责。

(一) 常见药物不良反应

老年人服药后常见不良反应有:药物副作用、毒性反应、后遗症、过敏反应等。毒性反应如恶心、呕吐等胃肠道反应;头晕、头痛、耳鸣等中枢神经系统反应;血压下降、心动过速等心血管系统反应等。老年人服药后不良反应表现形式比较特殊,常易出现老年病五联征,即精神异常、跌倒、大小便失禁、不思活动、生活能力丧失。极易导致误诊或漏诊,故应该引起高度重视。

1. 镇静催眠药　老年人因睡眠不好,经常服用镇静催眠药,易对其产生依赖性,又因老年人对巴比妥类药物反应非常敏感,用药后会出现兴奋、激动等精神异常情况,故老年人应尽量避免使用。苯二氮䓬类药相对比较安全,小剂量能减轻或消除焦虑不安、紧张及恐惧,对各种原因引起的焦虑症均有显著疗效,但长期服药会引起神经系统抑制,如嗜睡、意识模糊,甚至引起老年抑郁症,故应小剂量使用。

2. 降压药　老年人对降压药耐受性较低,在使用哌唑嗪、卡托普利等作用较强的降压药时,极易导致低血压,引起心脑供血不足而发生跌倒、晕厥、心绞痛;使用可乐定、甲基多巴等中枢性降压药时,容易出现反应迟钝、嗜睡等,突然停药又可导致失眠、兴奋、反跳性高血压甚至高血压危象;使用利血平易出现记忆力减退、溃疡、抑郁等;使用普萘洛尔可致头痛、眩晕、心动过缓,还可因心排血量减少、周围血流量减少而致四肢冰冷等。

3. 利尿药　利尿药直接作用于肾,促进肾排出过多水和电解质,使尿量增加,临床多用于治疗各种水肿、心功能不全及高血压,常用利尿药有呋塞米、氢氯噻嗪及保钾利尿剂等。呋塞米、氢氯噻嗪用量大或长期使用易使老年人发生低血钾及低血容量。低血钾的表现为腹胀、肌无力、恶心呕吐等。低血容量易导致低血压,可造成全身重要脏器供血不足,甚至发生功能障碍。

4. 治疗心脏病药　硝酸甘油可致头痛、头晕、皮肤潮红、心跳加快、诱发和加重青光眼;胺碘酮用后可致室性心动过速;洋地黄类药极易产生毒性反应,表现为恶心呕吐,视力模糊、黄视、绿视,心律失常,精神抑郁,精神错乱等。

5. 抗胆碱药　阿托品可诱发或加重老年青光眼,重者可致色盲,可使前列腺增生的老人排尿括约肌抑制而发生尿潴留。

6. 降血糖药　包括胰岛素和口服降糖药。胰岛素能促进糖、脂肪和蛋白质代谢,使血糖降低,但若胰岛素过量可致低血糖反应,表现为饥饿感,柔软无力,出汗心悸,严重者出现昏迷甚至死亡。胰岛素还可引起轻度皮肤过敏,偶见过敏性休克,反复注射部位皮下组织可出现红肿、硬结及脂肪萎缩。

7. 抗生素　老年人因抵抗能力低下,极易发生感染,使用抗生素的概率增大,而机体老化又使其肝肾功能减退,极易引起抗生素在体内的蓄积而中毒。如庆大霉素对老人耳毒性增强,青霉素易致中枢神经毒性增强诱发癫痫及昏迷等,经肝脏灭活的药(如四环素、氯霉素、红霉素等)毒性反应均增强,故老年人最好禁用。

8. 激素类药 激素类药(如泼尼松、地塞米松等)长期使用会诱发感染、消化性溃疡、出血甚至穿孔,还会导致骨质疏松,延缓创伤愈合。

9. 维生素及微量元素类药 老年人常用维生素类药物补充体内维生素的不足,但过量使用会引起中毒。如维生素A过量可致厌食、毛发脱落、容易激动;维生素E过量可致静脉血栓形成、头痛及腹泻;微量元素锌过量可致高脂血症和贫血;过量补充硒可致慢性中毒。

(二) 不良反应的预防

1. 严格遵循老年人用药原则 老年人用药应遵循"六先六后"(先明确诊断后用药,先非药物治疗后药物治疗,先老药后新药,先外用药后内服药,先内服药后注射药,先中药后西药)。用药应从小剂量开始,一般从成人剂量的1/4开始,逐渐至1/3→1/2→2/3→3/4,同时密切观察用药后反应并逐渐调整。联合用药时要注意药物配伍禁忌,药物种类尽量少,最多不超过5种。用药过程中应密切观察,一旦发生不良反应,立即停药并通知医生及时处理。

2. 遵医嘱服药 老年人应明确医嘱内容,严格按医嘱服药,护理人员或老年照顾者应协助老年人准确理解医嘱内容并正确实施。如服药名称、剂量、用法、时间等都要非常清楚,必要时以书面形式告知老人或其照顾者。当老年人用药依从性较差,药效不理想时要查找服药原因。长期服用一种药时应监测血药浓度。对老年人用药要做好详细记录。

3. 做好药物标记 老年人由于视力、记忆力、听力及理解能力等均减退,故应在药瓶上贴上颜色鲜艳的标签,并写上清楚的大字以帮助其识别所服药物的时间、剂量等,护理人员要经常查看其服药情况。

4. 检查药物质量 服药时应注意检查所服药物是否过期、变质,一般老年人在服药前应了解一些药物质量检查方法以便能识别药物是否变质。

5. 避免过敏反应发生 若服用能致敏的药物时,用药前一定要仔细了解老年人的用药史、过敏史、家族史,必要时做药物过敏试验,过敏试验结果为阴性时方可使用。老年人及其家属在就诊时一定要向医护人员说明其对药物的既往过敏情况,以防再次过敏。

6. 定期监测血药浓度 通过监测血药浓度,既可调整剂量提高药效,又可避免发生不良反应。根据老年人理解能力,在给药前应将服药后可能出现的不良反应告知老人,服药后要经常向老人了解用药后的感受,并备好体温计、血压计以便随时测量生命体征。老人在服药期间一旦发现异常,应立即通知医生进行处理。

四、老年人安全用药护理

(一) 老年人安全用药评估

1. 用药史 护理人员应详细评估老年人的用药史,建立完整的用药记录,包括过去和现在的所有用药情况,如药物名称、剂量、用法、时间、效果和不良反应等,尤其是引起过敏反应和不良反应的药物。

2. 各系统功能情况 详细评估老年人各系统的功能情况,如肝、肾功能,若患有肝肾疾病或检测有关肝肾功能指标不理想,甚至肝肾功能有明显衰退时,应避免使用经肝肾排泄的药物,以免引起药物中毒。

3. 服药能力 老年人服药能力包括视力、听力、理解力、记忆力、阅读能力及识别能力等。通过对老年人服药能力的评估,以判断其区别药物种类、准时准量用药、自行取药、坚持用药、及时发现不良反应以及恰当停药的能力,由此提出恰当的给药途径、辅助手段和观察方法。

4. 心理社会状况　了解老年人文化程度、饮食习惯、家庭经济状况及其对当前治疗护理计划的理解、认识程度和满意度；家庭成员对老年人服药的支持与辅佐情况及老年人的服药心理,对服药是否存在较强的依赖性。

（二）老年人安全用药指导

1. 给药方法的选择　老年人用药以口服给药最为方便而安全,除非病情紧急,一般不主张用静脉滴注和肌内注射方法给药。因为老年人肌肉萎缩,注射给药吸收能力较差,极易形成硬结；老年人心肺功能减退,尤其患心肺疾病者静脉给药会增加心脏容量负荷,一旦给药滴速过快或液量过多都会导致急性心力衰竭而发生危险。必须静脉给药时,一定减慢滴速、减少液量。输注葡萄糖时要注意患者是否患糖尿病,如果是糖尿病患者应加适量胰岛素和钾盐；合并用药时注意药物配伍禁忌,输液过程中应密切观察有无输液反应,一旦发现异常应及时处理。其他给药途径,如舌下含化、直肠给药、吸入给药等应根据老年人自身情况酌情使用。

2. 严格遵医嘱用药　护理人员要帮助老年人准确执行给药医嘱。①口服药:首先做到按时服,如设置好服药闹铃,并将一天所用药物点清分好放置于有特殊标记的容器中,以便每次服药准确无误。对于无自理能力者要由护理人员或照顾者协助其服药。严禁老年人未经医生允许擅自增加、减少药量或停药,不随意混用某些药物或擅自更改用药；注意药物配伍禁忌,如磺胺类药不能与维生素 C 同服,红霉素不能与阿司匹林同服等。服药时应注意:糖衣片不能研碎服用；助消化类药物、维生素 C 不能用热水送服；止咳糖浆类药物服后暂时不要饮水；磺胺类药物易在尿中形成结晶引起血尿、尿痛等,服用时需大量饮水；服用铁剂时禁忌饮茶水等。②注射药:选择合适注射部位,避开硬结、瘢痕、瘫痪肢体、患皮肤病部位；严禁擅自调节输液滴速,密切观察输液局部皮肤有无疼痛、坏死、渗漏等情况；加强自我观察,如有胸闷、呼吸困难等异常不适感,应立即按铃呼救。

3. 正确保管药品　老年人以家庭用药居多,为了避免药物过期、变质应定期清理,最好一周整理一次药柜,若发现药物过期或变质、药品标签模糊、脱落、辨认不清等问题应立即丢弃,常用药物应及时补充。药柜应放在干燥避光处,药品按内服、外用、注射等分类放置。容易被热破坏的药物应放冰箱内保管,但中药材注意不要放于冰箱内,以免潮湿变质。

4. 掌握服药技巧　服用多个药片时,可分次吞服,以免发生误咽。吞咽片剂或胶囊有困难时,可选用冲剂、口服液等液体剂型。药物刺激性大或有较重异味时,可将其溶于水,用吸管饮服,服后可饮果汁减轻不适感。

5. 合理使用保健药物　合理应用保健药物可增强体质,预防疾病,促进老年期健康,目前市场销售保健药品种类繁多,如滋补强壮中药类、蜂产品制剂、维生素类及微量元素等。在选择保健药品时,应根据老年人的健康状况和病情,尽可能在医生指导下,科学地选用保健药品,才会获得保健效果。

6. 忌随意停药　一些老年人由于经济方面的原因,或者对用药知识不了解,一旦病情好转或症状消失,马上停药,出现症状又重复用药,引起疾病的反复发作。有些老年人求医心切,每听到有所谓名医名药就随意更换,症状加重则随意增加药量,这种用药上的随意性势必产生许多不良后果。

7. 家属应对技巧指导　①正确选择药品:家庭选药时应注意,非处方药是可以自行判断选择购买的药物,购买时应首先明确疾病及其症状,仔细查看药品说明书,明确药物适应证、用法、剂量,尤其注重查看药物的不良反应及其禁忌证。应购买对症且无禁忌证的药物,一旦判断不清应寻求医生诊治。②注意观察用药后反应:指导家属多关心老年人,注意观察其服药后反应。一旦发现异常,应立即停药,保留残余药物并及时送老人入院就诊。③督促并协助老年人按时按量服药:对于能自行服药的老年人,家属应督促其按时按量服药,保证用药的准确性。对于自行服药困难的老年人,家属应耐心协助其服药。当老人服药依从性好时,应及时给予鼓励表扬。

第3节 老年人呼吸系统疾病及护理

一、老年慢性阻塞性肺疾病患者的护理

案例 7-1

患者,男,68岁。咳嗽、咳痰、喘息30余年,活动后气促10余年,下肢水肿1周前来就诊。患者30年来每年冬季咳嗽、咳痰、喘息,持续3~4个月,经抗感染及平喘治疗症状有所缓解。近10余年来于症状加重时出现活动后心悸、气促。1周前感冒症状加重,并出现少尿、下肢水肿,抗感染治疗效果不佳。发病以来食欲差,有时夜间出现呼吸困难,坐起后症状有所减轻,体重无明显变化。既往无高血压病、心脏病、结核病、糖尿病、肝病等病史,吸烟35年,每日20余支。查体:体温37.6℃,脉搏115次/分,呼吸25次/分,血压130/75mmHg,神清合作,浅表淋巴结不大,巩膜无黄染,口唇发绀,颈静脉怒张,桶状胸,肺部叩诊过清音,两肺散在哮鸣音,肺底部可闻及少许湿啰音,心界缩小,剑突下可见心尖冲动,肝颈静脉回流征阳性,无移动性浊音,双下肢水肿。

问题:1. 根据以上病例,写出主要护理诊断。

2. 如何对该患者进行护理?

(一)概述

慢性阻塞性肺疾病(COPD)简称慢阻肺,是指慢性支气管炎或肺气肿所致的以气流阻塞为特点的一组疾病。慢性支气管炎简称慢支,是指气管、支气管黏膜及其周围组织的慢性非特异性炎症。临床上以慢性反复发作的咳嗽、咳痰伴有喘息为特征。随病情进展,常并发阻塞性肺气肿,甚至肺源性心脏病与肺气肿的发病有关。肺气肿是指终末细支气管远端气道弹性减退,过度膨胀、充气和肺容积增大,并伴有气道壁破坏,最终导致气道不可逆阻塞的病理状态,多为慢支的并发症。

(二)护理评估

1. 致病因素

(1) 遗传因素:α_1-抗胰蛋白酶缺乏与肺气肿有关。

(2) 环境因素:①吸烟:是慢性阻塞性肺疾病最重要的原因。几乎所有吸烟者的肺功能减退程度均增加,约80%慢性阻塞性肺疾病患者有吸烟史,约50%的吸烟者会患慢性阻塞性肺疾病。②职业性粉尘和化学物质:如长期接触烟雾、过敏原、工业废气和室内污染的空气等均可导致慢性阻塞性肺疾病。③空气污染:空气中二氧化硫、二氧化硅、二氧化氮、氯气、棉尘、煤尘、油烟及生物燃料产生的烟尘污染等可刺激支气管黏膜,引起慢性阻塞性肺疾病。④感染:肺炎链球菌和流感嗜血杆菌可能是慢性阻塞性肺疾病急性发作的主要病原菌,病毒感染也导致慢性阻塞性肺疾病发生。

2. 健康史 ①家族史:询问家族中有无慢性阻塞性肺疾病患者。②既往史:了解患者有无长期吸烟史、有无长期接触有毒有害物质。

3. 临床表现

(1) 慢性咳嗽、咳痰:慢性阻塞性肺疾病患者主要表现为慢性咳嗽和咳痰,晨起较重,白天较轻,痰液一般为白色黏液或浆液泡沫痰,偶可带血丝。合并感染时痰量增多且为脓性痰。

(2) 气短、呼吸困难:为慢性阻塞性肺疾病的标志性症状。早期仅于劳累时出现,随病情

发展逐渐加重,在日常活动甚至休息时也出现气短,呼吸浅快,重症患者或急性加重时出现喘息、胸闷等症状。

(3)体征:桶状胸,双侧胸廓语颤减弱,肺部叩诊呈过清音,听诊双肺呼吸音减弱,呼气延长,可闻及干性啰音、湿性啰音。

4. 辅助检查

(1)肺功能检查:是判断气流受阻、评估 COPD 严重程度的主要客观指标,对疾病诊断、进展和预后均有重要意义。RV/TLC>40% ,FEV_1/FVC<60% ,呈阻塞型通气功能障碍,并伴有换气功能障碍。

(2)胸部 X 线检查:COPD 早期 X 线胸片可无变化,以后出现肺纹理增粗、紊乱等非特异性改变,也可出现肺气肿改变。

(3)动脉血气检查:对确定是否存在低氧血症、高碳酸血症、酸碱平衡失调及判断呼吸衰竭的类型有重要价值。

(4)痰液检查:痰培养可查出病原菌,常见病原菌为肺炎链球菌、流感嗜血杆菌、肺炎克雷白杆菌等。

(三)护理诊断

1. 气体交换受损　与呼吸道阻塞引起通气和换气功能障碍有关。
2. 清理呼吸道无效　与年老体弱咳嗽无力,痰液过多而黏稠有关。
3. 焦虑　与疾病危重迁延、生活自理能力下降有关。
4. 睡眠形态紊乱　与反复咳嗽、呼吸困难、不能平卧有关。
5. 活动无耐力　与疲乏、呼吸困难、氧气供给不足有关
6. 知识缺乏　缺乏本病的预防、保健方面的知识。

(四)护理目标

1. 患者能有效进行气体交换,呼吸困难减轻。
2. 患者能有效咳嗽排痰,保持呼吸道通畅。
3. 患者情绪稳定,积极配合治疗,自诉焦虑情绪减轻。
4. 患者睡眠状况改善。
5. 患者活动能力改善,生活质量提高。
6. 患者能说出本病预防、保健知识,能配合练习呼吸操。

(五)护理措施

1. 病情观察　观察咳嗽、咳痰的情况,记录痰液的颜色、量及性质,及时正确采集痰标本送实验室检查,以提供可靠的诊断指标。

2. 保持呼吸道通畅　①咳嗽排痰:指导老年患者有效地咳嗽排痰,对一般情况良好的老年患者,应鼓励他做有效咳嗽,尽力排出痰液;对咳嗽无力的老年患者,定时协助其翻身、叩背、胸壁振荡等,保持呼吸道通畅。②湿化气道:痰多且黏稠者,鼓励多饮水,或遵医嘱进行雾化吸入,以稀释痰液,使痰液易于咳出。③体位引流:对于痰液较多呼吸功能尚好的老年患者可给予体位引流,在饭前 1 小时或饭后 2 小时进行。④吸痰:无力咳嗽或昏迷的老年患者,用吸痰法吸出痰液。

3. 吸氧　吸氧是纠正慢性阻塞性肺疾病导致缺氧最直接有效的治疗方法,呼吸困难伴低氧血症者,遵医嘱给予低流量低浓度持续给氧,每日吸氧时间应保持 15 小时以上,否则会影响效果。

4. 改善呼吸功能　①维持适宜的温度和湿度,注意保暖,避免受凉,空气新鲜,环境安静,减少不良刺激。②协助老年患者处于舒适的卧位,如半坐卧位。③指导老年患者进行呼

吸锻炼,如腹式呼吸锻炼、缩唇呼吸锻炼等,能有效加强膈肌运动,提高通气量,改善呼吸功能,减轻呼吸困难,增加活动耐力。对于中度慢性阻塞性肺气肿患者可通过呼吸锻炼,增加患者的呼吸储备。④指导老年患者避免活动时屏气、大笑、剧烈阵咳等情况,以免诱发自发性气胸。

5. 饮食护理 提供高热量、高蛋白、高维生素、清淡易消化的饮食,少量多餐,避免易产气和辛辣刺激食物,减少用餐时的疲劳。多饮水,每日饮水量在1500ml以上,可促使痰液变稀薄,易于咳出。

6. 心理护理 陪伴患者身边,倾听患者诉说;安慰患者,使患者保持稳定的情绪;协助患者了解目前的疾病过程及相关知识,减轻心理焦虑;与患者共同制订和实施康复计划,增强战胜疾病的信心。

(六) 健康教育

1. 指导患者在日常生活中注意保暖,勿受凉,室内定时通风,避开室内油烟及打扫时的灰尘。

2. 对吸烟者反复讲解吸烟对身体及疾病的危害,诚劝老年患者戒烟限酒。

3. 指导患者避免到人群密集的地方,减少接触灰尘、烟雾及刺激性气体,户外活动多去空气新鲜、人少、花草树木多的地方。

4. 保证营养,以高蛋白、高维生素、高热量饮食为主,坚持运动,如散步、太极拳、保健操等,活动量要量力而行、循序渐进,提高机体抵抗力。

5. 指导老年患者坚持腹式呼吸及缩唇呼吸训练。腹式呼吸训练时注意用鼻吸气、用嘴呼气;呼吸慢而深;保持呼气与吸气的时间比为2∶1。缩唇呼吸训练时注意用鼻吸气,同时关闭嘴,强调缩唇时呼气,呼吸比率为1∶(2~5),可通过吹蜡烛来训练,以使距离口唇15~20cm处与口唇等高点水平的蜡烛火焰随气流倾斜又不致熄灭。

6. 对于需要长期接受家庭氧疗的患者,要向患者说明长期用氧的必要性,争取患者积极配合,指导患者及家属有关家庭氧疗的知识及使用、保养方法。

二、老年性肺炎患者的护理

案例 7-2

张先生,60岁,近几天晨起后略感乏力,中午出现嗜睡、反应迟钝、表情淡漠、食欲不振等症状。查体:体温39.6℃,呼吸28次/分,血压125/85mmHg。浅表淋巴结无肿大,双肺呼吸音略粗,未闻及干湿性啰音。心律115次/分,律齐,未闻及杂音。腹软,无压痛,双下肢无水肿。X线胸片显示两肺纹理增粗、紊乱,左下心缘旁见大片阴影。白细胞计数8.2×10^9/L。

问题:1. 列出该患者目前主要的护理诊断。

2. 如何对该患者护理?

(一) 概述

肺炎(pneumonia)是指肺实质的炎症。老年性肺炎是老年人尤其是高龄老人的常见病,也是常见死亡原因之一。由于老年人免疫功能低下,基础疾病多,对细菌的易感性增强,尤其秋、冬春季节易于感染,造成肺炎。老年性肺炎临床表现多不典型,长隐匿发病,并发症多,预后差。

(二) 护理评估

1. 致病因素

(1) 老年人呼吸器官功能老化,使上呼吸道保护性反射减弱,病原体易进入下呼吸道发生肺炎。

(2) 老年人免疫功能下降,呼吸道防御功能减退,各种诱因如受凉、各种慢性心肺疾病、脑血管疾病或使用机械呼吸、气管插管等,使病原体容易通过呼吸道发生肺炎。

(3) 老年人行动障碍或长期卧床及吞咽障碍,易将口咽部分泌物及胃液误吸而致肺部感染。

2. 健康史

(1) 询问有无酗酒、饥饿、受凉、淋雨、劳累及上呼吸道感染史。

(2) 既往史:了解老年患者有无长期、大量吸烟史,有无慢性疾病史。

3. 临床表现

(1) 细菌性肺炎:起病急,有黏稠的痰液;病毒性肺炎症状逐渐出现,剧烈干咳,可有少量痰液;长期卧床的老年患者易患坠积性肺炎。

(2) 老年性肺炎患者特点:起病隐匿,症状、体征不典型,早期可无发热,咳嗽、咳痰、胸痛等明显症状。可出现食欲不振、腹痛、腹胀、腹泻、恶心、呕吐等消化道症状,以及胸闷、心悸、气促、心律失常等循环系统症状,也可出现表情淡漠、嗜睡、谵妄、躁动及意识障碍等神经精神症状。高龄者可有典型的老年病"五联征"(尿失禁、精神恍惚、不想活动、跌倒、丧失生活能力)。

(3) 老年性肺炎易出现多种严重并发症:主要有休克、心律失常、呼吸衰竭、心力衰竭、水电解质紊乱及酸碱平衡失调、低蛋白血症等,治疗不及时可导致死亡。

4. 辅助检查

(1) 血常规检查:细菌性肺炎白细胞总数及中性粒细胞数增多,而病毒或支原体肺炎白细胞总数可正常或减少。

(2) 痰液检查:痰标本涂片或细菌培养可见致病菌。

(3) 胸部 X 线检查:可见片状、均匀致密的阴影或伴胸腔积液征等征象。

5. 心理社会状况 患病前健康状况良好的老人会因突然患病而烦躁不安、焦虑;病情严重或患有基础疾病的老人则可能出现消极、悲观、忧郁和恐惧的心理反应。

(三) 护理诊断

1. 气体交换受损 与肺部炎症致呼吸面积减少有关。

2. 清理呼吸道无效 与肺部炎症、痰液黏稠、年老体弱、咳嗽无力有关。

3. 体温过高 与病原体感染肺部有关。

4. 焦虑 与担心疾病预后有关。

5. 知识缺乏 缺乏疾病相关知识。

(四) 护理目标

1. 患者能有效地进行气体交换,呼吸困难减轻。

2. 保持呼吸道通畅,能有效咳嗽排痰。

3. 患者体温逐渐恢复正常范围。

4. 患者自诉焦虑情绪减轻,能积极主动配合治疗。

5. 患者能说出疾病预防、保健知识。

(五) 护理措施

1. 病情观察 主要观察患者意识状态、体温、脉搏、呼吸、血压和尿量,并做好记录。以便及早发现休克先兆,积极救治。观察呼吸频率、节律、深度及痰液颜色、性状和量。

2. 生活护理

(1) 环境与休息:环境应安静、舒适,室内空气清新,温、湿度适宜。急性期应卧床休息,指导或协助患者采取合适的体位。注意每 2 小时变换 1 次体位。

(2) 饮食护理:提供高热量、高蛋白、高维生素易消化的流质或半流质饮食,宜少量多餐。鼓励患者多饮水,必要时遵医嘱静脉补液,以补充丢失的水分,利于痰液排出。

3. 对症护理

(1) 高热的护理:患者应卧床休息,以减少能量消耗,寒战时注意保暖,高热时给予酒精擦浴、冰袋等物理降温,使患者体温控制在38℃以下,必要时给予药物降温。患者出汗后应及时更换衣服和被褥,保持皮肤清洁干燥。

(2) 咳嗽、咳痰的护理:指导患者有效的咳嗽技巧,定时翻身叩背,促进痰液排出,遵医嘱给予祛痰剂或雾化吸入。

(3) 胸痛的护理:胸痛激烈者,协助取患侧卧位,以减轻疼痛。必要时用宽胶布固定胸廓,降低胸活动度,以减轻疼痛,也可遵医嘱给予止痛药。

4. 感染性休克的护理

(1) 体位:将患者安置在重症监护室,专人护理,注意保暖和安全。取仰卧中凹位,有利于呼吸和静脉血回流,增加心输出量。

(2) 观察休克征象:密切观察生命体征和病情变化。发现患者神志模糊、烦躁不安、发绀、四肢湿冷、脉搏细速、呼吸浅快、面色苍白、尿量减少、血压下降等休克症状时,应及时报告医师并采取抢救措施。

(3) 吸氧:应给予高流量吸氧,维持动脉血氧分压在60mmHg以上,改善缺氧状况。

(4) 补充血容量:尽快建立两条静脉通道,遵医嘱补液维持有效血容量;用5%碳酸氢钠溶液纠正酸中毒时宜单独静脉输入;应用血管活性药物,如多巴胺、间羟胺、酚妥拉明,根据血压随时调整滴速,维持收缩压在90～100mmHg;输液速度不宜过快,以免加重心肺负荷,引起心力衰竭和肺水肿。

5. 用药护理　遵医嘱使用有效抗感染药物,首选氨基糖苷类抗生素或头孢菌素等,注意观察药物疗效及副作用。避免发生二重感染,如长期大量应用抗生素可诱发真菌感染,应注意观察患者口腔中有无鹅口疮,痰中有无真菌,鼓励经口进食,注意口腔护理。

6. 心理护理　安慰患者,消除其思想压力和紧张心理,主动询问和关心患者的需要,鼓励患者说出内心感受,与患者进行有效沟通。帮助患者去除不良心理反应,鼓励患者积极配合治疗和护理,树立其战胜疾病的信心。

(六) 健康教育

1. 指导患者及家属了解肺炎病因和诱因,加强身体锻炼,增强机体抗病能力,避免受凉、淋雨,酗酒和过度疲劳。

2. 要积极预防呼吸道感染,增强呼吸道耐寒能力,患慢性疾病尤其是合并呼吸道疾病者,要积极治疗和防患于未然,避免接触有感冒症状者。天气变化时应及时增减衣服,注意保暖。肺炎恢复期适当运动,避免过度劳累和再次受凉感冒。

3. 指导患者进食高热量、高蛋白、高维生素易消化饮食,发热时给予半流质饮食,少量多餐,多饮水,保持每日液体摄入量在2500～3000ml。

4. 向患者及家属介绍肺炎药物的疗效、用法、疗程及不良反应,指导患者遵医嘱按时服药,防止自行停药或减量。指导老年人定期接种流感疫苗。

5. 保持情绪乐观、精神愉快,避免忧郁、焦虑、紧张等不良刺激。

第4节　老年人循环系统疾病及护理

心血管系统疾病是老年人常见的疾病。随着人体老化的进程,老年人心血管系统在形态结构和生理功能等方面都发生衰老性改变,导致老年人循环系统疾病的患病率逐渐增高,成为老年人死亡的重要原因之一。了解老年人心血管系统的解剖和生理变化特点,对患有心血管系统疾病的老年人进行积极有效地治疗和护理具有十分重要的意义。

一、老年高血压患者的护理

案例 7-3

患者,男,65 岁,高血压病史 10 余年。10 年前,患者体检时发现血压为 160/105mmHg,此后间断服用硝苯地平缓释片、倍他乐克等药物,平时偶有头晕、乏力、失眠、心慌、气促,从事日常活动无明显不适。近日与子女争吵后血压升高至 175/115mmHg,剧烈头痛、眩晕、恶心、呕吐。

问题:1. 分析病案,写出护理诊断。

2. 如何对该患者进行健康教育?

(一)概述

高血压是以血压升高为主要临床表现,伴或不伴有多种心血管危险因素的临床综合征,是指未服用抗高血压药物的情况下,收缩压≥140mmHg 和(或)舒张压≥90mmHg。高血压是老年人常见的疾病之一,是诱发脑卒中、心肾衰竭、冠心病的主要危险因素。

(二)护理评估

1. 致病因素

(1)遗传因素:高血压的发病以多基因遗传为主,约 60% 高血压患者有家族史。

(2)超重和肥胖:是血压升高的重要危险因素。

(3)饮食:高盐饮食、高蛋白饮食、长期酗酒者高血压的患病率升高。

(4)职业和环境因素:脑力劳动者的高血压患病率高于体力劳动者,长期从事精神紧张、压力较大和受环境噪声和不良视觉刺激者发生高血压的可能性较大。

2. 健康史

(1)家族史:询问有无高血压家族史。

(2)既往史:了解老年人是否肥胖,有无运动少、饮酒、吸烟、高盐饮食等不良生活方式。

(3)用药史:了解老年人用过哪些药物,以及用药时间、用法、剂量、效果及不良反应。

(4)询问职业、环境、经济、文化程度等社会因素对老年人高血压的影响。

3. 临床表现

(1)症状:大多数患者起病缓慢,病程长,早期多无明显症状,体检时发现血压升高,亦可有头痛、头晕、头胀、眼花、耳鸣、乏力、失眠、烦闷等。

(2)并发症表现:老年人在长期高血压影响下,往往引发冠心病、肾小动脉硬化、肾衰竭、左心室肥大、扩张、脑出血,进而左侧心力衰竭形成高血压心脏病。

(3)老年高血压的特点:临床上以收缩期高血压多见,血压波动大,症状少,并发症多。

4. 辅助检查

(1)常规检查:尿常规、血脂、血糖、肾功能、心电图、脑 CT、眼底检查等。

(2)血压测量:由于老年人血压波动,仅一次偶尔测血压值难以确诊。因此,应注意多次血压测量,24 小时动态血压监测对诊断有价值。

5. 心理社会状态 患者由于躯体不适可有不同程度的烦躁、焦虑等心理反应。尤其治疗效果不佳时,会使患者丧失信心。

(三)护理诊断

1. 疼痛:头痛 与血压升高有关。

2. 有跌倒的危险 与血压增高导致眩晕、视力模糊或发生直立性低血压有关。

3. 焦虑 与担心疾病预后有关。

4. 知识缺乏 缺乏疾病预防、保健和用药方面的知识。

5. 活动无耐力　与头晕有关。

(四)护理目标

1. 患者血压控制在适宜范围,头痛消除或减轻。

2. 患者能有效避免跌倒等意外发生。

3. 患者能自我调整情绪,自诉焦虑情绪减轻。

4. 患者高血压相关知识增加。

5. 患者活动耐力提高。

(五)护理措施

1. 病情观察　老年人血压波动较大,需严密监测血压,每日应多次测量血压。注意有无靶器官损害的表现。

2. 饮食护理　限制钠盐摄入,每天低于6g,补充适量蛋白质和维生素;多吃新鲜蔬菜水果,少吃或不吃动物内脏、肥肉和含油脂高的食物;适当控制食量和总热量,以清淡、无刺激性食物为宜;戒烟限酒,少食多餐,忌暴饮暴食。

3. 休息与活动　对血压较高,症状明显或伴有脏器损害者应充分休息,血压稳定在一般水平、无明显脏器损伤者可适当参加运动,如步行、慢跑、太极拳、做操等,每周3~5次,每次30~60分钟。活动应根据患者个体情况,循序渐进。

4. 用药护理　利尿剂适用于老年人收缩期高血压及心力衰竭伴高血压的治疗,是老年人首选的药物,但长期用时须注意低钾血症,若伴有糖尿病、高尿酸症者要慎用;β受体阻滞剂适用于心率较快的中青年患者,也可降低老年高血压脑卒中、冠心病的发病率、死亡率,长期使用时如欲中断治疗,须逐渐减少剂量;钙拮抗剂对老年患者有较好的降压疗效,能同时预防老年性痴呆的发生,可用于合并糖尿病、冠心病或周围血管病患者,伴有严重心力衰竭者应慎用;血管紧张素转换酶抑制剂是伴有糖尿病患者的首选药物,限制钠盐摄入或联合使用利尿剂可使疗效增强,餐前1小时服药,严重肾功能不全、高血钾、肾动脉狭窄等患者应慎用。

5. 用药原则　老年人肝肾功能减退,用降压药时从小剂量开始,逐渐增加用药剂量。要遵医嘱按时按量服药,不可随意增减或停用降压药。用药期间定期测量血压,观察药物不良反应。

6. 心理护理　理解患者,了解患者思想,耐心倾听患者的诉说,建立良好的护患关系。培养患者对自然环境和社会环境的良好适应能力,避免情绪激动及焦虑、过度紧张,遇事要沉着、冷静。保持乐观情绪,减少精神压力。

(六)健康教育

向患者及家属讲解有关高血压的知识,让其了解疾病发作原因、诱因及控制高血压的重要性,引起患者足够的重视,坚持长期规则治疗和终身服药,将血压控制在接近正常的水平,以减少对靶器官的损害。指导患者坚持食用低盐、低脂、低胆固醇、高纤维素和维生素食物、多食含钙丰富的食品。戒烟限酒,保持大便通畅。指导患者坚持适当运动,生活规律,保证充足睡眠。告诉患者及家属按医嘱用药,不可随意增减或停用降压药。定期复查,若血压升高或病情出现变化及时就诊。

二、老年冠心病患者的护理

冠状动脉粥样硬化性心脏病简称冠心病(coronary heart disease,CHD),是指冠状动脉粥样硬化使血管管腔狭窄或阻塞导致心肌缺血缺氧或坏死而引起的心脏病。其发病率随年龄增加而增高,是老年人最常见的心血管疾病之一,也是对老年人生命威胁最大的心脏病。临床上将冠心病分为五型:无症状型冠心病、心绞痛型冠心病、心肌梗死型冠心病、缺血性心肌病型冠心病、猝死型冠心病。本节主要介绍老年人发病率较高的老年心绞痛和老年急性心肌梗死的护理。

心 绞 痛

案例 7-4

患者,男,65 岁。有原发性高血压病史 10 年,吸烟 30 年,20 支/天。因活动后心前区疼痛 1 年,加重 1 个月入院。患者 1 年前爬 5 楼时出现心前区疼痛,伴左上肢酸痛,休息后可缓解。1 个月前开始在劳累、情绪激动时出现心前区闷痛,伴冷汗、头昏、乏力,经休息或含服硝酸甘油后缓解。体检:体温 36.7℃,脉搏 80 次/分,呼吸 19 次/分,血压 160/95mmHg。心电图:V_5、V_6 导联 ST 段水平下移,T 波低平。

问题:1. 分析病案,写出主要的护理诊断。

2. 如何对该患者进行护理?

(一) 概述

心绞痛(angina)是一种由于冠状动脉供血不足,导致心肌急剧的、暂时的缺血缺氧,以发作性胸痛或胸部不适为主要表现的临床综合征。

(二) 护理评估

1. **致病因素** 冠状动脉粥样硬化引起动脉管腔狭窄或痉挛是其主要病因。重度主动脉瓣关闭不全或狭窄、先天性冠状动脉畸形、冠状动脉扩张症、肥厚性心肌病、梅毒性冠状动脉炎及风湿性冠状动脉炎也可引起。劳累、激动、饱餐、受凉或急性循环衰竭为常见诱因。

2. **健康史**

(1) 家族史:询问老年人及家族成员有无高血压、糖尿病、冠心病家族史。

(2) 既往史:了解老年人是否存在易导致冠心病的危险因素,如吸烟、肥胖、不良生活方式、合并血脂异常、高血压、糖尿病等。有无心绞痛发作史,有无用力排便、情绪激动、劳累、寒冷刺激等诱因。

3. **临床表现**

(1) 典型心绞痛:发生在胸骨后压迫性不适或为紧缩、压榨、闷堵感,亦可呈烧灼样疼痛,持续 3~5 分钟,常向左臂及左手指放射,也可放射至咽喉部、颈部、背部、上腹部。疼痛发作时,患者一般被迫停止原有动作。休息或舌下含服硝酸甘油后 1~5 分钟可缓解。

(2) 老年人心绞痛:以不稳定性心绞痛多见,症状多不典型。可表现为上腹部疼痛、咽喉部疼痛或心前区不典型的闷痛。由于老年人痛觉减退,其疼痛程度往往较轻,而气促、疲倦、喉部发紧、左上肢酸胀、胸骨后烧灼感等疼痛以外的症状表现较多。当老年人主诉下颌痛、牙疼、颈痛、上腹痛等症状时,在排除局部感染症状时,要警惕心绞痛发作。

4. **辅助检查**

(1) 心电图:是发现心肌缺血、诊断心绞痛最常用的检查方法。心绞痛发作时,可出现 ST 段压低、T 波低平或倒置;变异性心绞痛 ST 段抬高。

(2) 运动负荷心电图:若出现 ST 段水平型或下斜型压低>0.1mV,持续 0.08 秒为阳性。动态心电图可提高检出率。

(3) 冠状动脉造影:本检查具有确诊价值,直接发现患者存在至少 1 支冠状动脉管腔狭窄程度>75%。

5. **心理社会状况** 观察患者发作时有无紧张和恐惧,了解患者性格特征,平时能否采取恰当的方式来控制自己的情绪。

(三) 护理诊断

1. **疼痛:胸痛** 与心肌缺血、缺氧有关。

2. **活动无耐力** 与心排血量减少引起全身供氧量不足等有关。

3. **焦虑** 与心前区疼痛及对预后的担忧有关。

4. 知识缺乏 缺乏控制诱发因素及预防性用药方面的知识。

（四）护理目标

1. 患者心前区疼痛减轻或消失。
2. 患者活动耐力增加。
3. 患者焦虑减轻或消失,情绪平稳。
4. 患者了解心绞痛的发生过程及诱因,能采取合适方法减少发作次数或不发作。

（五）护理措施

1. 发作期护理 ①严密观察胸痛的特点及伴随症状,随时监测生命体征和心电图变化,应警惕急性心肌梗死的发生。②注意观察发作的诱因,记录服药后缓解的时间。③心绞痛发作时立即停止活动,安静坐下或半卧位休息,立即舌下含服硝酸甘油或硝酸异山梨酯,同时连接心电监护或描记发作时心电图。④必要时吸氧 2~4L/min。⑤稳定患者情绪,缓解焦虑和恐惧。

2. 缓解期护理 ①鼓励患者参加适当的体力劳动和体育锻炼,但避免过度劳累和情绪激动,避免竞技性运动和屏气用力动作,若活动时出现呼吸困难、胸痛、脉搏过快,应立即停止活动。②给予低热量、低脂肪、低胆固醇、高维生素、清淡易消化饮食,少量多餐,避免饱餐及刺激性食物与饮料,戒烟限酒,多吃蔬菜、水果。③保持大便通畅,保证充足睡眠。④保持平和的心态,心情舒畅。

3. 用药护理 硝酸甘油或硝酸异山梨酯应采用舌下含化方式给药,告知老年人舌下保留一些唾液,使药物快速溶化生效,首次用药时宜平卧。对于心绞痛发作频繁或含服硝酸甘油效果差者,遵医嘱静脉滴注硝酸甘油,注意控制输入速度,不可擅自调节滴速,以免造成低血压。注意观察药物不良反应如头晕、头胀痛、颜面潮红、心悸、血压下降等症状。

（六）健康教育

1. 让患者了解心绞痛的相关知识,避免诱因如劳累、寒冷刺激、饱餐、用力排便、排尿、情绪激动等。

2. 指导患者随身携带硝酸甘油等急救药,硝酸甘油见光易分解,应放在棕色瓶内密封保存,每 6 个月需更换 1 次。胸痛发作时应立即停止活动,舌下含服硝酸甘油 1~2 片,如 3~5 分钟后未缓解,可重复使用。

3. 指导老年人保持乐观、稳定的心态。注意防寒及保暖。多食用新鲜蔬菜、水果及纤维丰富的食物,保持大便通畅。避免暴饮暴食并戒烟限酒。定期到医院检查心电图、血脂、血糖等。

急性心肌梗死

案例 7-5

患者,男,63 岁。因"持续性胸前区憋闷疼痛 5 小时"入院。既往无高血压、糖尿病病史。吸烟30年,日均 20 支,首次就诊,发病急,患者6 小时前干活中突然出现剧烈胸痛,呈持续性,伴大汗,无恶心、呕吐等症状,到急诊科就诊,心电图提示急性心梗,收住入院。查体:体温37.3℃,脉搏76 次/分,呼吸22 次/分,血压 100/70mmHg,患者精神差,双肺呼吸音粗,未闻及干湿啰音。心电图:Ⅱ、Ⅲ、aVF 导联ST 段抬高。

问题: 1. 根据案例分析,简述监护内容。

2. 如何对该患者进行护理?

（一）概述

急性心肌梗死(acute myocardial infarction,AMI)是因冠状动脉血供急剧减少或中断,使相应心肌严重而持久的缺血而导致心肌坏死,属于冠心病的严重类型。

(二) 护理评估

1. 致病因素

(1) 基本病因:急性心肌梗死的基本病因是冠状动脉粥样硬化。患者的冠状动脉管腔因粥样硬化而致的狭窄程度超过 75% 时,一旦斑块破裂、血栓形成或出现冠状动脉持续痉挛,都可使血管完全闭塞。当管腔闭塞时间超过 1 小时以上,就可发生急性心肌梗死。

(2) 危险因素:高血压、高血脂、糖尿病、吸烟、缺乏体育锻炼及社交活动等。

2. 健康史

(1) 家族史:询问老年人及家族成员有无高血压、高血脂、糖尿病及冠心病家族史。

(2) 既往史:了解老年人是否存在易导致冠心病的危险因素,如吸烟、超重和肥胖、不良生活方式、血脂异常、高血压、糖尿病等。

3. 临床表现

(1) 典型表现:心绞痛持续时间延长,超过 30 分钟,患者大汗淋漓、面色苍白、躁动不安、濒死感,含服硝酸甘油不能缓解。

(2) 不典型表现:多数老年心肌梗死患者症状不典型,较少有心前区疼痛,可表现为牙、肩、腹等部位的疼痛,而较多的表现为头昏、胸闷、气急、疲劳、衰弱、恶心、休克、意识障碍等。

4. 辅助检查

(1) 心电图:典型的急性心肌梗死心电图表现对临床有确诊价值。急性 Q 波型心肌梗死的心电图表现为:病理性 Q 波、ST 段弓背样抬高、T 波倒置。老年人常出现不典型心电图表现。

(2) 超声心电图:可了解心室壁运动状况,对评估心肌梗死面积、心功能状态及判断预后有重要价值。

(3) 心肌坏死物质指标:肌红蛋白在发病 4~6 小时升高;肌钙蛋白 T 或 I 出现稍延迟,是诊断心肌梗阻死的敏感性及特异性指标;肌酸激酶同工酶(CK-MB)可在起病后 6 小时内升高,24 小时达高锋,48~72 小时恢复;乳酸脱氢酶(LDH)在起病后 8~10 小时升高,2~3 天达高锋,1~2 周恢复;天门冬酸氨基转移酶(AST)在起病 6~12 小时内升高,24~48 小时达高锋,3~6 天恢复。

5. 心理社会状况

AMI 发作时胸痛异常剧烈,患者可有濒死感,产生恐惧心理。患者自理能力下降,担心预后,易产生焦虑。

(三) 护理诊断

1. 疼痛　与心肌缺血、缺氧、坏死有关。
2. 活动无耐力　与心排血量减少引起全身供氧量不足等有关。
3. 恐惧　与休克时难于忍受的剧痛,患者生命受到威胁有关。
4. 便秘　与进食少、活动少、不习惯床上排便有关。

(四) 护理目标

1. 患者主诉心前区疼痛减轻或消失。
2. 患者活动耐力增强,活动后无不适感。
3. 患者恐惧感减轻或消失,情绪平稳。
4. 患者能描述预防便秘的措施,无便秘发生。

(五) 护理措施

1. 病情观察　安置患者于冠心病监护病房(CCU),连续监测心电图、血压、呼吸 5~7 天,密切观察心律、心率和心功能的变化,及时发现各种心律失常,同时注意有无尿量、意识等病情改变。随时监测血清酶及生化检查,了解患者血电解质、血气分析、心肌酶学改变。

2. 休息与活动　保持病室安静、限制探视,保证患者充足的休息和睡眠,急性心肌梗死患者第 1 ~ 3 天绝对卧床休息,一切日常生活如翻身、进食等均由护理人员协助进行。病情稳定后逐渐增加活动量,促进心脏侧支循环的建立和心功能的恢复。病情稳定无并发症后 4 ~ 6 天协助翻身,活动肢体,以防止发生肺炎、便秘与深静脉血栓。第 2 周开始在室内走动,室外走廊散步,做医疗体操锻炼,床边完成洗漱等个人卫生活动;第 3 ~ 4 周可在医护人员的陪同下试着上下楼梯、做康复训练或出院。病情严重或有并发症应适当延长卧床时间。密切观察患者活动后的反应。如出现呼吸困难、心率比静息状态下增加 20 次/分以上且休息 3 分钟后仍未恢复、出现胸痛、眩晕,心电图上出现心律失常或 ST 段移位等,应指导患者暂停活动。

3. 饮食护理 第 1 天进食流质,第 2 ~ 3 天以流质为主,逐渐进食稀饭或面条等半流质,第 3 天可吃软食,病情好转 2 周后可进普食。饮食应清淡易消化、无刺激、低热量、低钠、低脂、低胆固醇、富含维生素和纤维素,少量多餐,避免暴饮暴食

4. 排便护理 养成规律排便习惯,适当运动,增加蔬菜、水果的摄入,病情允许的情况下每天摄入 2000ml 液体,保持大便通畅,避免用力排便。

5. 心理护理 安慰患者,向患者介绍病情及心电监护仪的作用,消除其紧张、恐惧心理。关心、尊重、鼓励患者,耐心解答患者提出的问题,帮助患者树立战胜疾病的信心,进行各项抢救操作时沉着、冷静、熟练、准确,给患者以安全感。让患者家属了解疾病,稳定家属情绪,争取家庭和社会的支持。

6. 溶栓治疗护理 脑出血是老年人溶栓治疗最危险的并发症,对接受急性溶栓治疗的老年人,应密切观察血压及心率的变化,观察皮肤、齿龈有无出血,有无血尿、黑便、头痛、意识及肢体活动障碍,及时发现脑出血的征象。

7. 介入治疗护理 对接受介入治疗的患者,除应观察穿刺伤口有无出血外,还应密切观察心电图变化,有无再发心前区疼痛,及时判断有无新的心肌缺血发生。

8. 注意观察药物不良反应 采用静脉途径给予硝酸甘油或硝普钠等,应尽量使用输液泵,保证适量给药。

(六)健康教育

积极治疗高血压、高脂血症、糖尿病等疾病。合理调整饮食,适当控制进食量,禁忌刺激性饮食,少吃动物脂肪及胆固醇较高的食物,戒烟限酒。注意劳逸结合,遵医嘱服药,随身携带硝酸甘油等扩张冠状动脉的药物。指导患者及家属了解并排除与冠心病有关的危险因素。

第 5 节 老年人消化与泌尿系统疾病及护理

一、老年便秘的护理

案例 7-6

张先生,65 岁。左下肢粉碎性骨折术后第 3 天,主诉排便困难,腹部胀痛。体检:腹肌紧张,可触包块。

问题:1. 该患者发生了什么问题?
2. 如何对该患者进行护理?

(一)概述

便秘(constipation)是指排便困难、排便次数减少或排便时间明显延长,粪便干硬,便后无舒畅感。便秘是老年人的常见症状,约 1/3 的老年人出现便秘,以功能性多见。老年人便秘的主要并发症是粪便嵌塞,可导致肠梗阻、结膜溃疡、溢出的大便失禁或矛盾性腹泻,甚至对

心、脑血管循环产生不利影响,在急性心肌梗死、脑血管意外等疾病时可危及生命。

(二) 护理评估

1. 致病因素

(1) 生理因素:老年人因胃酸缺乏,消化酶分泌减少,小肠吸收功能差,使食物经过胃肠的时间过长,大便水分被吸收,引起粪便干硬。

(2) 疾病因素:直肠、结肠、肛门疾病,如直肠肿瘤、直肠炎、肛裂、痔疮、肛周脓肿和溃疡;中枢神经疾病,如脊髓损伤、脑血管意外、帕金森病、痴呆症;内分泌疾病,如糖尿病、甲状腺功能减退等。

(3) 心理因素:情绪紧张、焦虑、抑郁导致神经功能紊乱,使排便反射受抑制。

(4) 社会文化因素:个体的排便在需他人协助时,会压抑便意。

(5) 饮食因素:老年患者消化功能减退,食物摄入量减少,饮食过于精细,食物缺乏纤维素及饮水量较少致使粪便体积减小,对肠壁刺激减弱,大便干硬导致便秘。

(6) 活动减少:老年患者因年老体弱、行动不便或长期卧床,活动量减少,肠蠕动减弱,肠道水分减少引起便秘。

(7) 药物作用:便秘是许多药物的常见不良反应。老年患者因用药种类多,服用了易导致便秘的药物如止痛剂、麻醉药、缓泻剂、抗胆碱能药、抗抑郁药等,导致结肠平滑肌功能失调引起便秘。

2. 健康史 询问老年患者排便的次数、量及性状、是否费力等。了解老年患者饮食习惯、活动情况、用药情况及排便习惯等。

3. 临床表现

(1) 排便困难:排便次数减少,每周少于 3 次,粪便量少,排便时间延长,并逐渐加重;粪便干硬,难于排出。

(2) 伴随症状:腹胀、腹痛、恶心、呕吐、口渴、会阴胀痛等。

4. 辅助检查 肛门直肠指检以排除直肠、肛门的疾患;结、直肠镜或钡剂灌肠以排除结、直肠病变及肛门狭窄。

5. 心理社会状况 长期便秘老年患者可产生焦虑不安、精神紧张、抑郁情绪。而这些心理因素又可加重便秘的发生;便秘带来的痛苦影响老年患者的社交活动,降低其生活质量。

(三) 护理诊断

1. 便秘 与活动减少、不合理饮食、药物不良反应有关。

2. 舒适的改变 与排便时间延长、排便困难有关。

3. 焦虑 与患者对便秘恐惧、担心预后有关。

(四) 护理目标

1. 患者排便困难消失,能定时排便。

2. 患者能排空大便,便后无不适感。

3. 患者焦虑减轻或消失,情绪平稳。

(五) 护理措施

1. 心理护理 耐心讲解便秘的原因,多与患者沟通,听取患者的倾诉,取得患者信任,反复强调便秘的可治性,增强其治疗信心。

2. 提供排便环境 满足患者私人空间的需求,房间内居住 2 人以上者,可在床单位间设置屏风或窗帘,便于患者的排泄需要。照顾患者排泄时,只协助患者无力完成的部分,不要一直守候在身旁,更不要催促,以免患者紧张、焦虑而影响排便。

3. 饮食护理 食用富含纤维素的食物如香蕉、芹菜、韭菜等。保证每天的饮水量在 1500 ~

2000ml。可养成清晨空腹饮1杯温开水或300～500ml蜂蜜水的习惯。

4. 鼓励患者适当运动 改变静止的生活方式,根据自身情况适当参加体育锻炼,如散步、慢跑、太极拳等。若患者长期卧床或坐轮椅,应避免久坐久卧,可扶助站立或通过转动身体,挥动手臂进行腹式呼吸等方式进行锻炼。

5. 重建正常的排便习惯 指导患者根据自身情况选择适合的排便时间,可在早晨或饭后,每天在固定时间排便,培养老年人良好的排便习惯。

6. 腹部环形按摩 患者在排便时,用手沿结肠解剖位置由右向左环形按摩,可增加腹内压,使降结肠内容物向下移动,促进排便。

7. 遵医嘱给予口服缓泻剂 缓泻剂可增加粪便中水分,刺激肠蠕动,加速肠内容物的运行而起导泻作用。但不可长期使用或滥用,以免对缓泻剂形成依赖,导致慢性便秘的发生。

8. 使用简易通便剂 常用开塞露、甘油栓等。指导老年人取左侧卧位,放松肛门括约肌,将药挤入肛门,保留5～10分钟后再排便。

9. 人工取便法 详见《基础护理技术》。

10. 以上措施均无效时,遵医嘱给予灌肠。

(六)健康教育

1. 饮食指导 纠正不良饮食习惯,多食用粗纤维含量高的食物,如粗制面粉、玉米粉、燕麦等;多饮水,晨起可饮1杯淡盐水,上午和傍晚各饮1杯温热的蜂蜜水,以助通便。多吃蔬菜水果,如香蕉、西瓜等。富含油脂又有利健康的食物如核桃、芝麻、松子也有利于通便。少饮浓茶或含咖啡因的饮料。

2. 养成良好的排便习惯 给老人讲解保持大便通畅的重要性,制订时间表,安排足够的时间排便,避免他人干扰;防止意识性地抑制便意,有便意时不要忽视。

3. 建立良好的排便环境 便器应清洁而温暖。体质虚弱的老年人可使用便器椅,或在老人面前放置椅背。指导老人在坐位时把脚踩在小凳子上,身体前倾,放松心情,先深呼吸,后闭住声门,向肛门部位用力排便。提供排便坐姿的依托,减轻排便不适感,保证安全。

4. 腹部自我按摩指导 指导患者在清晨和晚间排尿后取卧位,双手示、中、无名指相叠,沿结肠走向,顺时针自右下腹向上至右上腹,横行至左上腹,再向下至左下腹作腹部环形按摩,促进肠蠕动,手法由轻至重,由慢至快,再由快至慢,由重至轻,每天数次,每次10分钟左右,在按摩的同时可作肛门收缩动作。

5. 药物指导 容积性泻药服药的同时需饮水250ml;润滑性泻药不宜长期服用,以免影响脂溶性维生素的吸收;盐性轻泻剂如硫酸镁等作用太快不宜长期使用;温和的口服泻药多在服后6～10小时发挥作用,故宜在睡前1小时服用。

二、老年人尿失禁的护理

案例 7-7

刘女士,65岁。2年前开始出现了一种难言之隐,即每次大笑时小便会不自主流出,在同事、朋友面前很尴尬,所以一直不敢开怀大笑。最近这一情况变得越来越严重,不仅笑时会不知不觉流出尿来,而且打喷嚏、咳嗽甚至快走几步或跑两步,尿液也会不自主地流出来。现在她既不敢笑,又不敢出远门,还必须天天带上卫生巾,自己感到非常苦恼。

问题:1. 该患者属于哪种类型的尿失禁?

2. 护士如何给予健康指导?

(一)概述

尿失禁(uroclepsia)是指排尿不受主观控制而自尿道口溢出或流出的状态。尿失禁是老年人中最为常见的病症之一。女性的发病率高于男性。尿失禁对大多数老年人的生命无直接影响,但可造成身体异味,皮肤糜烂,反复尿路感染等,是导致老年人产生孤僻和抑郁的原因之一。

(二)护理评估

1. 致病因素

(1)尿路梗阻:前列腺增生、前列腺癌、尿路结石阻塞、尿道狭窄、粪便嵌塞等。

(2)雌激素水平下降:绝经后雌激素水平下降导致盆底肌肉松弛,膀胱、尿道括约肌张力下降,当腹压增高时,导致尿液外漏。前列腺手术后膀胱颈括约肌受损可导致尿失禁。

(3)神经精神疾病:老年人精神受到强烈刺激、周围环境突然改变或脑卒中、痴呆影响了控制排尿机制的神经中枢等可引起尿失禁。

(4)其他:机体老化、如厕条件、身体虚弱、活动受限等。

(5)药物因素:服用利尿剂、抗抑郁药、镇静安眠药、精神病药、抗胆碱能药物等。

2. 健康史 了解有无老年性痴呆、前列腺增生、尿道狭窄、脑卒中、脊髓受伤等与尿失禁相关疾病;了解老年人诱发尿失禁的原因(如咳嗽、打喷嚏等),与尿失禁发生的时间关系,失禁时流出的尿量及失禁时有无尿意等;了解老年女性既往分娩史和阴道、尿道手术史等。

3. 临床表现

(1)压力性尿失禁:用力时出现不自主溢出尿液。如精神紧张、用力咳嗽、喷嚏、大笑、举重物等骤然增加腹内压时,尿液可不由自主地从尿道排出。多见于中年女性。

(2)急迫性尿失禁:尿意产生的同时,尿液已从尿道口流出,几乎没有预兆。常伴有尿频、尿急、尿痛等症状。

(3)充溢性尿失禁:膀胱内尿液充盈达到一定压力时,有少量尿液不自主溢出,而当膀胱内压力降低时,排尿即停止,但膀胱仍充满尿液而不能排空。

(4)暂时性尿失禁:老年人中较为常见,常因谵妄、尿道感染、萎缩性尿道炎和阴道炎、使用某些药物、活动受限、粪便嵌顿等引起。如不治疗,暂时性尿失禁有可能变成持续性的尿失禁。

(5)尿失禁时老年人容易出现压疮、泌尿系统感染,心理上产生苦闷、害羞、自卑、孤独。

4. 辅助检查

(1)尿道压力测试:可诊断压力性尿失禁。当老年人膀胱内充满尿液时,于站立位时咳嗽或大笑,观察在腹压升高时是否出现漏尿情况。

(2)尿垫试验:在老年人内裤里放置一块已称重的卫生垫后让其运动,运动后再次称重卫生垫,以了解漏尿情况。

(3)测定残余尿量。

(4)其他检查:尿常规、尿培养、生化检查,了解有无泌尿系统感染。

5. 心理社会状况 老年尿失禁患者因当心身体有异味遭别人厌恶、嫌弃,所以不愿与人交往,感到自卑、苦闷、害羞、孤独;病情严重的患者需要他人精心照顾,支付大量卫生用品、衣物、药品的费用,给家庭带来经济负担。

(三)护理诊断

1. **压力性尿失禁** 与盆底肌肉松弛、膀胱、尿道括约肌张力降低、手术、肥胖等有关。

2. **急迫性尿失禁** 与创伤、腹部手术、液体(酒精、咖啡、饮料)摄入过多、老年退行性病变及患有尿路感染等有关。

3. **有皮肤完整性受损的危险** 与尿液长期刺激局部皮肤有关。

4. **社交障碍** 与身体异味引起窘迫、不适等有关。

5. 焦虑　与尿失禁有关。

(四) 护理目标

1. 患者尿失禁得到改善和控制。
2. 患者局部皮肤清洁、干燥，无破损。
3. 患者能积极主动参加社交活动。
4. 患者焦虑情绪减轻或消失。

(五) 护理措施

1. 心理护理　老年人多因长期尿失禁而自卑，对治疗信心不足。护理人员应给予充分理解，尊重老年人，建立良好护患关系，向患者解释尿失禁的原因及治疗情况，注意保护其隐私，要耐心、和蔼、不厌其烦，用良好的护理语言和行为激起患者对康复的信心，并主动配合治疗，同时与患者家属进行沟通，取得家庭的支持和帮助，用心聆听老年人倾诉。

2. 改善环境　为患者提供良好的如厕环境，如升高马桶座、厕所内增加扶手椅，便器应放在患者便于取用的地方。帮助穿脱衣裤困难的患者，尽量穿简单易脱的衣裤。老年人的卧室尽量安排在靠近卫生间的位置，夜间有适宜的照明灯。

3. 皮肤护理　老年尿失禁患者可出现皮肤溃烂、压疮、继发感染，故要保持会阴部清洁、干燥、勤换衣裤、尿垫、床单，可涂适量油膏保护皮肤，防止感染。

4. 提示排尿法　可根据其排尿记录，制订排尿计划，定时提醒，帮助其养成规律性的排尿习惯，同时要改善患者的如厕条件。

5. 外部引流　对部分不能控制的尿失禁患者，可采用接尿装置引流尿液。女患者采用女式尿壶紧贴外阴部接取尿液；男患者可用尿壶接尿，也可用阴茎套连接集尿袋接取尿液，但不宜长期使用。

6. 盆底肌训练　对轻度压力性尿失禁，且认知功能良好的老人有效。坚持6个月以上的训练则效果较好。指导患者取立、坐或卧位，试作排尿(排便)动作，先慢慢收紧盆底肌肉，再缓慢放松，每次10秒左右，连续10遍，每日进行数次，以不觉疲劳为宜。若病情许可，可做抬腿运动或下床活动，增强腹部肌肉力量。

(六) 健康教育

1. 指导患者及家属经常开窗通风，减少室内异味。
2. 保持会阴部皮肤清洁、干燥，勤换内衣。
3. 鼓励患者参加力所能及的户外活动，增强体质，愉悦心情。
4. 坚持进行排尿功能训练、盆底肌肉锻炼。
5. 选择均衡饮食，给予高蛋白、高维生素、易消化的饮食。
6. 向患者说明尿液对排尿反射刺激的必要性，保持液体摄入每日在2000～2500ml。但睡前要限制饮水，以减少夜间尿量。避免摄入有利尿作用的咖啡、可乐、浓茶等饮料。
7. 鼓励家属多与患者沟通，理解、关心、体贴患者，提高老年尿失禁患者的生活质量。

第6节　老年人内分泌、代谢性系统疾病及护理

一、老年糖尿病患者的护理

案例 7-8

彭女士，62岁，身高155cm，体重64kg。5年前因无明显诱因出现身体困乏、口渴、多尿、食欲增加，被确诊为2型糖尿病，一直坚持饮食治疗、体育锻炼和注射胰岛素控制血糖。最近，患者到外地旅游

期间,坚持用药,但进食不规律。旅行的第 3 天下午注射胰岛素后 1 小时仍未进食,患者突然出现严重乏力、心悸、多汗,迅即昏迷。

问题:1. 该患者存在哪些问题?

2. 对该患者如何有针对性地进行饮食、运动、用药等方面的健康教育?

（一）概述

老年糖尿病(diabetes mellitus,DM)是指年龄在 60 岁以上的老年人,由于多种原因引起的胰岛素分泌不足和(或)作用缺陷,出现高血糖、高血脂、高蛋白质、水和电解质等紊乱的代谢性疾病。老年糖尿病绝大多数为 2 型糖尿病。

（二）护理评估

1. 致病因素

(1) 遗传因素和环境因素:有研究显示,2 型糖尿病有家族发病倾向,系多基因遗传性复杂病,遗传因素主要影响 β 细胞功能;环境因素主要包括现代生活方式、肥胖、体力活动减少、心理应激、基础代谢降低以及老年人体内肌肉组织逐渐减少和脂肪组织相对增多等因素。

(2) 胰岛素抵抗和 β 细胞功能缺陷:胰岛素抵抗是指胰岛素作用的靶器官(主要是肝脏、肌肉和脂肪组织)对胰岛素的敏感性降低;β 细胞功能缺陷在 2 型糖尿病的发病中起关键作用,主要表现为胰岛素分泌量的缺陷和胰岛素分泌模式异常。

2. 健康史

(1) 家族史:询问老年人有无糖尿病家族史。

(2) 既往史:了解老年人的饮食习惯、生活习惯;有无乏力、口渴、体重突然减轻等症状;有无患自身免疫性疾病病史;有无酮症酸中毒、低血糖和感染等并发症。

(3) 用药史:询问老年人既往的健康状况,有无长期服用某些药物。服用每种药物的原因、剂量、时间以及出现的不良反应等。

3. 临床表现

老年糖尿病患者多数无多饮、多食、多尿和体重减轻的症状,仅表现为餐后高血糖而尿糖不明显,仅有 1/4～1/3 会出现"三多一少"症状。现阶段多数患者体型肥胖,病情一般较轻,缺乏典型症状,但并发症多,在体检或治疗其他疾病时发现有糖尿病;老年糖尿病患者有时空腹血糖不高,但餐后 2 小时血糖较高,因此,需检测餐后 2 小时血糖才能确诊。

老年糖尿病的急性并发症:常见呼吸、消化、皮肤及泌尿生殖等各系统的感染,且表现出病情重、症状轻的特点,容易被忽视,感染可见于本病的首发症状;出现高渗性非酮症糖尿病昏迷和乳酸性酸中毒,常危及生命;血糖控制不严格或者用药不当可发生低血糖。急性并发症的死亡率高,病情进展快,若护理治疗不及时,容易发生心、脑、肾等严重并发症。

此外,老年糖尿病还有慢性并发症:如糖尿病肾病、糖尿病视网膜病、周围神经病变、皮肤瘙痒或皮肤疖肿等。老年糖尿病特有的并发症可见老年人认知能力下降、低体温、肩关节周围病等。

4. 辅助检查

(1) 血糖测定:空腹血糖(隔夜禁食至少 8 小时以上)≥7.0mmol/L 和(或)餐后 2 小时血糖≥11.1mmol/L,即可确诊本病。

(2) 尿糖测定:包括餐前尿糖定性、分段尿糖定性、24 小时尿糖定量等,可根据需要选择。

(3) 口服葡萄糖耐量试验(OGTT):对诊断有疑问者可进行该试验。

(4) 糖化血红蛋白(GHb)测定:可反映取血前 8～12 周的血糖(总)水平,是糖尿病患者病情监测的指标。GHb<8%,糖尿病的并发症会大大降低;GHb>9%,说明患者持续高血糖,会发生糖尿病肾病、动脉硬化、白内障等并发症。

(5) 血浆胰岛素和 C-肽测定:1 型患者明显低于正常值,2 型患者可正常或偏高。

（6）其他：胆固醇、三酰甘油、游离脂肪酸均增高；血尿酮体的测定可及时发现酮症。

5. 心理社会状况　本病是一种慢性代谢性疾病，需终生治疗，且需要严格控制饮食，使患者常感到失去生活乐趣产生悲观情绪。因此，要评估患者及家属对糖尿病知识的掌握情况、家属对患者的理解及支持照顾程度。

（三）护理诊断

1. 营养失调：高于或低于机体需要量　与胰岛素分泌或作用缺陷导致三大物质代谢紊乱有关。

2. 有感染的危险　与营养不良、机体抵抗力降低有关。

3. 有皮肤完整性受损的危险　与皮肤营养不良及感觉异常有关。

4. 潜在并发症　高渗性非酮症糖尿病昏迷、酮症酸中毒、低血糖昏迷、糖尿病足、抑郁症等。

（四）护理目标

1. 老年人及家属能说出饮食治疗疾病的要求与控制血糖之间的关系，达到理想体重。

2. 老年人及家属能识别高血糖与低血糖的症状，掌握简单的处理方法，学会血糖自我监测，能正确进行糖尿病饮食。

3. 老年人及家属能讲述降糖药的名称、用法、作用和不良反应，遵医嘱服用，保持血糖正常或维持理想水平。

4. 老年人及家属能描述引起皮肤破损的因素和预防方法，掌握皮肤护理、足部护理的方法，能识别糖尿病下肢病变的早期表现。

（五）护理措施

1. 饮食护理

（1）饮食原则：根据标准体重、年龄、性别、工作性质等计算出总热量，给予低糖、低脂（以不饱和脂肪酸为主），适当蛋白质，高纤维素，高维生素饮食，进食应定时定量。主食一般以米、面为主，尽量多吃荞麦、玉米、燕麦等粗杂粮，少吃或不吃含饱和脂肪酸的猪油、牛油、奶油、黄油以及土豆、芋头、花生、瓜子等。少摄入胆固醇高的食物，例如动物内脏、蛋黄、全脂牛奶等。限制钠盐的摄入，适当补充铬、锌、钙、镁等微量元素。禁食白糖、蜂糖、含糖饮料及甜糕点。戒烟限酒。出现饥饿时可增加蔬菜（如胡萝卜、洋葱、芹菜、菠菜等）、水果（如橙子、草莓、苹果等）和豆制品等的摄入。

（2）营养分配：老年糖尿病患者基础代谢率低，活动量相对较少，消化吸收能力差，选择食物要清淡，容易消化。总热量控制在每天每千克标准体重25~30kcal。糖类占总热量50%~60%；脂肪占25%~30%，其中饱和脂肪酸不应超过总热量的7%，食物中胆固醇摄入量每日应小于300mg；肾脏功能正常的老年人糖尿病患者推荐蛋白质占供能比的10%~15%，每日每千克理想体重0.8~1.2g，营养不良或患消耗性疾病者增至1.5~2.0g，伴有糖尿病肾病而肾功能正常者应限至0.8g，血尿素氮已升高者应限至0.6g以内，至少1/3应来自动物蛋白质，以保证必需氨基酸的供给。

（3）三餐比例：可根据患者病情、饮食习惯和配合药物治疗需要将每日摄入总热量按照1/5、2/5、2/5或1/3、1/3、1/3分配，也可按照1/7、2/7、2/7、2/7分为4餐。

2. 运动指导　运动能改善靶细胞对胰岛素的敏感性，有利于控制血糖，改善脂肪代谢，保持体重，改善器官功能，改善睡眠，减少焦虑和抑郁，从而预防并发症或减慢并发症的发展进程。

（1）运动原则：可根据患者的年龄、体力状况、有无并发症等因人而异，量力而行，选择有氧运动。运动要从小量、短时间开始，根据个人情况逐渐增加，以不超过机体耐受能力为宜，一般可用运动后脉率来衡量,脉率=170-年龄。

(2)运动强度:健康状况较好的老年人可选择游泳、骑自行车、打乒乓球等方式,对有合并症的患者选择散步、打太极拳、家务劳动等方式。

(3)运动次数:单纯饮食治疗者,至少每周运动4次;接受口服降糖药及胰岛素治疗的老人应每日定时运动,肥胖者应酌情增加运动次数。

(4)运动时间:以进餐1小时后,2~3小时为宜,不可在空腹时运动,注意补充水分,若运动后有低血糖症状可酌情加餐,活动时间每次15~30分钟,每日1~3次,每周运动不少于3次。

(5)运动注意要点:随身携带糖果、糖尿病卡和急救电话以备急需,不宜单独运动;运动中如感到头晕、无力、出汗应立即停止运动;尽量避免恶劣天气、寒冬或酷暑在户外运动。

3. 心理护理 向老年人解释虽然本病需要终身治疗,但是通过良好的饮食控制、规律的生活方式、适当的体育锻炼、合理使用药物等综合措施,可延缓疾病的发展,带病延年,稳定的情绪和良好的心情对疾病是有帮助的。

4. 并发症的预防和护理

(1)预防感染:指导老年人进行皮肤清洁和护理,选用中性沐浴液或清水洗澡,经常更换衣裤,保持清洁,避免皮肤损伤发生感染;保持口腔清洁,防止口腔内感染;女性糖尿病患者注意保持外阴清洁干燥,避免发生泌尿系统感染;注射胰岛素时皮肤应严格消毒,以防感染;当局部皮肤发生红、肿、热、痛时要采取有效措施,及时治疗。

(2)足部护理:每晚以温水(35~40℃)清洗足部并拭干,保持趾间干燥;选择松口的纯棉袜,不穿过紧的鞋子;休息时抬高足部,促进下肢静脉回流,以预防下肢水肿;剪脚趾甲前应泡脚软化趾甲,不可剪得过深,以免损伤甲沟;经常检查患者足部有无水疱、鸡眼和脚癣等,发现异常及时就诊;足部保暖慎用烤灯,使用热水袋注意温度不可过高,以防烫伤;禁烟,并保持适当的运动以改善足部血液循环。

(3)眼部病变者护理:患者若有视力下降、视物模糊等,应注意加强安全保护,定期检查视力和眼底;保持大便通畅,以免排便时腹压增加,导致视网膜剥脱。

(4)酮症酸中毒护理:护理的关键是快速建立静脉通道,及时纠正水、电解质、酸碱平衡紊乱,足量的应用胰岛素配合抢救。此外,保持呼吸道通畅,给予吸痰、吸氧,密切观察病情变化。

5. 用药护理 因老年人低血糖的危险性高于高血糖,故血糖不宜控制过严,空腹血糖宜控制在9mmol/L以下,餐后2小时血糖在12.2mmol/L以下。

(1)口服降糖药:严格遵医嘱服用降糖药。①磺脲类药物可刺激胰岛β细胞释放胰岛素。应在饭前半小时服用,主要不良反应为低血糖反应和肝功能损害,亦可出现皮疹、消化道症状、白细胞减少等,出现此类反应要及时就诊。②双胍类药物可抑制肠道对葡萄糖的吸收,减少糖原异生,促进糖的无氧酵解,增加周围组织对葡萄糖的摄取和利用。应在进餐时或进餐后服用,主要不良反应有口干发苦,口内有金属异味、恶心等消化道反应。③阿卡波糖应与第1口饭同时嚼服,不良反应有腹痛、腹胀、便秘与腹泻。胃肠道炎症、溃疡病时忌用。

(2)胰岛素:①保存:胰岛素宜放置在冰箱内冷藏保存,不可冰冻。注射前1小时取出升温后再使用。超过有效期不得再使用。②抽取:必须采用1ml注射器或胰岛素专用注射器抽取,避免震荡。③配制:两种胰岛素混合使用时,应先抽取普通胰岛素,再抽取鱼精蛋白锌胰岛素。④注射:应选择皮下脂肪较多、皮肤疏松的部位作皮下注射,并经常更换注射部位(两次注射部位应间隔3cm,同一部位使用应间隔8周),防止皮下萎缩,注射时间、剂量、部位应严格遵照医嘱执行。⑤不良反应:最常见的是低血糖反应,多为注射后未及时进食造成。表现为疲乏、强烈饥饿感、头晕、心慌、出汗、手抖,重者可出现抽搐、昏迷,甚至死亡。一旦发生低血糖应立即抽血送检,轻者可给予15g糖、含糖饮料或饼干、面包等。重者可给予50%葡萄糖溶液40~60ml静脉注射或静脉滴注10%葡萄糖溶液,患者清醒后再进食,防止再次昏迷。

(六)健康教育

广泛宣传教育,提高公众、患者及其家属对糖尿病的认识水平,普及糖尿病护理的基本知识和技能,提高老年糖尿病患者及其家属管理本病的能力。要做好饮食指导、运动指导、生活指导(如戒烟酒、保持清洁、预防感染)和血糖自我监测指导,教会患者及家属测量尿糖和血糖的方法,建立血糖监测日记。指导患者严格遵照医嘱服用降糖药,不可自行调整用药剂量及随意停药,并教会患者及家属识别药物常见的不良反应及简单的应对方法。使患者保持乐观情绪,患者外出应随身携带糖尿病治疗卡,随身备有糖果,在突发低血糖时可及时进行自救。

二、老年肥胖症患者的护理

案例 7-9

姜某,63岁,退休干部,独居,独子在国外工作。因感觉退休前后反差太大,思想上难以接受,故有意疏远以往的同事和朋友,也不愿参加体育锻炼,白天大部分时间在家看报纸或电视节目,夜间睡眠差。饮食上以细粮和肉类为主,蔬菜、水果吃得较少。近期体检:身高168cm,体重76kg,除脂肪肝外未发现其他器质性病变。

问题:1. 综上所述,老人可能发生了什么问题?
　　　2. 对老人健康指导的重点是什么?

(一)概述

肥胖症(obesity)是人体代谢异常,导致体内脂肪堆积过多和(或)分布异常、体重增加,是由衰老改变、社会环境、遗传等多种因素共同作用的结果。主要是多食或消耗减少,或两者同时存在,使多余的热量以脂肪的形式储存于体内所致。患病人群中,女性多于男性。肥胖症可分为单纯性和继发性两大类。

(二)护理评估

1. 致病因素

(1)生活行为方式:不良饮食习惯是引起肥胖症的最常见的外因。肥胖症的老年人大多食欲好、食量大、喜好甜食和零食、高脂饮食、在外用餐及服用滋补药使能量摄入过多;经常坐位、体力活动不足致使能量消耗减少;抽烟、喝酒等不良生活方式而导致肥胖。

(2)年龄老化:生长激素、促甲状腺激素分泌减少和女性绝经期后雌激素水平骤降与肥胖关系密切。

(3)遗传因素:有报道指出,双亲中有一方为肥胖,其子女肥胖率约为50%,双亲中双方均为肥胖,其子女肥胖率上升至80%。本病虽有家族聚集倾向,但也不能排除与长期共同的饮食习惯和活动方式有关。单纯性肥胖的发病以遗传因素占主要地位。

(4)其他:精神因素常影响食欲,当精神过度紧张而交感神经兴奋或肾上腺素能神经受刺激时(尤其是α受体占优势),食欲受抑制;当迷走神经兴奋,胰岛素分泌增多时,食欲常亢进。甲状腺功能减退症、皮质醇增多症等疾病会影响脂肪代谢。

2. 健康史

(1)家族史:询问患者家族成员尤其是双亲有无肥胖症家族史。

(2)既往史:了解患者的饮食习惯(食量、进食方式、结构)、活动情况、是否患有相关内分泌代谢疾病、近期有无情绪的突然变化、体重增加以及体重超标的开始时间等。根据情况,了解患者有无心血管、内分泌、消化系统及呼吸系统症候群。

（3）用药史：了解用药情况，特别注意有无使用有关的激素类药物。

3. 临床表现　轻度肥胖多无症状，中重度肥胖可出现代谢紊乱症候群：

（1）呼吸系统：由于腹部脂肪增加膈肌上升，使肺活量降低，出现呼吸短促、缺氧、二氧化碳潴留、心悸、不愿活动；咽喉部的脂肪堆积过多，可引起上呼吸道狭窄，出现睡眠呼吸暂停综合征。

（2）心血管系统：重度肥胖者脂肪组织中血管增多，使循环血量增加，心室前负荷增加，导致左室肥大，甚至心力衰竭。

（3）内分泌代谢紊乱：糖尿病和肥胖密切相关，约有 80% 的 2 型糖尿病患者同时伴有肥胖，肥胖患者中又有 60% 存在着糖耐量异常。肥胖还可引起高脂血症，高尿酸血症和痛风等。女性可出现月经不调，甚至闭经等。

（4）消化系统：肥胖者多有食欲亢进，便秘腹胀等；由于脂肪代谢紊乱，使胆固醇沉积在各器官形成脂肪肝、胆结石，常有消化不良、胆绞痛等表现。

（5）其他：肥胖者嘌呤代谢异常，血尿酸升高，使痛风的发病率明显增加，约 50% 的痛风患者患有肥胖症。某些癌症在肥胖症患者中更常见，女性乳腺癌、子宫内膜癌和卵巢癌，男性前列腺癌、结肠癌和直肠癌等癌肿发病率增高。肥胖症老人由于代谢功能减退，骨质疏松，导致脊柱和关节负荷增加，还可伴随或并发骨关节病，出现腰酸背痛、关节变形等症状。

4. 辅助检查

（1）体重指数（BMI）：BMI 是世界卫生组织推荐诊断肥胖症最重要的指标，缺点是不能反映局部体脂的分布。计算公式为 $BMI(kg/m^2) = 体重(kg)/[身高(m)]^2$。亚洲标准 BMI 正常值为 18.5～22.9，≥23 为超重，23～24.9 为肥胖前期，25～29.9 为 I 度肥胖，≥30 为 II 度肥胖，≥40 为极重度肥胖，最理想的 BMI 是 22。

（2）理想体重（IBW）：可以测量身体肥胖程度。计算公式为 $IBW(kg) = 身高(cm) - 105(cm)$ 或 $IBW(kg) = [身高(cm) - 100(cm)] \times 0.9(男性)$ 或 0.85（女性）。当体重超过理想体重的 10% 为超重，超 20%～30% 为轻度肥胖，超 30%～50% 为中度肥胖，超过 50% 为重度肥胖。

（3）腰臀围比值（WHR）：腰围测量髂前上棘和第 12 肋下缘连线的中点水平，臀围测量环绕臀部的骨盆最突出点的周径。目前，我国多数专家认为测定腰围更为简便可靠，WHR＞0.72 为肥胖。WHR 高的脂肪主要分布在上腹部皮下和内脏，称为中心型（男性型或腹型）肥胖；WHR 低的脂肪主要分布在下腹部、臀部和股部皮下，称为周围型（女性型）肥胖。研究提示，若男性 WHR＞0.95，女性 WHR＞0.8，其患病率就会大幅度增加。专家建议，男性 WHR≥1，女性 WHR≥0.85，就必须实施减肥。

（4）皮肤皱褶卡钳测量皮下脂肪厚度：人体脂肪常用测量部位为三角肌外皮脂厚度及肩胛角下。成人两处相加，男性≥4cm，女性≥5cm 即可诊断为肥胖。如能多处测量则更为可靠。

5. 心理社会状况　肥胖的老年人因身体外形改变，容易产生自卑感、羞耻感、焦虑不安、自我形象紊乱等不良心理，不愿与人交往，出现人际交往障碍。另一方面，肥胖使老人行动不便更加不愿意参加各种活动，加重肥胖程度。因此，了解肥胖老人及其家庭成员对疾病的认知态度和对老人的支持照顾程度很重要。

（三）护理诊断

1. 营养失调：高于机体需要量　与能量摄入过多或缺乏运动等有关。

2. 自身形象紊乱　与肥胖引起自身体形改变有关。

3. 知识缺乏　患者及家属对本病的认识不足。

4. 潜在并发症　糖尿病、高血压、高血脂、冠心病等多种疾病。

（四）护理目标

1. 患者及家属提高了对肥胖的认识，自觉地执行以行为、饮食、运动为主的综合治疗，使体重逐步控制到理想水平。

2. 患者无其他系统症候群出现或各系统症状得到控制。

3. 患者情绪稳定,对生活充满信心,能主动进行一般的社交活动。

(五) 护理措施

1. 饮食护理

(1) 制订食谱:根据患者年龄、身高计算出理想体重。根据劳动强度计算出每日所需热量,及每日饮食中糖、蛋白质、脂肪的量及比例,既能满足机体的生理需要量,又能达到减肥的目的。

(2) 饮食原则:饮食应遵循低热量、低脂肪、适量蛋白质、低盐、高纤维素、富含维生素的饮食,并限制糖类食品的摄入。当患者有强烈饥饿感时,可根据情况酌情供给低热量、高纤维的蔬菜瓜果类,例如黄瓜、芹菜等。

(3) 控制目标:轻度肥胖者,仅需限制脂肪、甜食、糕点、啤酒等,使每日摄入总热量低于消耗量,适当体力劳动和体育锻炼。如能使体重每月减轻 500 ~ 1000g 而渐渐达到正常标准体重,不必用药物治疗。中度以上肥胖更需严格控制总热量,女性患者要求限制进食量在 5 ~ 6.3MJ/d (1200 ~ 1500kcal/d),如超过 6.3MJ/d 者,则无效。男性应控制在 6.3 ~ 7.6MJ/d (1500 ~ 1800kcal/d),食物中宜保证适量含必需氨基酸的动物性蛋白(占总蛋白量的 1/3 较为合适),蛋白质摄入量每日每千克体重不少于 1g。减重的同时需合理的食物选择与搭配。避免煎炸食品、方便食品、快餐、巧克力和零食等,少吃甜食,少吃盐。适当增加新鲜蔬菜和水果等膳食纤维及无热量液体以满足饱腹感。

2. 运动指导　运动是治疗肥胖症的一种辅助手段,运动可增加能量的消耗,与饮食配合,长期坚持,可以预防肥胖或使肥胖患者体重减轻。根据患者的体质、健康状况、生活环境、个人喜好等选择运动项目。运动量和运动方式应适合患者具体情况。开始时量宜小,以不感到胸闷、乏力、心悸为宜,待逐渐适应后可逐步加大,但有心血管并发症和肺功能不好的患者必须慎重。运动前测量血压、脉搏、呼吸等基础参数,运动后作对比。运动前后脉搏以不超过基础脉搏的 50% 为度,或运动量最大不超过 170-年龄。避免饭后立即运动,最好在餐后 1 ~ 2 小时或清晨空腹时锻炼。

3. 心理护理　心理支持对肥胖症患者尤为重要。护理人员应根据患者的年龄、性别、肥胖程度、受教育程度等有针对性地沟通、教育。帮助患者建立有益健康的行为和生活方式。

4. 用药指导　当采用了充分的饮食控制、运动和行为治疗 3 ~ 6 个月,仍不能减重 5%,甚至体重仍有上升趋势者;合并高血糖、高血压、血脂异常、脂肪肝、负重关节疼痛,以及肥胖引起呼吸困难或有阻塞性睡眠呼吸暂停综合征等严重并发症者,可考虑用药物辅助治疗。药物减重的目标是使原体重减轻 5% ~ 10%,减重后维持体重不反弹,使降血压、降血糖、调脂药物能更好发挥作用。脂酶抑制剂奥利司他几乎不被肠道吸收,无全身不良反应,配合平衡的低热量饮食,可使膳食脂肪吸收大约减少 33%,较适合老年人减肥,但应在医生指导下应用。推荐剂量为 120mg,每天 3 次,进餐时服用。服用奥利司他减少脂肪的吸收会影响脂溶性维生素和矿物质的吸收,应在医生和营养师指导下,适当服用维生素 B_1、维生素 B_2、烟酸、钙、锌、铁等维生素和矿物质制剂。

(六) 健康教育

做好宣教工作,帮助老年人了解与增龄变化有关的能量代谢特点、营养需求特点、肥胖等相关知识,增强自我保健能力,尽可能使体重维持在正常范围内,鼓励其改变不良行为和饮食习惯,建立有益健康的行为和生活方式。

第7节 老年人神经系统疾病及护理

一、脑血管意外患者的护理

案例 7-10

秦老师,60 岁,退休教师。清晨醒来,家人发现其口角向左侧歪斜、流涎、不能言语、右侧鼻唇沟变浅、右侧肢体瘫痪,家属送医院急诊。家属代述:患者高血压病史 10 余年,间断服药控制,血压控制在 150~160/100mmHg;1 周前患者自诉有肢体乏力、头晕、头痛等症状,未引起家人重视。辅助检查:头颅 MRI 清晰地显示有梗死灶;右侧肌力 3 级,肌张力增高,巴宾斯基征阳性。

问题:1. 该患者发生了什么问题?

2. 请为该患者制订一份护理计划。

(一)概述

脑血管意外是一组由于脑部血管出血或缺血引起的疾病,常见的有脑出血、蛛网膜下隙出血、脑梗死和脑血栓等,是中老年人的常见病、多发病、致死致残率很高。

1. **脑出血** 是指非外伤性脑实质内出血,多见于 50~60 岁人群。最主要的病因是高血压和脑动脉硬化。少数病例是由于先天性脑动静脉畸形、动脉瘤、动脉粥样硬化、脑瘤、全身出血性疾病等原因所致。

患者起病急骤,多为数十分钟至数小时的发展过程。患者多在活动、用力或情绪激动时突然发病,突然出现剧烈头痛、头晕、心中不适,面、舌或肢体麻木,患者可突然倒地、呕吐,转入意识障碍,鼾声大作、小便失禁、抽搐。

2. **缺血性脑血管疾病** 指因急性脑血管供血障碍引起的脑缺血性改变。

(1)**短暂性脑缺血(TIA):**指颈内动脉系统或椎-基底动脉系统一过性缺血导致供血区的神经功能障碍,发病突然,迅速出现言语、运动、感觉障碍和局部神经功能缺损,持续时间短,恢复快,24 小时内完全恢复,不留后遗症,但常反复发作,发作间期完全恢复正常,每次发作的症状相似。好发于中年后(45~65 岁),男性多于女性。

(2)**脑血栓形成:**指由于脑供血血管发生病理改变,在血管壁病变的基础上形成血栓,使血管管腔狭窄或闭塞,导致急性脑组织供血不足引起脑组织损害。脑动脉的粥样硬化是主要因素,脑动脉壁炎症和血管痉挛等为次要因素。临床表现取决于受累血管的分布和侧支循环的建立程度,常在安静或休息状态下发病,可有一侧肢体乏力或活动不灵活、头昏、头痛等先兆症状,常于夜间醒来后发现偏瘫、口角流涎、说话不清、失语等,严重者可能出现颅内压增高、昏迷,甚至死亡。颈动脉系统血栓可出现同侧视觉障碍,对侧偏瘫和感觉障碍。椎-基底动脉系统血栓形成可出现脑干和小脑受损的表现。

(二)护理评估

1. **健康史**

(1)**家族史:**询问患者家族成员有无类似疾病,如脑卒中、高血压等。

(2)**既往史:**了解患者既往健康状况,有无出现过肢体麻木、抽搐、走路不稳或突然跌倒,有无原因不明的头晕、头痛、眼睛发直、视力障碍等情况,是否患有脑动脉硬化、高血压、高脂血症及糖尿病等。

(3)**用药史:**询问患者有无服用抗高血压药、解热镇痛药、镇静剂等。

2. **身体评估**

(1)观察双眼闭合程度是否对称,双侧鼻唇沟是否对称,口角是否歪斜。

（2）语言能力检查:让患者说出某物品的名称和用途,回答简单问话,以了解语言的表达能力。

（3）测量血压,判断血压是否升高或降低,有无心脏杂音或心律失常。

（4）感觉检查:检查双侧面部、肢体,自上而下、左右对照,仔细观察双侧差别,不敏感者为异常。

（5）反射检查:最常见的病理反射为霍夫曼征和巴宾斯基征阳性。还有躯干、上肢的共济失调检查,四肢肌力检查等。

3. 辅助检查

（1）头颅 CT:首选 CT 检查。脑出血可见高密度血肿,以及血肿周围低密度水肿带;脑血栓形成在发病24小时内多无改变,24～48小时后梗死区出现低密度灶;少数 TIA 病例可见脑内有小的梗死灶或缺血灶。

（2）头颅 MRI:对亚急性期脑出血和肿瘤引起的脑出血可提供准确的信息;脑血栓形成者可比 CT 检查更早、更清晰地发现梗死灶,并可显示缺血的范围。

（3）其他:脑血管造影(DSA、MRA、CTA)可显示动脉瘤、病变动脉狭窄、动静脉畸形。经颅多普勒(TCD)可见血管狭窄、动脉粥样硬化斑。脑脊液检查:无 CT、无明显颅内高压者可慎重进行腰穿检查,压力增高,脑脊液呈血性,提示脑出血。缺血性脑血管疾病脑脊液检查多正常,少数可出现压力增高。还有血、尿常规检查,电解质、血糖、肝功能、肾功能、血脂、脑电图(EEG)等检查有助于鉴别诊断和了解全身情况。

4. 临床表现

（1）脑出血:寒冷季节发病较多,多数无预兆,少数有头痛、头晕、短暂肢体麻木无力等前驱症状。患者多有高血压病史,多在活动、用力或情绪激动时突然发病,并在数分钟或数小时达高峰。常见突然出现剧烈头痛、头晕、恶心、心中不适,面、舌或肢体麻木,重症者可突然倒地、呕吐,随即意识障碍、鼾声大作、小便失禁、抽搐、血压升高、脉搏慢而有力,晚期出现呼吸节律改变、血压下降、中枢性高热。

（2）TIA:临床将 TIA 分为颈内动脉系统和椎-基底动脉系统两大类。①颈内动脉系统 TIA:主要表现为一过性病变致对侧下肢无力、麻木或不完全性偏瘫,对侧感觉减退或消失,对侧中枢性面、舌瘫;左半球病灶可出现失语、失读和书写困难;眼动脉病变致交叉性瘫痪,即对侧肢体偏瘫及感觉障碍、病变侧单眼黑矇,出现短暂失明。②椎-基底动脉系统 TIA:以眩晕、恶心、呕吐、共济失调最为常见,可伴有复视、发音障碍、呃逆、吞咽困难、意识障碍等症状,脑干受损时出现交叉性瘫痪。

（3）脑血栓形成:临床表现取决于受累血管的分布和侧支循环的建立程度。多在安静或休息状态下发病,部分病例发病前有一侧肢体乏力或活动不灵活、头晕、头痛、TIA 等前驱症状。患者常于夜间醒来后发现偏瘫、口角流涎、说话不清、失语等,严重者可能出现颅内压增高、昏迷,甚至死亡。神经系统损害症状多在数小时到1～2天达到高峰。颈动脉系统血栓可出现同侧视觉障碍,对侧偏瘫和感觉障碍,优势半球病变可引起失语。椎-基底动脉系统血栓形成可出现眩晕、眼球震颤、复视、吞咽困难、发音障碍、共济失调等,脑桥基底部梗死可出现闭锁综合征,患者四肢瘫痪、双侧面瘫、假性延髓麻痹,意识清楚,眼球可活动,易误认为昏迷。

5. 心理社会状况　脑血管意外发病急,肢体瘫痪不能活动,患者自理能力减弱,部分还伴有失语,需要家属陪伴和日常照顾。患者和家属往往会出现紧张、恐惧、悲观失望的情绪。

（三）护理诊断

1. 意识障碍　与脑出血、脑水肿有关。

2. 言语沟通障碍　与发音困难以及失语症有关。

3. 自理能力缺陷 与认知、感知、躯体移动功能受损、情绪、年龄等有关。

4. 皮肤完整性受损 与神经肌肉受损、偏瘫有关。

5. 躯体移动障碍 与肢体瘫痪有关。

6. 潜在并发症 脑卒中、坠积性肺炎、泌尿系感染、消化道出血。

7. 有受伤的危险 与突发晕厥、平衡失调有关。

(四) 护理目标

1. 意识障碍逐渐减轻,直到完全恢复。

2. 积极进行语言功能锻炼,发音功能逐渐恢复,能表达自己的基本需求。

3. 能在护士的指导或协助下,摆放瘫痪肢体的位置,躯体活动能力提高。

4. 能积极参与生活自理活动,生活自理能力提高,生活质量提高。

5. 能积极进行肢体感觉、知觉锻炼,感觉、知觉逐渐恢复。

6. 已有的高血压、动脉硬化、高脂血症和糖尿病等疾病得到控制,未发生脑卒中、坠积性肺炎、泌尿系感染、消化道出血、压疮等并发症或并发症发生时能及时发现和处理。

7. 认识受伤的危险因素,积极采取措施防止受伤。

(五) 护理措施

1. 观察病情 ①密切观察体温、脉搏、呼吸、血压、神志、瞳孔大小及对光反应、视力、肌张力等情况。防止发生脑疝或再发生脑出血的可能。②观察患者头痛的性质、持续时间、发作次数、程度及伴随症状。③观察患者感觉、知觉恢复情况,评估患者的自理能力。④了解患者有无引起循环血容量减少、血压下降的因素。⑤保持呼吸道通畅,及时吸痰,必要时行气管切开。⑥监测大便及呕吐物的颜色和性状。

2. 基础护理

(1) 体位:脑出血患者急性期绝对卧床休息2~4周,床头抬高15°~30°,伴昏迷者采取平卧位,头偏向一侧,减少头部移动,有躁动现象应加床挡,必要时使用约束带或遵医嘱给予镇静剂使其安静;缺血性脑血管疾病患者为了防止脑血流量减少,应取平卧位休息;保持床铺平整、干燥、清洁,去除对皮肤刺激的有害因素;对长期卧床患者,每2小时翻身1次,必要时使用压疮防护垫。

(2) 饮食护理:遵循低盐、低脂、低胆固醇、丰富的维生素和少量多餐的原则,选择患者喜爱的食物,鼓励患者与他人一起进餐;食物从健侧送入口中,避免呛咳及误吸,喂饭的速度要慢,每次的量宜少;急性脑出血危重患者24~48小时禁食,以静脉补液来补充营养和热量,48小时后神志清楚的患者可进流质或半流质,不能进食者可给予鼻饲流质,每日4~6次为宜。

(3) 口腔护理:注意保持口腔清洁卫生,进餐后协助患者漱口和口腔护理;意识障碍者做好口腔护理,有义齿应取下,以防窒息。

(4) 呼吸道管理:及时清除口腔内的分泌物和呕吐物,拍背时鼓励患者咳痰,观察痰液的性状,当痰液黏稠不易咳出时遵医嘱使用祛痰药,必要时行气管切开;喂食后,头部抬高30°~40°,保持呼吸道通畅。

(5) 大、小便护理:对有尿潴留者,禁止在膀胱区加压按压,防止血压升高,应给予留置尿管,定期会阴护理,必要时行膀胱冲洗,预防泌尿系感染。对尿失禁者,注意更换尿布、床单,防止尿液对皮肤刺激,发生压疮。由于疾病影响、卧床时间过久、活动减少、饮食摄入减少、肠蠕动减慢,易发生便秘,鼓励患者养成定时排便的习惯,3天以上未大便者应行保留灌肠。

3. 对症护理 脑出血发生中枢性高热,药物降温无效时,可给予头置冰袋、冰帽、冰毯等物理降温措施,以减少脑细胞耗氧量。为减少脑细胞损害,应及时吸氧,氧流量2~3L/min。

4. 用药护理 遵医嘱用药,观察药物效果及不良反应。①抗血小板聚集剂(如阿司匹林)、抗凝剂、溶栓剂。②应严格掌握用药剂量,密切观察有无皮肤紫癜或消化道出血等出血情况。③扩血管药:静脉滴注扩血管药时,速度要慢,每分钟30滴左右,并注意监测血压。④降压药:颅内高压患者应根据患者年龄,病前有无高血压,病后血压情况等确定最佳血压水平。⑤脱水剂:常用20%甘露醇快速静脉滴注。用药时观察药液有无皮下渗出,有无发生组织坏死。

5. **心理护理**　及时为患者和家属提供有关疾病的发生、发展、治疗和转归信息,请康复治疗效果好的患者现身说法,鼓励患者树立战胜疾病的信心和勇气。生活护理时要体贴、关心、尊重患者。当患者进行自理尝试或功能训练取得成功时,要及时表扬、鼓励,激发患者进行康复的兴趣,积极配合治疗。

6. **康复护理**　康复的目的在于应用各种手段以预防和矫治各类神经功能障碍,恢复身体各系统功能,改善和增强日常生活自理能力,促进正常社会生活的能力。

(1) 肢体和关节保持功能体位:仰卧位时,用垫软枕等维持手臂外展的姿势,肩关节高过肩部水平,肘部稍微屈曲,膝下放枕头,防止骨关节外旋,以毛巾卷曲放在髋关节外侧,使用足托,防止足下垂。偏瘫患者的患肢体位摆放应做到:上肢保持肩外展,肘伸直,手掌打开;下肢用沙袋抵住大腿外侧防髋关节外展外旋,膝关节屈曲,足背屈与小腿成直角。

(2) 肢体训练:急性期应绝对卧床休息,病情稳定后抓紧时间尽早锻炼,越早疗效越好,待患侧肢体弛缓时开始按摩患肢肌肉及做关节被动运动。恢复期坚持功能锻炼,先做被动运动、等长和等张运动(从大关节到小关节),健侧肢体协助患侧肢体活动,逐步过渡到主动运动。当瘫痪肢体肌力有所恢复,可指导患者进行主动锻炼,应循序渐进、先坐后站再行走、先易后难、活动量由小到大、时间由短到长、主动运动与被动运动相结合的原则。指导患者在家属的协助下进行生活自理能力的训练,如吃饭、穿衣、洗漱、如厕、行走等。随之可从事简单家务训练和室外活动训练,并逐渐加大力度。训练患者的平衡和协调能力时,应保持地面干燥清洁、无障碍物,指导患者选择合适的、防滑橡胶底鞋,衣裤长度适宜,教会患者使用拐杖、助行器等辅助器具。

(3) 语言训练:偏瘫患者多伴有语言障碍,与患者交谈时要有耐心,态度和蔼,讲易懂的、清楚的简单语句,语速宜缓慢,并辅以手势和表情,以增加患者对谈话的了解,要理解患者有意识地用肢体动作加强语言效果的心理,善于观察患者的表情。也可采用卡片、笔、手势等简单的双向交流方式,增强患者语言康复的愿望。采用渐进教学法,从发音器官训练开始到发单音节、单字、单词,认人和物品名称,反复练习,巩固效果。利用各种刺激法如通过听音乐或交谈来诱导、鼓励患者说话,强化患者的应答能力。

(六) 健康教育

向患者及家属介绍脑血管疾病的病因、诱发因素、早期症状、就诊时机及治疗和预后的关系等,积极控制原发疾病,如高血压、动脉硬化、高脂血症、糖尿病、心脏病、肾病等,定期进行疾病监测,如测血压、血糖、血脂水平等。遵医嘱按时、定量有规律地治疗。指导老年人生活要有规律,保持良好的心态,保证充足的睡眠。进行适宜的体育锻炼,如散步、打太极拳、慢跑、做广播体操等。适当做力所能及的劳动。合理膳食,多吃一些含纤维素丰富的食物,预防便秘。出院时多数患者存在肢体功能障碍、言语障碍、生活不能自理等情况,应积极做好肢体和语言的康复锻炼,提高生活质量。

二、帕金森病患者的护理

案例 7-11

患者,男,70岁。近2年休息时出现言语减少、语音低沉、肢体僵硬、左手抖,紧张和疲劳时加重,入睡后消失;行动缓慢,行走时上肢协调动作降低,步幅减小,常呈碎步前冲;常出现便秘。上述症状加重10天来诊。查体:神志清楚,语言流畅,表情刻板,易激动;颈软,颈动脉搏动无异常;四肢肌张力增高,共济稍慢,双手指鼻试验正常。CT检查提示脑萎缩。

问题:1. 该患者可能的临床诊断是什么?

2. 如何对该患者进行护理?

(一)概述

帕金森病(Parkinson's disease,PD)又称震颤麻痹,是一种常见于中老年人中枢神经系统的变性疾病,50岁以上人群发病率为500/10万,60岁以上人群发病率为1000/10万,发病率随着年龄增长而上升,男性略多于女性。本病是老年人中第4位最常见的神经变性疾病。50%~80%的病例起病隐匿,通常早期出现在单侧上肢,尤其是掌指关节静止性"搓丸样"震颤。言语障碍是帕金森病患者最常见症状。

(二)护理评估

1. 相关因素　病因尚不明确,发病机制复杂,可能与下列因素有关。

(1) 年龄老化:本病多见于中老年人,40岁以前发病者很少,提示发病可能与年龄增长有关。中脑的黑质和纹状体的神经介质多巴胺(DA)神经元随年龄增长逐年减少,但只有当黑质多巴胺神经元减少50%以上、纹状体内多巴胺递质减少80%以上时,才会出现PD的运动障碍。而正常神经老化不致DA神经元减少到这种程度,因此认为年龄只是PD的促发因素。

(2) 环境因素:有机磷农药中毒、一氧化碳中毒、除草剂、鱼藤酮中毒、重金属等。

(3) 遗传因素:约10%的PD患者有家族史,多为常染色体显性遗传。

目前,医学界普遍认为PD系多因素共同致病,甚至有学者认为与便秘有一定的关系。有研究证实,便秘者比平均每天排便1次者患PD的概率高2.7倍,比每天排便两次者患神经性疾病的概率高4.1倍。

2. 健康史　通过患者和家属了解有无家族史,患者起病时间,发病是从哪单侧上肢开始,病情发展情况等。

3. 临床表现　患者起病缓慢,高年龄患者就诊前病期长达数月、数年之久。主要症状有震颤、肌强直、动作减少及步态异常。

(1) 震颤:是一种幅度小,每秒4~8次的肢体远端的不自主动作,常起始于单侧上肢远端,主要在掌指关节,表现为"搓丸样"或"数钱样"运动。震颤大多静止时明显,紧张和疲劳时加重,随意运动时减轻或停止,入睡后消失。早期,震颤可限于单侧,随病情发展,逐渐扩展到四肢和面部。

(2) 肌强直:患者最开始时感觉到肢体不灵活、乏力、发硬,关节被动运动时始终保持肌张力增高,患肢呈"铅管样"强直。伴有震颤时,动作似"齿轮状"运转。面肌强直使表情和瞬目动作减少,出现"面具脸"。

(3) 动作减少:患者一切动作减少且动作缓慢,精细动作差,不能系纽扣、书写困难,可出现"小字症",常呆立或呆坐,甚至终日卧床,但并无真正的瘫痪。此外,患者还可出现言语减少、语音低沉、流涎、吞咽困难、多汗、便秘、排尿困难等症状。有1/3患者可出现疼痛,尤以上肢大关节最明显。

(4) 姿势和步态异常:患者站立时头稍向前倾,躯干俯屈,肘、膝关节屈曲,行走时上肢协调动作降低,步幅减小,常呈碎步前冲,不能及时止步或转弯,称"慌张步态"。

4. 辅助检查　CT或MRI检查:少数可见黑质变薄或消失。基因检测:DNA印迹技术、DNA序列技术、PCR等在少数家族性PD患者可能出现基因突变。生化检查:应用高效液相色谱仪对PD患者进行脑脊液检测可出现DA代谢产物高香草酸(HVA)浓度降低。目前尚无特异性诊断技术。

5. 心理社会状况　患者常因出现不自主的震颤、精细动作差、流涎、姿势和步态异常等,导致生活和外出行动不便、生活不能自理,易出现自卑、焦虑、恐惧的情绪,担心自己成为家庭的累赘,不愿与人交往而出现语言沟通障碍。

(三) 护理诊断

1. 自尊紊乱　与形态行为有关。

2. 躯体移动障碍　与神经、肌肉受损,偏瘫有关。

3. 家庭应对无效　与病情进行性加重、患者长期需要照料,家庭在人力和经济方面困难有关。

4. 潜在并发症　外伤、窒息、压疮、感染等。

(四) 护理目标

1. 患者营养良好,未发生呛咳或窒息,排便通畅,体重增加。

2. 患者躯体活动能力和生活自理能力提高。

3. 患者及家属掌握一定的疾病发展、用药和护理的相关知识。

4. 患者未发生外伤、窒息、压疮、感染等并发症。

(五) 护理措施

1. 用药指导　PD是一种慢性疾病,呈进行性加重,主要以药物治疗为主,且需要长期或终身服药。因此,要早发现、早治疗。常用的药物有苯海索(安坦)、金刚烷胺、左旋多巴及复方左旋多巴制剂等。这些药物长期服用会出现不良反应或疗效减退,治疗应从小剂量开始,逐渐增加剂量,力求以最小的剂量获得最好的疗效,家属还应督促患者遵医嘱服药并观察患者服药后的效果及药物的不良反应,密切观察患者病情变化,以便医生及时调整给药剂量与种类。

2. 饮食护理　给予高热量、低胆固醇、高维生素食物,避免刺激性食物和烟酒等,制作精细,少量多餐,补充营养。肉类蛋白质中某些氨基酸成分会影响左旋多巴的作用,所以患者服用该药时需限制蛋白质的摄入量。如果想使白天的药效更佳,可尝试一天中只在晚餐安排蛋白质丰富的食物。患者常伴有自主神经受累,易出现便秘,宜多吃蔬菜、水果和蜂蜜等,促进排便,必要时可服用润肠通便药物。由于姿势和步态异常使患者更容易跌倒,摄入足量的钙和维生素D可预防骨质疏松。

3. 安全护理　及时消除居室环境不安全因素,避免老人单独外出,以防跌倒发生意外。对吞咽困难的患者可将食物制作成糊状,药物碾碎后用水调成糊状再吃,以防误吸引起肺部感染。

4. 心理护理　患者常因身体形象改变、生活不能自理,出现自卑、忧郁情绪,加重沟通障碍。耐心向患者讲解PD起病缓慢,病程较长,药物治疗周期长,积极治疗可减轻症状及预防并发症。细心观察患者的心理反应,鼓励患者倾诉自己的感受,与他们讨论身体健康改变带来的影响,给予正确的信息和指导,使患者保持积极的心态,坚持治疗。指导家属为其创造良好的亲情和人际关系氛围,帮助患者维持或培养新的简单易做的兴趣爱好。

5. 康复指导　鼓励病情轻者尽量继续工作,参加适量的文体活动,培养业余爱好,尽量自己完成日常生活活动,多做主动运动进行功能锻炼,尤其是姿势和步态的训练,注意安全,防止跌跤;鼓励病情较重者尽量下床活动,并协助患者肢体与关节完成主动运动配合被动运动训练;对于晚期卧床不起的患者,应帮助其勤翻身,在床上多做被动运动,以防止关节固定、压疮、坠积性肺炎等的发生。另外,鼓励患者及早、持续进行言语训练。

(六) 健康教育

遵医嘱正确服药,定期复查肝、肾功能和血常规,定期监测血压变化。生活有规律,合理饮食,保证足够的营养供给。坚持运动和言语康复训练。保持心态平和,避免情绪激动、紧张。注意安全,防止伤害事故发生。

三、认知症(阿尔茨海默病)患者的护理

案例 7-12

　　患者,男,75 岁,退休干部。自老伴去世 3 年来,他独自居住,主要以看电视、看报纸等打发时间。近 1 年来,子女回家探望老人时,发现其经常开着电视,人却呆坐在沙发上,主动语言越来越少,对外界事物、家人和朋友漠不关心,时而精神恍惚、生活自理能力逐渐下降,常常丢三落四、不修边幅。3 天前上街买菜后找不到回家的路,被警察联系子女接回送入医院。

问题:1. 该患者发生了什么问题?
　　　2. 如何对该患者进行护理?
　　　3. 如何保证老年人的安全?

(一)概述

　　痴呆是一种综合征,是由于大脑器质性或代谢性病变造成的进行性的智能衰退和行为及人格的改变,即在清醒状态下出现思维、记忆、语言、定向(时间、空间和人物)、分析、判断、计算、情感和学习能力等全面紊乱的过程。

　　临床上痴呆发病进展缓慢。早期症状表现为个性改变、性情固执偏激、自我为中心、自私、多疑、对周围环境兴趣降低,对人冷漠,不能与人和睦相处。有的表现为记忆障碍,以近期记忆减退最早出现;严重时,不认识亲人,可忘记家人的名字;智能障碍,不能胜任原来习惯的工作,缺乏适应社会生活能力,定向力障碍,分不清时间的早晚;动作障碍,常表现为步态不稳,对于时间、地点、人物的定向能力发生障碍。

　　痴呆主要发生在老年人,其患病率随年龄的增长而增加,随着社会老龄化问题日趋严重,痴呆的患病率还在不断上升。老年期痴呆以阿尔茨海默病(AD)和血管性痴呆(VD)最为常见,阿尔茨海默病又称老年性痴呆,它与人的衰老及脑萎缩有直接关系。

(二)护理评估

1. 致病因素

(1)中枢神经实质性疾病:慢性进行性舞蹈病、帕金森病、多发性硬化、路易体痴呆。

(2)系统疾病:①内分泌及代谢性疾病:甲状腺病、甲状旁腺病、垂体-肾上腺病、低血糖后状态;②肝脏疾病:慢性进行性肝脑病变;③肾脏疾病:慢性尿毒症性脑病、进行性尿毒症性脑病;④心血管疾病:脑低氧或缺氧、VD、心律不齐、血管炎性病变;⑤肺脏疾病:肺性脑病。

(3)营养缺乏病:维生素 B_{12} 及维生素 B_1 缺乏、叶酸缺乏。

(4)药物与毒素:乙醇、一氧化碳和重金属等。

(5)颅内肿瘤与脑损伤。

(6)感染性疾病:神经梅毒-全身麻痹症、艾滋病、隐球菌性脑膜炎、结核性与真菌性脑膜炎。

(7)其他:肝豆状核变性、脑积水性痴呆、类肉瘤病、正常压脑积水。

2. 健康史

(1)家族史:询问老人家族成员有无痴呆综合征家族史。

(2)既往史:了解老人是否有初期老年痴呆、帕金森病等病史。

(3)用药史:询问老人的既往健康状况,有无长期服用某些药物。服用每 1 种药物的原因、剂量、时间、出现的不良反应。

3. 临床表现　　AD 是由于老年性脑萎缩所致的进行性痴呆,发病隐渐,病程进展缓慢,整个病程经历 5 年以上,可达 7～12 年。老年人的精神衰减是生理功能所致,但并不与年龄平行。根据病情的演变,该病可分为 3 期:

(1)早期(遗忘期):病程 1～3 年。遗忘,以近期记忆减退最早出现,记不住刚发生的事;

定向力障碍,对于时间、地点、人物的定位能力发生障碍,在夜间表现更为明显,尤其在陌生的环境会使这些症状恶化,导致日常生活能力逐渐下降,出门无目的的游逛,甚至不识归途;语言能力下降,难以找到合适的词汇来表达思维内容;情绪不稳定、偏激、自私、对人冷淡,不能与人和睦相处,个性表现与病前大不同;抽象思维和判断力受损。

(2) 中期(紊乱期):病程 2～10 年。此期大脑皮质功能全面受损,主要表现为近期记忆力受损加重,但未完全丧失,远期记忆力也明显下降;定向力进一步丧失,出现失语、失用、失认及失写,不能胜任原来习惯的工作;日常生活能力严重受损,梳头、进食、穿衣及大小便需要别人的协助;情绪表现焦虑不安、忧郁消极,或无动于衷,或勃然大怒,易哭易笑,不能自制;人格改变,可出现短暂的被盗、损失、疑病、被害或对配偶的嫉妒妄想;行为紊乱,不修边幅,缺乏羞耻感,表现怪异的行为。

(3) 晚期(极度痴呆期):病程 5～12 年。此期表现为智能丧失,缄默不语或成植物人状态;生活完全不能自理,大小便失禁,饮食起居需人照顾,几乎不能自己进食而引起营养不良和抵抗力下降,甚至出现四肢强直、屈曲,卧床不起;常因并发症,如压疮、呼吸和泌尿系统感染而导致全身多器官衰竭而死亡。

4. 辅助检查　脑电图早期呈节律变慢;中期除节律变慢,还有低和中波幅不规则活动;晚期为弥漫性慢波。脑影像学检查脑萎缩或脑室扩大。智能的测量,临床上常用各种检查量表来了解 AD 患者痴呆的情况,如修订的长谷川智能量表(HDS-R)、简易智力状态检查量表(MMSE)、认知量表(CAS)、临床痴呆评定量表(CDR)、总体衰退表(GDS)、功能分期评定表(FAST)等。

5. 心理社会状况　AD 患者的日常生活自理能力逐渐减退,基本的生理需求是否能够得到满足;患者家属对患者病情的理解状况和支持照顾程度;家庭经济状况对治疗、护理和康复的承受能力。

(三) 护理诊断

1. 自理能力缺陷　与认知、感知及肢体瘫痪有关。

2. 语言沟通障碍　与认知障碍或相关的言语功能区域受损有关。

3. 思维过程紊乱　与认知障碍有关。

4. 有暴力行为的危险　与对现实知觉障碍,对挫折的耐受力下降、自卑、错觉、幻觉等因素有关。

5. 有呼吸系统、泌尿系统和皮肤感染的危险　与长期卧床、活动减少、长期受压有关。

(四) 护理目标

1. 患者及家属能采取新的应对方法维持患者日常生活,尽可能恢复脑功能。

2. 患者部分或完全恢复生活自理能力,维持患者营养和水分的基本需要,排泄、休息、睡眠等基本的生理需求能得到满足。

3. 患者能进行一般社交活动,与外界有效地沟通,能正确应对不良情绪。

4. 患者无并发症发生,皮肤完整性良好,无坠床、烫伤等意外伤害发生。

5. 患者及家属能掌握一定的疾病保健和用药相关知识。

(五) 护理措施

1. 日常生活护理　为老年人提供简单、安全、稳定的生活环境,尽可能避免经常搬家。居室布置力求简单整洁、光线充足、地面平整防滑,房间内、浴池及卫生间的地面保持干燥、没有积水,浴池应铺防滑垫,卫生间坐便器旁应安装扶手,床的高度合适,必要时加床挡,煤气和电源等开关要有安全装置,严防意外发生、防止跌倒或跌伤。老年人的衣、裤、鞋袜不宜过长、过大,应便于穿脱,要穿底有较多纹路的防滑鞋,尽量不穿拖鞋。保管好尖锐的器具、药品、洗涤消毒用品等,排除老年人可能自伤的危险因素;设专人陪护,避免老年人单独外出,为防止老年人迷失走丢,应在老年人身上携带联系卡,卡上写清老年人的姓名、患病情况、家庭住址、联系人、联系的电话号码等。

对 AD 患者应设专人陪护。对于早期、中期的患者,应制订日常活动时间表,如患者早上6 时起床洗漱、吃早点、活动,午饭后休息一会儿,下午让患者做一些力所能及的家务或鼓励其参加一定的活动,如打麻将、下棋、拼图游戏、听音乐、阅读等,增加生活的乐趣。晚饭后可看会儿电视或家人陪其聊天,帮助他回忆过去的生活经历等,晚上 8 时后洗漱、休息。

2. 饮食护理　AD 患者多因缺乏食欲而少食、拒食,直接影响营养的摄入。因此,保证足够的热量、蛋白质、维生素和水的摄入以支持机体的消耗和康复的需要尤为重要。提供舒适、安静的进餐环境,最好与家人一起进食,增进感情交流机会,1 日 3 餐应定时定量,选择适合患者口味的食物,保持营养均衡,鼓励患者自己进食。进食时需专人照看,饮食以无骨、无刺、容易咀嚼、易于消化的清淡食物为主,适当调配健脑食物,如鱼、蛋、大豆、核桃、黑米、蜂蜜等。食物以半流质或软食为宜,食团大小要适宜,餐间可酌情增加水果、点心等。允许患者慢慢进食。吞咽困难者进食中间可稍作休息或嘱患者做空咽运动,以防噎食及呛咳,必要时可予以患者喂食。如患者无法经口进食,应进行鼻饲。喂食时,最好采取坐位或半坐卧位,进食完毕 30 分钟后再躺下。

3. 心理护理　AD 是一种社会心理性疾病,心理护理必不可少。AD 患者虽然因脑萎缩导致各方面功能逐渐减退,但其意识始终是存在的,他们仍保持着自尊和情感,更需要爱心和耐心,护理人员要尊重患者,给予理解和关怀,耐心倾听,激发患者语言交流的信心,鼓励患者所做的事情,不歧视、嘲笑或责备他们。还可以通过主动与其握手、拥抱、散步等形式去关心照顾患者。对于早期、中期患者,要多与其谈心、交流,鼓励家属陪护探视;对焦虑患者,要安排有趣的活动,指导患者听一些轻松、舒缓的音乐;对于抑郁的患者,要耐心倾听患者的叙述,不强迫患者做不情愿的事情;对 AD 患者不能用禁止、命令的语言。

4. 睡眠障碍的护理　AD 患者易出现睡眠障碍,认知障碍严重时,常白天嗜睡,夜里却难以入睡或早醒等。对此,护理人员要了解老年人睡眠的情况、早醒的原因、安眠药使用情况及效果,以及促进睡眠的有效方式。为老年人创造安静、温度合适的睡眠环境,入睡前温水泡脚、背部按摩、嘱睡前排尿等,睡前不要大量饮水,不给老年人饮浓茶、咖啡等,不要进行刺激性谈话或观看刺激性电视节目以免影响睡眠。白天睡眠应控制在 1 小时左右,每天保证 6~8小时睡眠,对严重失眠者遵医嘱给予药物辅助入睡,老年人烦躁时要安装床挡保护,夜间不让患者单独入睡,以免发生意外。

5. 用药护理　AD 患者多合并有其他疾病,用药多样,他们常忘记服药、吃错药、重复服药,甚至中毒。所以,患者服药时应按顿送服,要协助或督促其将药全部服下,以免漏服、少服、多服或服错药。若患者拒绝服药,应向患者耐心解释,说服患者,协助患者服药并检查患者口腔是否已经将药物咽下,防止患者在无人看管后将药吐掉,也可将药碾碎搅拌于饭中吃下。有吞咽困难的患者最好将药片、丸碾碎、胶囊剥去外壳后溶解在水中服用,无法经口进食者应由胃管注入药物。镇静催眠药宜在患者上床后再服用。AD 患者服药后常不能诉说不适,护士或家属应该仔细观察服药后有无不良反应,及时报告医生以便调整给药方案。

6. 家属指导　护理人员与 AD 患者的照顾者和(或)家属沟通交流,使他们掌握陪伴患者的策略;同时教会家属学会自我放松,合理休息或者主动寻求社会支持。照顾者和(或)家属要详细了解患者情况,如患者性格类型、心理动态等,与患者建立良好关系,及时解决患者的心结。同时,指导帮助家属填写患者行为日志,日志内容包括特殊行为发生时间、地点、症状、持续长短及发生当时的情境。这种日志便于医护人员及家属掌握患者病情和及时处理紧急情况。给照顾者和(或)家属介绍疾病有关知识,如介绍药物不良反应及治疗过程中可能出现的问题等。保证患者的安全和按时吃药。

7. 康复训练

（1）语言训练：AD 患者均有不同程度语言功能障碍,说话啰唆、杂乱无章,甚至不能交谈,需要照护者有足够的耐心和恒心,主动与患者交谈。交谈中,始终保持目光亲切、态度温和、保持倾听的姿势,可用让患者解释词语、阅读并朗诵、叙述生命中难忘的一些事情、提问让老人回答、看图说话、实物定位训练等方法鼓励患者多说话。照护者与患者交谈时,词汇要通俗易懂发音要清晰、语速要适中、语调要适宜、语气要谦和,一次只说一件事,直到患者完全听懂。

（2）记忆训练：为患者念一串不按顺序排列的数字,从两位数开始,每次增加一位,例如第 1 次为 25、73、68……第 2 次为 231、324、467……念完后立即让患者复述,直至不能复述为止,以此训练患者的瞬时记忆;给患者看几件其常用的物品,如眼镜盒、手机、手表和笔等,然后收起来,请患者讲述刚才看到哪些物品,回答正确后,物品数量可由少到多,也可将家中的一些照片作为道具以增加难度,以此训练患者的短时记忆;照护人员或家属可以和患者一起回忆家里的一些亲戚朋友,有照片或者其他的实物对照回忆效果更好,也可一起回忆前几天家中发生的事情或近期的社会热点话题等,以此训练长时记忆。对于言语困难者,可在经常使用的物品上贴上标签并为患者读出物品名称以强化记忆。

（3）精细动作训练：可以用儿童玩具和患者常用物品来进行精细动作训练,常用的方法有：拼图游戏、搭积木、剪纸、临摹画或给画涂色、串珠子、手指操以及捡拾皮球、硬币、豆子等。

（六）健康教育

宣传有关 AD 的知识,深入社区针对痴呆发病危险的知识对相关人员进行培训,对老年期痴呆做到真正意义上的早期发现、早期治疗。健康教育应根据预防的需要提高社会人群对危险因素的认识,使大家重视可引起痴呆的受教育程度、微量元素的缺乏、脑缺氧、吸烟、酗酒、高脂高盐饮食、中毒等可干预因素,可通过改变生活方式,培养广泛的兴趣爱好和开朗的性格预防,彻底抛弃以往对痴呆的误解,仍然像对待具有健全心智的正常人一样对待他们,使他们受到尊重,有丰富和满意的美好生活。

第 8 节　老年人运动系统疾病及护理

一、颈椎病患者的护理

案例 7-13

患者,男,60 岁。从事钟表维修工作近 40 年。近 3 年来时常感觉一侧肩背部沉重,颈部活动受限,头偏向患侧疼痛减轻,头偏向健侧疼痛加剧,有压痛点。严重时伴有前臂和手指麻木、酸胀、烧灼和针刺的感觉,有时感觉上肢乏力。3 天前,患者因对直吹空调冷风,引起颈肩强直疼痛、头晕、头痛、眼花,甚至行走时有踩棉花的感觉,夜间无法入睡,白天无法工作。

问题：1. 该患者出现了什么问题?

2. 如何对该患者进行健康指导?

（一）概述

颈椎病是指颈椎间盘退行性变和其继发病理改变累及其周围组织结构如脊髓、神经根、椎动脉、交感神经等,出现的相应症状和体征。多见于中老年人,易发生增生的节段依次为颈5、颈6、颈4 及颈7。根据病变部位、受压的轻重和累及的范围,颈椎病大致分为下列 4 种类型：

1. 神经根型　发病率最高,多见于老年人。主要表现为颈肩疼痛,尤其是钩突关节骨质增生压迫神经根形成炎症和水肿时,严重者神经根性放射痛,沿臂丛神经分布的前臂和手指还有麻木、酸胀、烧灼和针刺的感觉,同时也可伴有上肢肌力下降以及肌腱反射改变。检查可见颈部活动受限,且有明显的方向感性,患者头喜欢偏向患侧,当头偏向健侧时症状加剧。有肌肉压痛点,上肢牵引试验及压顶试验均呈阳性。

2. 脊髓型　颈椎间盘向前突出压迫脊髓,不一定有肩痛,主要表现为四肢无力,持物易坠落,步态笨拙,行走时有踩棉花感,易摔倒,严重者可有胸部束带感、大小便失禁或尿潴留,甚至四肢瘫痪。因此,病情轻者会丧失部分劳动能力,重者自上而下四肢瘫痪卧床不起,晚期为痉挛性瘫痪。

3. 椎动脉型　主要表现为椎-基底动脉供血不足的症状,如眩晕、头痛、眼花、恶心、呕吐、猝倒等。头颅旋转引起眩晕发作是本病的特点,原有动脉硬化、血压偏高或偏低者更易患此病。

4. 交感神经型　主要表现为交感神经兴奋或抑制的症状,以兴奋多见。交感神经兴奋可出现头痛或偏头痛、伴有恶心和呕吐、瞳孔散大、视力减退、听力下降、心跳加快、心率失常、血压升高等症状,交感神经抑制可出现头晕、眼花、眼睑无力、心动过缓、血压降低和胃肠胀气等症状。

(二) 护理评估

1. 致病因素　主要因颈椎间盘和颈椎及其附属结构的退行性变引起。

(1) 颈椎间盘向前突出、椎体后缘增生、黄韧带肥厚等可引起椎管狭窄,导致脊髓型颈椎病。钩椎关节、椎间盘向侧后方突出、前后纵韧带、黄韧带变性,增生及钙化,可压迫或刺激神经根、椎动脉或交感神经,引起相应症状。

(2) 椎体及其附属结构:颈椎间盘变薄引起颈椎不稳时,其周围韧带常受异常应力的牵扯,致其附着点损伤引起骨赘增生。椎间隙狭窄也使后关节与椎间关节应力增加,使其受损伤及增生。

(3) 椎间盘:椎间盘退行性变一般在 30 岁后即开始。髓核脱水变薄,椎间隙变狭窄,关节韧带松弛,颈椎稳定性减弱,使椎间盘易于向后及侧方突出,更易进一步劳损及退行性变。颈 4、5 椎和颈 5、6 椎间活动最大,应力也最集中,最易受损伤。

(4) 血管因素及化学因素:由于睡姿不良、落枕、性格急躁、长时间屈颈伏案工作或使用电脑、颈部遭受风寒湿冷侵袭等因素,合并血管因素和化学因素共同作用,引发神经根炎症和水肿或加重神经症状。

(5) 发育性颈椎椎管狭窄:是指先天性颈椎管的矢状内径小于正常(14~16cm),即使是轻微的退行性变,也可出现压迫,产生临床症状和体征。

2. 健康史

(1) 详细了解患者的起病年龄和病情进展情况。

(2) 询问患者生活习惯,是否经常体育锻炼,是否长期伏案工作或使用电脑。

(3) 了解起病初期有无诱发因素,如睡眠时头部和颈部位置不当、颈部突然扭转、颈部外伤、颈部遭受风寒湿侵袭等。

(4) 如果需要手术治疗,术前需要详细了解患者的健康史,如颈椎病既往的治疗经过和效果,有无冠心病、高血压或低血压、糖尿病和肝肾功能不良等。

3. 临床表现　颈部疼痛、僵硬,可放射至头枕部和上肢,致使肩背及手臂酸痛、麻木,活动受限。轻者有一侧肩背部沉重感,上肢无力、手指发麻、肢体皮肤感觉减退,手握物无力,有时握物不自觉落地。重者出现下肢无力,步态不稳,双脚麻木,行走时有踩棉花的感觉。严重者会出现两便失控,性功能障碍,甚至四肢瘫痪。可伴有头晕、眼花、视物旋转、头痛。当累及交感神经时可出现头晕、头痛或偏头痛、伴有恶心呕吐、瞳孔散大、心律失常、血压改变、胃肠胀气、耳鸣、视力模糊、两眼发胀、发干、睁不开等症状。

4. 辅助检查

（1）X 线检查：颈部 X 线摄片可显示颈椎生理前凸消失、椎体前后缘骨质增生、椎间隙变狭窄、椎间盘变薄、椎管狭窄等退行性改变。

（2）CT 或 MRI 检查：颈部 CT 检查可显示椎管的形状及颈椎后纵韧带骨化（OPLL）的范围和对椎管的侵占程度；脊髓造影配合 CT 检查可显示硬膜囊、脊髓和神经根受压情况。颈部 MRI 检查可以清晰显示出椎管内、脊髓内部的改变和脊髓受压部位及形态改变。

（3）经颅彩色多普勒（TCD）、数字减影血管造影（DSA）、磁共振血管成像（MRA）：TCD 检查可探查基底动脉血流、椎动脉颅内血流，推测椎动脉缺血情况。

5. 心理社会状况 颈椎病病程长，肩颈及肢体的疼痛、感觉障碍和活动受限，可影响患者的工作和生活，久治不愈会使患者出现焦虑和不安。

（三）护理诊断

1. 疼痛 与肌肉、神经、血管受压或湿冷刺激有关。

2. 潜在并发症 术后出血、脊髓损伤、呼吸困难或窒息等。

3. 部分自理缺陷：进食、穿衣等自理缺陷 与颈肩酸痛、上肢无力、手指发麻握物无力等导致活动受限有关。

4. 有受伤的危险 与椎动脉供血不足引起眩晕、脊髓受压导致步态笨拙、交感神经兴奋或抑制导致视觉和听觉障碍等有关。

（四）护理目标

1. 患者主诉疼痛缓解或消除。

2. 术后不发生严重并发症，或并发症发生后能得到及时治疗与处理。

3. 改善患者生理和心理上的不适应，症状减轻或得到控制，自我照料能力提高，能正确面对疾病，焦虑和恐惧感减弱或消失，对预后有信心。

4. 患者未发生跌摔等意外。

（五）护理措施

1. 非手术治疗护理 常用的非手术治疗方式主要有颌枕带牵引、颈托和围领、药物及中医推拿按摩、针灸、拔罐等综合治疗方法。护理人员应协助并教会患者正确使用颌枕带牵引解除机械性压迫及使用颈托和围领解除局部刺激的方法，协助专业物理治疗师操作，观察治疗效果，以及有无头晕、恶心、心悸等不良反应。对长期卧床患者，注意预防压疮、坠积性肺炎等并发症的发生。

2. 手术治疗护理 术前注意观察患者的情绪，鼓励患者表达感受，给予指导。向患者耐心解释病情，介绍手术的目的、过程、时间、术中配合、可能出现的不适及应对方法，请手术成功患者现身说法，鼓励家属、朋友探视，共同营造愉快、充满希望的氛围，给予心理支持，稳定患者情绪。术后患者必须保持颈部制动，护理人员应指导患者咳嗽、打喷嚏用手轻按颈前部的方法，观察切口敷料情况及有无呼吸困难，床旁备气管切开包以便急救。术后患者卧床休养，预防压疮、肺部和泌尿系感染等并发症，协助或指导其日常生活照料。

（六）健康教育

帮助老年人了解颈椎病的有关知识，提高防病意识。纠正工作和日常生活中头、颈、肩的不良姿势，伏案工作不宜过久，每隔 1~2 小时应该适当休息 15~20 分钟，还可做头颈部运动的动作，如用头写"鳳"字等，以缓解颈椎及其周围组织的慢性劳损。正确指导颈椎病患者坚持头颈部功能锻炼，方法是前、后、左、右活动及左、右旋转活动，指导患者做捏橡皮球或拧毛巾的训练，以及手指的各种活动，可以减缓颈椎病的发展，减轻临床症状。睡眠时保持头、颈、胸、腰自然的生理屈度，枕头不宜过硬或过软。老年人头部活动不宜过快、过猛，注意肩颈部的防寒保暖。

二、骨质疏松症患者的护理

案例 7-14

张女士,60 岁,平日喜欢喝浓茶。3 年前开始出现腰背、膝关节疼痛,卧位时疼痛减轻,久站久坐后疼痛加剧,今日高处取物时突然出现腰背部剧烈疼痛,家人将其送入医院,X 线检查显示第 5 腰椎压缩性骨折。

问题:1. 为确诊患者是否发生骨质疏松,还需要做哪些检查?

2. 如何指导骨质疏松症患者正确补钙?

(一) 概述

骨质疏松症(osteoporosis,OP)是一种以骨量降低和骨组织微结构破坏为特征,导致骨脆性增加和易于骨折的代谢性骨病。按病因可分为原发性、继发性和特发性 3 类。原发性 OP 又分两型,I 型为绝经后骨质疏松症(PMOP),发生于绝经后女性,其特点是骨折好发于松质骨较多的部位,如脊柱、桡骨远端等;Ⅱ型为老年型骨质疏松症,多见于 70 岁以上老年人,其特点是骨折好发于大量皮质骨及松质骨的部位,如脊柱、肱骨近端及髋部等。继发性 OP 是由血液疾病、内分泌疾病、癌症、遗传性疾病、胃肠疾病和药物等所诱发。特发性 OP 多见于 8 ~ 14 岁的青少年或成人,多有家族遗传病史。原发性骨质疏松症最常见,女性的发病率为男性的 2 ~ 3 倍。

(二) 护理评估

1. 致病因素

(1) 年龄、性别、遗传因素:随着增龄,骨吸收增加和(或)骨形成减少导致骨丢失和骨质量逐渐下降。50 岁女性的骨钙丢失可达 50% 左右,男性更年期后骨密度下降速率低于女性,到 65 岁以后发病较多。骨质量主要与遗传有关。一般认为,有骨折家族史者其发生 OP 的危险性增加;瘦高身材的人因峰值骨量低于正常人,随着增龄,其发生 OP 的危险性明显高于其他体型的人。

(2) 内分泌因素:有研究表明,女性妊娠和哺乳因雌激素分泌受到抑制也可造成 OP,女性初孕年龄越小,骨量丢失越多。老年人随着增龄,性腺功能逐步衰退,激素水平下降,尤其是女性绝经期后雌激素水平明显降低,骨质流失加重,加速骨质疏松的发生。

(3) 饮食因素:由于老年人饮食量减少,胃肠消化、吸收功能减弱,蛋白质、骨矿物质、维生素 D 等摄入和吸收不足,多有营养不良,导致骨质合成减少,加重钙的不足。

(4) 失用因素:运动可以增加骨密度和强度,还可以强壮骨骼肌。由于老年人喜欢安静,户外活动减少,缺乏阳光照射,尤其是长期卧床的老年人,骨骼缺乏负重和肌肉活动等刺激,使成骨细胞缺乏足够机械应力刺激,活性降低,而破骨细胞的活性增高,导致骨质脱钙,造成失用性骨质疏松。

(5) 生活方式:大量吸烟、过度饮酒、饮咖啡和浓茶等均可使骨吸收增加、骨密度降低、尿钙排泄增加,骨钙流失增多。

(6) 药物因素:长期使用糖皮质激素、甲状腺素、胰岛素、肝素、抗癫痫药等药物,均可促进骨量丢失导致骨质疏松。

2. 健康史

(1) 家族史:询问老年人家族成员有无脆性骨折或无脆性骨折家族史。

(2) 既往史:了解老年人日常饮食结构、运动和户外活动、有无吸烟和酗酒嗜好等易导致 OP 的危险因素存在。询问女性的月经史、孕产史和绝经史。

(3) 用药史:询问老年人既往的健康状况,有无长期服用某些药物。服用每一种药物的原因、剂量、时间、出现的不良反应等。

3. 临床表现

（1）疼痛：OP 起病和病程进展缓慢，20% 的患者早期可无自觉症状。表现为全身性骨痛、乏力，腰背痛是最常见的症状。由安静状态起身活动时出现，特别是久站、久坐后变换姿势时疼痛，大幅度伸展肢体时各关节疼痛加重。多于夜间发生，清晨起床活动时疼痛加重；急性痛多为腰背痛，可持续 2～8 周后，逐渐消退。腰背部的慢性痛，可由急性迁延、骨小梁微小骨折、脊柱旁肌痉挛等引起。

（2）身长缩短和驼背：老年人随着增龄，普遍有身长缩短和体重下降的现象。身长缩短主要是椎间盘脱水变薄，椎骨扁平化，当支持人体的脊椎发生骨质疏松后，在弯腰、负重、劳动或外伤的情况下，出现脊椎骨前部椎体（松质骨组成）承受不住压力，发生 1～2 个椎体楔状变形（骨折），导致身长缩短。当多个胸、腰椎体严重压缩变形时，使脊柱前倾，背曲加剧，形成驼背。

（3）骨折：是退行性骨质疏松症最常见和最严重的并发症。患者常因轻微活动或外伤诱发骨折，如转身、开窗、弯腰、负重、摔倒或挤压等。骨折发生的部位较固定，主要有胸腰椎体、桡骨远端、股骨近端及踝关节。

（4）呼吸功能下降：脊柱压缩性骨折导致胸廓变形，使肺活量下降，影响心肺功能，出现胸闷、气促、呼吸困难等症状。

4. 辅助检查

（1）生化检查：包括骨形成和骨吸收指标。骨形成的指标主要有：血清碱性磷酸酶（AKP）、血清骨钙素（BGP）、血清Ⅰ型前胶原展开肽。骨吸收的指标主要有：血清钙、空腹尿钙/肌酐比值、空腹尿羟脯氨酸/肌酐比值、尿羟赖氨酸糖苷（HOLG）、尿吡啶啉和脱氧吡啶啉及血抗酒石酸酸性磷酸酶。老年人主要检查可见：BGP 有轻度升高；HOLG 升高；血清镁、尿镁均有所下降。

（2）X 线检查：X 线检查不能用作早期诊断。当骨量丢失超过 30% 以上时才能在 X 线片上显示出骨质疏松，表现为骨皮质变薄，骨小梁减少、变细，骨密度降低，透明度加大，晚期出现变形及骨折。

（3）骨量测量：常用的方法有：单光子吸收测定法（SPA）、双能 X 线吸收测定法（DEXA）、外周双能 X 线吸收测定法（pDEXA）以及定量 CT 检查（QCT）和定量超声测定。1994 年 WHO 的诊断标准：骨密度低于同性别峰值骨量 2.5SD 以上可诊断为骨质疏松。

5. 心理社会状况　了解患者对疾病知识的了解程度，有无因疼痛、驼背或骨折而感到自卑、焦虑或自我形象紊乱等不良心理；了解患者是否因行动不便而影响社交活动。

（三）护理诊断

1. 慢性疼痛　与骨质疏松、骨折、肌肉疲劳及痉挛有关。

2. 躯体活动障碍　与骨痛、骨折、肌痉挛等引起的活动受限有关。

3. 潜在并发症：骨折　与骨质疏松症有关。

4. 自我形象紊乱　与身长缩短、驼背或身体残疾有关。

（四）护理目标

1. 老年人能正确使用药物或非药物方法减轻或解除疼痛，增强舒适感；遵医嘱坚持钙制剂。

2. 老年人能遵循运动原则，根据病情，合理安排活动，维持躯体的功能。

3. 老年人能遵循饮食原则，饮食结构合理，掌握从富含钙质的食物中补充钙剂的方法。

4. 老年人无骨折发生或骨折后未发生相关的并发症。

5. 老年人能正视自我形象的改变，情绪稳定，无社交障碍。

（五）护理措施

1. 疼痛护理　使用背架、紧身衣等限制肌肉的活动度，减轻疼痛。卧床休息时，尽可能使用硬板床,取仰卧位或侧卧位,使腰部和脊柱的肌肉松弛,以缓解疼痛;疼痛明显者可增加卧床时间,但不宜长期卧床。卧床期间,鼓励患者进行四肢功能性锻炼,防止骨质疏松进一步加剧。剧烈疼痛时者,遵医嘱使用止痛剂和肌肉松弛剂等。另外,热疗、光疗、电疗、暗示疏导和音乐疗法等方法对缓解疼痛也很有效。

2. 生活指导　指导老人尽量避免弯腰、负重等行为,提供安全的生活环境和装束,防止跌倒和损伤。居室布置简单整齐、光线充足、地面平整防滑或避免潮湿,日常用品放在老年人容易取放之处,卫生间和楼道安装扶手等;指导老人选择舒适、防滑的平底鞋,活动时使用腋杖或助步器等,以保持活动的稳定性,预防发生意外。对已经发生骨折的卧床老年人,每2小时翻身1次,防止压疮的发生,指导老年人进行有效的咳嗽和深呼吸训练,做主、被动关节活动训练,做力所能及的事情,定期检查,防止并发症的发生。

3. 适当运动　进行户外晒太阳和合适的体育运动,如慢走、慢跑、太极拳、跳舞和游泳等以增加和保持骨量;因疼痛而活动受限的老年人,每天定时进行关节活动和肌肉等长、等张收缩训练;因骨折而牵引、固定、复位或手术治疗的患者,每小时尽可能活动数分钟,如上下甩动肩膀,扭动足趾,做足背屈等活动,必要时由医护人员给予被动运动,避免因制动或失用而加重病情。老人运动要循序渐进,量力而行,逐渐增加运动量。

4. 饮食指导　指导老人纠正不良生活习惯和行为偏差,勿暴饮暴食,提倡低钠、低糖、高钙、高不饱和脂肪酸和优质蛋白饮食。多摄入含钙、维生素 D、维生素 C 和含铁丰富的食物,如鱼虾类、肉禽类、坚果类、海藻类、奶制品、大豆制品、芝麻酱、木耳、香菇和深绿色蔬菜等,忌烟酒,避免饮用浓茶、浓咖啡和碳酸饮料等。

5. 用药护理

(1) 钙制剂:为了预防骨质疏松,中、老年人每日钙摄入量不宜低于 1000mg,通常从食物中补充钙难以达到此标准,故每日必须口服钙制剂。常用钙制剂有老年人钙片、碳酸钙、乳酸钙、氯化钙和葡萄糖酸钙等。宜选择可咀嚼的钙制剂在饭后 1 小时或睡前服用,同时服用维生素 D,以促进钙的吸收。

(2) 钙调节剂:常用的有降钙素、维生素 D、雌激素和二磷酸盐类等。使用降钙素时要注意观察有无食欲减退、恶心、双手或颜面潮红等不良反应;使用维生素 D 时要监测血清钙和肌酐的变化;采用雌激素替代疗法治疗骨质疏松的老年女性患者,应首先详细了解其家族中肿瘤及心血管疾病的相关病史,服药期间每半年进行妇科和乳腺检查,观察阴道出血情况;二磷酸盐类药物应晨起空腹、取站立姿势或坐位服用,不能咀嚼或吸吮,服药时饮清水 200 ~ 300ml,30 分钟内禁止饮食和饮料。

(3) 非甾体类抗炎药:有疼痛者可在饭后服用阿司匹林、吲哚美辛和桂美辛等。此外,患者应慎用影响平衡系统的药物,如镇静催眠药、抗过敏药等。

6. 心理护理　由于骨质疏松导致老年人身长缩短、驼背或残疾等,引起情境性自尊低下,护理人员应与其倾心交谈,鼓励老年人表达内心感受,做到自我调节、适应改变。

(六) 健康教育

积极开展社区健康教育,提供有关老年人骨质疏松症的书籍、图片和影像资料,宣传和普及 OP 发生的原因、危害及预防护理等。老年人多进行户外活动,接受日光照射,促进体内维生素 D 的合成。指导老年人加强身体各部肌肉和关节锻炼,坚持每日定量运动,如步行、太极拳、跳舞等,每周 3 ~ 4 次,每次 30 ~ 60 分钟,运动类型、方式和量因人而异。加强妇女自我保健意识,因绝经后骨丢失量会增加,应每年进行 1 次骨密度及相关检查。遵医嘱服用相关药物,掌握不同药物的使用方法和观察药物的疗效及不良反应。指导老年人建立健康的生活方式,多吃含钙高的食物,补充钙制剂及维生素 D 等防治药物,戒烟酒,戒饮浓茶、浓咖啡等。

第9节 老年人感官系统疾病及护理

一、老年听力障碍患者的护理

案例 7-15

钟老伯,64 岁。因"急性阑尾炎"在某医院普通外科病房治疗。责任护士小张在护理工作中发现他有"低声听不清,大声又嫌吵"的现象,交流十分困难。为了节约时间,在接下来的 2 天里,小张在为钟老伯护理操作的前、中、后都尽量减少语言交流。结果,钟老伯向护士长投诉小张服务态度不好,不尊重患者,并提出要转院治疗。

问题:上述情况,护士长和小张应该如何处理?

(一)概述

老年性耳聋(presbycusis)是指随着年龄的增长,双耳听力进行性下降,高频音的听觉困难和语言分辨能力差的感音性耳聋。这种耳聋多在 40 岁以后出现,部分老年人在耳聋刚开始时可伴有耳鸣,常为高频声,其出现频率随年龄而渐增,60 ~ 70 岁达顶峰,发病率可高达 60%左右。

(二)护理评估

1. 致病因素

(1)年龄老化与疾病:随着增龄,老年人听觉器官逐渐老化。从解剖上看,耳的供血是终末血管,高血压、冠心病、动脉硬化、高脂血症、糖尿病及肝肾疾病致使血液黏稠度增加,血小板聚集功能亢进,引起耳蜗广泛的血管病变,内耳动脉硬化,甚至血栓形成,导致内耳缺血,引起螺旋器损害。

(2)生活行为方式:长期高脂饮食、饮酒、吸烟等不良生活方式可引起或加重心脑血管疾病,使内耳供血不足,影响听力。过去养成挖耳的习惯可能损伤鼓膜。

(3)药物:链霉素、庆大霉素、卡拉霉素、新霉素、万古霉素、多黏菌素、奎宁、氯喹、阿司匹林等耳毒性药物,对听神经均有毒性作用,增加对内耳的损伤。

(4)噪声:高分贝的噪声刺激可使脑血管处于痉挛状态,导致听觉器官供血不足而致聋。同时,长期的噪声刺激会使听觉器官经常处于兴奋状态,易产生疲劳,使人情绪烦躁,血压升高及神经衰弱,也影响听力。

(5)其他:遗传、环境污染、精神创伤、贫血、缺锌、钙和维生素 D 代谢异常等均可导致听觉功能减退。

2. 健康史

(1)家族史:询问患者家族成员尤其是双亲有无老年性聋病史。

(2)既往史:询问患者近 3 个月有无眩晕、耳鸣、耳痛、耳部感染、手术等;了解听力下降的程度;了解患者有无高血压、冠心病、糖尿病等疾病;了解患者的饮食习惯(食量、结构、进食方式)、日常活动和社交活动情况,是否有烟酒嗜好,居住环境有无噪声、严重精神压力等。

(3)用药史:了解是否用过耳毒性药物,如氨基糖苷类抗生素和水杨酸类止痛药等。

3. 临床表现

(1)听力减退:60 岁以上老年人出现原因不明的双侧渐进性、对称性、进展缓慢的听力下降,以高频听力下降为主,缓慢累及中频与低频听力。

(2)重振现象:即"低声听不清,大声又嫌吵"的现象。许多老年人在别人低声说话时喜欢用手挡住耳郭倾听,当别人大声交谈时,又觉得太刺耳。

(3) 音素衰减现象:语言分辨能力差,出现"只闻其声,不解其意"的情形,又称"社交性耳聋",即老年人在与熟人相聚时谈笑风生,少有困难,但与陌生人交谈就会应答犹豫,答非所问。在噪声环境中感觉语言辨别能力显著下降,言语理解不连贯,常常打岔,出现交谈障碍。

(4) 伴有耳鸣:常为高频音。开始时为间歇性,以后渐变为高调持续性耳鸣,在夜深人静时出现,白天也可听见,睡眠受到影响。

4. 辅助检查

(1) 耳郭、中耳及外耳道检查:检查耳郭是否有破损、结痂或溃疡状损伤;触压耳部是否有压痛;用耳窥镜检查外耳道,观察是否有充血、肿胀、分泌物、异物、耵聍积累、耳毛生长过快、鼓膜萎缩等情况。

(2) 言语测听检查:双耳分别检查听觉敏感度。检查前,先询问老年人双耳是否听觉一致,如有差异则先测试听力较好一侧。测试者先用耳塞塞住老年人听力较差一侧耳朵,站在离老人约1m处,再用手挡住自己的口,小声发出两个音节的词语,观察老年人能否正确复述,同法再测试另一耳的听力。测试者的声音强度可由柔软的耳语增强到柔软、中等、大声的发音。

(3) 纯音测听检查:纯音听力检查通过测得的听力图以了解患者的听力损伤情况。正常听力每个频率均在0dB左右。按照我国的标准,听力在26~40dB为2级重听(听微弱语声有困难);听力在41~55dB为1级重听(听普通语言有困难);听力在56~70dB为2级聋(听较响语声有困难,影响工作和学习);听力在71~90dB为3级聋(只能听大声喊叫)。如果双侧听力均在56~70dB,交流就会发生明显的障碍。本项测试应在专门的医疗机构由专业人员进行,测得的数值可为佩戴助听器提供参考。

5. 心理社会状况 老年性耳聋影响老年人与外界的沟通和联系,造成生理性隔离,易产生焦虑、孤僻、恼怒等心理问题,出现社交障碍等。

(三) 护理诊断

1. 感知改变:听力下降 与听觉器官退行性变有关。

2. 沟通障碍 与听力下降有关。

3. 有受伤的危险 与听力下降对周围的安全警示音感觉不灵敏有关。

(四) 护理目标

1. 老年人和(或)家属能说出影响听力的相关因素及危害性,避免相关因素对听力的进一步影响。

2. 老年人表示愿意佩戴合适的助听器以提高听力,并能正确使用助听器。

3. 老年人能用主动与人交流,积极表达自我概念。

4. 老年人未发生受伤事件。

(五) 护理措施

1. 建立健康的生活方式 清淡饮食,少食过甜、过咸食物;减少各种动物内脏、肥肉、奶油、鱼子、油炸食品等食物的摄入;增加含铁、锌、维生素D的食物,适当多吃鱼、牛肉、动物肝、鸡蛋及新鲜水果、蔬菜。常吃活血化瘀的食物,如黑木耳、韭菜、适量饮红葡萄酒和黄酒等,以扩张血管,改善血液黏稠度,有利于保持耳部小血管的正常微循环;不饮浓茶、咖啡,戒烟酒。另外,葛根、核桃仁、山药、芝麻、黑豆等食物有利于延缓耳聋。保持充足的睡眠,每日坚持做耳部按摩3~4次。少用"随身听"以免加重病情。

2. 做好心理护理 要细心观察老年人的心理反应,鼓励其倾诉自己的感受,帮助老年人接受听力减退的现实,保持乐观的情绪,建立有益健康的行为和生活方式。

3. 创造良好的交流环境 给电话听筒加增音装置,门铃应与室内照明相连接,使老年人能"看灯应门",养成记日记的好习惯,使因听力下降引起的交流障碍减至最小。交谈时要面对老年人,使其能观察对方的嘴型和面部表情,说话时应放慢速度,声音要清晰明亮,语言简练,重复关键词,多用眼神和身体语言辅助交流,对视力较好者可借助写字板。

4. 定期听力检查与治疗 老年人一旦发觉耳鸣或听力下降,就要到专门的耳鼻喉科门诊进行听力检查及治疗。凡经过治疗无效、病情稳定、有残余听力并期望改善言语交流状况的患者,可在专业医生的指导下选配适合的助听器。佩戴助听器的护理要点:①看懂说明书,掌握助听器的保养方法、各种开关的功能和旋钮的用法;②正确调节音调、音量和各种控制装置;③进行适应性对话训练;④助听器佩戴适应期3~5个月,使用2~3个月后重新调整,佩戴初期每天先戴1~2小时,几天后分上、下午逐渐延长佩戴时间,完全适应后方可整天佩戴。

(六) 健康教育

指导老年人积极治疗慢性疾病如高血压、冠心病、动脉硬化、高脂血症、糖尿病,减缓对内耳血管的损伤。避免服用耳毒性药物。日常生活和外出时应加强个人防护,尽量避开噪音大的环境或场所,避免长期的噪声刺激。有条件的老年人可迁至远离闹市的乡间居住。建立良好的生活方式,清淡饮食、适当的体育锻炼、充足的睡眠。听觉减退的老年人外出时尽量有人陪伴,避免交通意外。

二、老年视觉障碍患者的护理

案例 7-16

患者,女,68 岁。因剧烈头痛、恶心、眼红、眼胀、视力下降、看东西模糊 2 小时入院。触诊有眼球变硬,眼底检查显示视神经盘边缘出现陷凹,并且两侧凹陷的大小不对称。

问题:1. 该患者出现了什么问题?
  2. 针对上述情况,护士如何对该患者进行健康指导?

(一) 概述

随着机体的老化,人的视觉功能开始有所减退,分辨视物的精细感下降、暗适应能力下降和视野缩小,而糖尿病、心血管疾病等慢性疾病均影响眼的血液供应,加重或促使视觉功能的进一步下降。老年期发生的视觉障碍,使老年人的应对调节感到困难,影响日常生活、外界信息获取、相互交流的活动,并可产生自理能力下降和自我保护能力受损。

影响老年人视力的眼疾主要有:老花眼、老年性白内障和青光眼等,使老年人的视力明显减退,甚至失明。老花眼是指增龄后晶体逐渐失去弹性,调节功能减退,近距离视物工作或阅读时感到困难。老年性白内障是指中年以后双眼同时或先后逐渐发生晶体蛋白变性混浊,使视力进行性减退甚至失明的眼病,多见于 50 岁以后,随年龄增长发病率而增高,故又称"年龄相关性白内障"。青光眼是持续病理性眼压升高,压迫视网膜、视神经和血管,使视神经萎缩,视野缺损,视力下降,最终失明的一种常见的老年眼病。

(二) 护理评估

1. 致病因素

(1) 老视与增龄致视觉器官逐渐老化有关。

(2) 白内障的病因尚不明确。一般认为与遗传、老化、外伤、辐射、维生素和微量元素缺乏、全身性疾病(如糖尿病、高血压、甲状腺功能减退等)、应用糖皮质激素等有关,导致晶状体代谢紊乱,使晶状体蛋白发生变性,形成混浊。

(3) 闭角型青光眼常与生理性老化、情绪激动、用脑过度、气候变化、暴饮暴食等有关;开角型青光眼主要与种族、遗传、年龄、性别、高眼压、高度近视、视盘凹陷、糖尿病、全身血管病变、吸烟及饮酒等有关。

2. 健康史

（1）家族史：询问家族中有无闭角型青光眼、黄斑变性病史。

（2）既往史：询问经常使用眼睛的老年人最近 1 次眼睛检查及验光后重新配镜的时间；阅读时是否出现串行、字迹成双，不能长时间阅读，以及将近距离读物移远的现象；近半年来有无视力模糊或视力减弱，视物是否有复视、多视、飞蚊症现象，注视灯光时有无虹视现象；在暗处时间较长后是否出现轻度眼胀、眼睛疲倦、眼痛、头痛、视力下降、雾视、恶心等，有无劳累、情绪激动等诱因；是否经常在强光下或暗处工作、看书、看电视等。了解老年人有无全身性疾病如糖尿病、高血压病史。

（3）用药史：有无使用糖皮质激素药物。

3. 临床表现

（1）老视：表现为视近物困难，常将读物放远才能看清，随年龄增长，这种现象逐渐加重，以致将读物放远也不能看清，由于在看清近物时需要增加眼的调节，因此常感视觉疲劳。

（2）老年性白内障：多为双眼病，但两眼发病可有先后或轻重不等。主要表现为进行性、无痛性视力减退，视物模糊。老年性白内障分为皮质性、核性和囊下性三类，其中皮质性白内障最多见，按其病程发展可分为初发期、未成熟期（膨胀期）、成熟期、过熟期，一般历时 2～5 年，少则数月，长则可达 10 余年，可停止于某一阶段静止不变。初发期，晶状体混浊在周边部，形成灰白色楔形混浊，视力可不受影响，当混浊深入瞳孔区，则视力减退，眼前出现固定不动的黑点，也可出现屈光改变、单眼复视或多视等症状；膨胀期，因晶状体皮质吸收水分膨胀增厚，虹膜被向前推使前房变浅，房水流通不畅导致眼压增高而出现继发性青光眼和疼痛；成熟期，晶状体完全呈灰白色混浊，晶状体脱水恢复原状，视力多数仅存手动和光感，此期适合手术；过熟期，白内障成熟后治疗不及时，持续时间过长，导致混浊的晶状体核缩小、液化呈棕黄色，核下沉、脱位，可继发青光眼而失去治疗机会。

（3）青光眼：青光眼临床诊断的标准是眼压升高、视野缩小和视盘损害。老年人常见原发性闭角型青光眼，多见于 50 岁以上女性，发病高峰在 61～70 岁，其主要特点是眼压升高、视盘萎缩及凹陷增大、视野缺损，常伴有视力下降、头痛、眼红、眼胀、恶心、雾视的感觉，急性发作期还可出现青光眼斑、虹膜扇形萎缩和角膜后色素沉着三联征，持久性的高眼压可导致视神经不可逆性损害而致盲。开角型青光眼早期表现为眼压缓慢升高，多无自觉症状，也可有轻度眼胀，晚期为视野缩小呈管状视野和视神经萎缩，也可伴有头痛、眼胀等症状，病程渐进性发展，很多患者在不知不觉中失明，其危害性比闭角型更大。

4. 辅助检查

（1）视力检查：使用国际标准视力表以小数法记录视力进行远视力检查，使用标准近视力表进行近视力检查。

（2）晶状体检查：①用集光手电筒呈 45°斜照角膜瞳孔区晶状体，观察瞳孔对光反应是否正常、晶状体有无混浊及脱位。②用检眼镜彻照法观察晶体和屈光介质。③裂隙灯检查法观察晶状体核。

（3）视野检查：常用简单对比法评估视野范围。检查者与老年人对视，眼位等高，距离 50cm，双方各遮盖不同侧眼，检查者伸出一手在与两人等距离之处延上下左右 4 个方向缓慢移动，同时询问老年人能否看到手指移动，评估其视野有无明显缺损。

（4）眼底检查：通过眼底镜观察视网膜和脉络膜红光发射，见黑色轮廓像晶体混浊，提示白内障；视盘凹陷与颜色变浅表示视神经萎缩；视神经盘边缘与周围不平坦，出现倾斜或陷凹，应怀疑青光眼；对照观察两侧视神经盘凹陷的大小是否对称，不对称常提示眼压升高，视神经盘有损害；眼底镜检查显示静脉曲张，视网膜广泛出血水肿、视神经盘边缘模糊与水肿提示视网膜中央静脉阻塞及视网膜微血管病变。

（5）眼压检查：正常眼压为 10~20mmHg（1.36~2.7kPa）。无法使用眼压计进行眼压测量时可用指压测量眼压。

5. 心理社会状况　老视、白内障和青光眼等眼科疾患都会引起视力减退，影响看电视、书报，继而影响老年人饮食起居、外出和人际交往等日常生活，导致老年人自信心降低，容易产生焦虑、恐惧、悲观情绪。

（三）护理诊断

1. 视觉改变：视力下降　与老视、白内障、青光眼有关。
2. 有受伤的危险　与视觉下降有关。
3. 自理缺陷　与视力减退有关。
4. 社交隔离　与视力减退有关。

（四）护理目标

1. 老年人能够描述视觉改变的表现，适应目前视力，并采取有效的措施，避免或减少视觉减退对日常生活的影响。
2. 老年人及家属能识别相关疾病的早期症状和危害性，能及时治疗眼科常见疾病和相关的慢性疾病。
3. 老年人能采用有助保持眼健康的生活方式。
4. 老年人愿意多参加社会交往。

（五）护理措施

1. 视觉减退的护理

（1）注重用眼卫生，合理用眼：注意正确用眼的姿势、距离、光线强弱等，避免视力疲劳。工作、学习、阅览书报环境的照明强度要适宜，光线过强或过弱都有害于视力，应以晴天的自然光和柔和的灯光为宜；精细的用眼活动最好安排在上午进行，看书报、电视的时间不宜过长；老年人对光亮对比度要求较高，故提供给老年人的阅读材料要印刷清晰、字体宜大且最好用淡黄色的纸张，避免反光，尤其不要看字体过小、潦草或模糊不清，用蓝、绿、紫色为背景的读物；连续用眼时间不能超过 2 小时。用眼工作之余，应有意识地闭目养神、望天空或远方（最好是绿色植物）。做眼保健操以增加眼睛局部的血液循环，有利于消除眼疲劳；户外活动时，应佩戴有色眼镜，以防辐射线直射眼睛。

（2）定期接受眼科检查：无糖尿病、心血管疾病病史和家族史，且近期无自觉视力减退，年龄>65 岁的老年人，应每年接受 1 次眼科检查，包括屈光介质、视敏度、视野和眼底。患糖尿病、心血管疾病的老年人应每半年检查 1 次；近期自觉视力减退或眼球胀痛伴头痛的老年人，应立即做相关视力检查。

（3）室内光线和物品放置：老年人室内装修应避免色彩反差过大，室内照明灯光应柔和。夜间可用夜视灯调节室内光线，白天老年人的居室阳光要充足，但当室外强光照射入户时，应用纱质窗帘遮挡。环境中物品应简单、特征性强、位置相对固定，常用的眼镜、放大镜等物品应放在固定的、便于老年人拿取地方。

2. 积极治疗眼科常见疾病和相关慢性疾病　开角型青光眼要遵医嘱使用滴眼剂降低眼压，并终身使用。闭角型青光眼可行周边虹膜切除术或眼外引流术治疗。初发期白内障可遵医嘱采用药物保守治疗。成熟期白内障最好的治疗方法是置换晶状体，做好手术前后护理。

3. 饮食护理　宜经常使用富含氨基酸、维生素 A、维生素 C、维生素 B 族、维生素 E 以及某些微量元素的蔬菜、水果、鱼、肉、动物肝脏、蛋类、奶制品等，烹调油选用麦胚油、玉米胚油。建议老年人每日食用 7 种以上新鲜蔬菜、水果达 400~500g。每日的饮水量包括食物中所含的水达到 2500ml,有助于眼的血液供应。青光眼的老年人应控制饮水量,每次饮水量为 200ml 左右,间隔时间为 1~2 小时,每日不能超过 2000ml,不致使眼压升高。

4. 心理护理　老年性视觉障碍造成老年人社会交往障碍。护理人员要以高度的责任心和同情心、丰富的专业知识,细心观察视力减退给老年人带来的不良心理反应,解除其紧张、焦虑、恐惧心理,使病人学会自我调节、控制情绪,建立有益健康的行为和生活方式。

(六) 健康教育

1. 配镜指导　教育老年人不要随意购买老花镜,避免由于度数不准确、材料不安全或糖尿病、白内障、眼底病变等疾病治疗不及时造成视力进一步损害。配镜前先经专业医生验光,确定有无近视、远视和散光,然后按年龄、老视程度与使用者的工作性质增减屈光度,确定配镜度数。已经配用老花镜的老年人还需要及时调整眼镜度数。每 1~2 年要到医院重新检查验光,及时更换度数合适的老花镜。

2. 滴眼剂的正确使用和保存　使用滴眼剂前先清洁双手,然后用示指和拇指分开眼睑,眼睛向上看,将滴眼剂滴在下穹隆内,闭眼,再用示指和拇指提起上眼睑,使滴眼剂均匀地分布在整个结膜腔内。滴眼药时,滴管不可触及角膜。每种滴眼剂在使用前均要了解其性能、维持时间、适应证和禁忌证,检查有无混浊、沉淀及有效期。滴眼药后须按住内眼角 20 秒,防止滴眼剂进入泪小管,吸收后影响循环和呼吸,平时要多备 1 瓶滴眼剂以防遗失时使用。使用周期较长的滴眼剂应放入冰箱冷藏室保存,切不可放入贴身口袋。

3. 养成良好的生活习惯　生活起居有规律,保证充足睡眠,成年人每天应至少保证 6 小时睡眠;坚持适量运动,但避免参加重体力劳动和剧烈运动;保持心情舒畅,饮食清淡,少吃辛辣、油腻食品,戒烟酒,少饮浓茶和咖啡均有助于眼的保健。

目 标 检 测

一、A_1/A_2 型题

1. 关于老年人药物代谢的特点,下列哪项叙述不妥(　　)
   - A. 肝脏药物代谢酶活性降低
   - B. 肝细胞、肝血流量减少
   - C. 药物血浆半衰期延长
   - D. 肝脏合成蛋白质能力降低,致结合型药物增多
   - E. 药物代谢的主要场所是肝脏

2. 下列哪项不是老年人药物不良反应发生率高的原因(　　)
   - A. 多药联用
   - B. 肝、肾功能衰退
   - C. 遵医嘱程度不高
   - D. 健康观念影响而故意不服药
   - E. 年老使其对疾病和不适的感受性差

3. 老年人药物吸收、分布及排泄特点是(　　)
   - A. 胃肠道吸收药物时间延长
   - B. 老年人体液减少,水溶性药物在组织中减少
   - C. 老年人脂肪增加,脂溶性药物在组织中增多

   - D. 由于大多数药物从肾排出,老年人肾功能降低,故药物排泄缓慢
   - E. 以上都是

4. 下列哪种药物在老年人体内的代谢减少(　　)
   - A. 阿米卡星
   - B. 庆大霉素
   - C. 普萘洛尔
   - D. 地高辛
   - E. 卡托普利

5. 有关老年药效学改变的特点,错误的是(　　)
   - A. 对大多数药物的敏感性增高
   - B. 对大多数药物的作用减弱
   - C. 药物耐受性下降
   - D. 药物不良反应发生率增加
   - E. 用药依从性降低

6. 中国药典规定老年人用药量为成人量的(　　)
   - A. 3/4
   - B. 1/4
   - C. 2/4
   - D. 1/3
   - E. 2/3

7. 为大、小便失禁的老年人进行护理时,下列措施不正确的是(　　)
   - A. 提供容易消化、吸收、少渣少油的食物

B. 对大便失禁的老人,应注意保护肛周皮肤的干燥

C. 用温水清洗会阴部皮肤,保持清洁干燥

D. 掌握排尿规律,每隔 2~3 小时给便器一次

E. 全天都应多饮水,促进排尿反射,预防泌尿系统感染

8. 引起便秘的因素不正确的是( )

  A. 饮食中有充足的膳食纤维

  B. 饮水不足

  C. 缺乏锻炼

  D. 药物影响

  E. 不按时排便

9. 尿失禁老年人的护理,下列哪项不妥( )

  A. 加强皮肤护理,预防压疮

  B. 用接尿器接尿

  C. 视病情留置导尿

  D. 控制患者饮水,减少尿量

  E. 臀部垫尿布

10. 引起 COPD 最重要的因素是( )

  A. 气道感染　　　　B. 吸烟

  C. 空气污染　　　　D. 过敏

  E. 遗传因素

11. 为老年患者痰液黏稠不易咳出者提供的护理措施,错误的是( )

  A. 遵医嘱给予雾化吸入,以稀释痰液

  B. 做呼吸练习前可先作胸部叩击

  C. 胸部叩击时,护士应规律地在背部进行自下而上的拍背叩击 10 分钟左右

  D. 胸部叩击可在餐后进行

  E. 咳嗽练习有助于患者排痰

12. 下列属于老年人慢性阻塞性肺疾病并发症的是( )

  A. 心律失常　　　　B. 胸腔积液

  C. 心肌梗死　　　　D. 自发性气胸

  E. 高血压

13. 一位 82 岁的女性老年人,每当咳嗽、打喷嚏时会出现不自主漏尿,该老年人出现的尿失禁类型为( )

  A. 压力性尿失禁　　B. 急迫性尿失禁

  C. 反射性尿失禁　　D. 充盈性尿失禁

  E. 完全性尿失禁

14. 老年高血压的临床表现中,错误的是( )

  A. 单纯收缩期高血压多见

  B. 血压昼夜波动幅度较大

  C. 易发生直立性低血压

D. 起病初期即可出现明显症状

E. 引起心、脑、肾并发症的重要危险因素

15. 尿失禁患者若病情允许,每天应摄入液体量为( )

  A. 500ml　　　　　　B. 1000ml

  C. 1500ml　　　　　D. 2000ml

  E. 800ml

16. 为提高老年人服药依从性,下列哪项措施不妥当( )

  A. 帮助老年人树立正确的健康观

  B. 尽量减少老年人用药的种类和次数

  C. 对老年人及其照顾者说明正确的用药方法

  D. 药物名称、用法和剂量用醒目大字标出

  E. 为减少老年人用药次数而加大用药剂量

17. 导致 COPD 患者死亡的常见原因是( )

  A. 肺心病　　　　　B. 严重肺部感染

  C. 急性呼吸衰竭　　D. 肺癌

  E. 肺动脉高压

18. 对肺炎的诊断极为重要的检查是( )

  A. 血常规检查　　　B. X 线检查

  C. CT 检查　　　　D. 胸腔穿刺检查

  E. MRI 检查

19. 患者,男,75 岁。精神委靡、纳差并伴有腹泻 3 天,查体:体温 38℃,脉搏 100 次/分,呼吸 18 次/分,血压 100/70mmHg,双肺呼吸音减弱,肺底部可闻及少量湿啰音。该患者最可能的诊断是( )

  A. 脑梗死　　　　　B. 肠炎

  C. 肺炎　　　　　　D. 心力衰竭

  E. 发热待查

20. 患者,男,70 岁。诊断为慢性阻塞性肺疾病。患者出现呼吸困难伴低氧血症,进行氧疗应采用( )

  A. 间断低流量给氧

  B. 间断高浓度高流量给氧

  C. 持续低流量给氧

  D. 立即纯氧吸入

  E. 持续高浓度高流量给氧

21. 老年冠心病最主要的独立危险因素为( )

  A. 血脂异常　　　　B. 高血压

  C. 吸烟　　　　　　D. 肥胖

  E. 糖尿病

22. 下列哪项为老年高血压的诊断标准( )

  A. BP≥150/90mmHg　B. BP≥160/90mmHg

  C. BP≥140/90mmHg　D. BP≥160/95mmHg

E. BP≥165/95mmHg

23. 关于老年人便秘,下列说法错误的是(　　)
　　A. 排便困难,粪便干硬
　　B. 排便时间延长
　　C. 排便频率每周少于 5 次
　　D. 伴有头晕、乏力
　　E. 下腹痉挛性疼痛

24. 下列导泻药物长期应用可引起电解质紊乱的是(　　)
　　A. 硫酸镁　　　　　　B. 酚酞
　　C. 液状石蜡　　　　　D. 番泻叶
　　E. 恒康正清

25. 下列关于老年人尿失禁的护理措施,不正确的是(　　)
　　A. 保持皮肤清洁干燥
　　B. 定时使用便盆
　　C. 限制饮水
　　D. 建立规律的排尿习惯
　　E. 锻炼盆底肌肉

26. 患者,女,70 岁。发热 2 天,伴尿频、尿急、尿痛,下列护理措施错误的是(　　)
　　A. 鼓励多饮水
　　B. 尽量卧床休息
　　C. 指导患者减少排尿次数,以减轻对尿道口的刺激
　　D. 肾区疼痛时,可热敷或按摩
　　E. 遵医嘱使用抗生素,注意观察其治疗反应

27. 患者,男,65 岁。患急性心肌梗死,入院时病情平稳,未发现并发症。第 1 周护理措施应该是(　　)
　　A. 高热量、高蛋白饮食
　　B. 大小便由人扶至厕所
　　C. 乙醇湿化给氧
　　D. 床上伸张四肢
　　E. 进食、洗漱由护理人员协助

28. 原发性高血压患者每日摄钠量不超过(　　)
　　A. 3g　　　　　　　　B. 4g
　　C. 6g　　　　　　　　D. 8g
　　E. 9g

29. 心绞痛发作时,首要的护理诊断是(　　)
　　A. 心排出量减少　　　B. 疼痛、胸痛
　　C. 恐惧　　　　　　　D. 组织灌注量不足
　　E. 自理能力缺陷

30. 关于老年糖尿病叙述正确的是(　　)
　　A. 主要与免疫和环境有关

B. 多属于 1 型糖尿病
C. 胰岛素绝对缺乏
D. 有家族发病倾向
E. 依赖胰岛素治疗

31. 糖尿病最基本的治疗措施是(　　)
　　A. 胰岛素治疗　　　　B. 口服降糖药
　　C. 运动治疗　　　　　D. 饮食治疗
　　E. 心理治疗

32. 老年糖尿病患者合并眼盲和肾衰竭,原因是(　　)
　　A. 小动脉病变　　　　B. 大动脉病变
　　C. 微血管病变　　　　D. 小静脉病变
　　E. 大静脉病变

33. 糖尿病性神经病变最常见的部位是(　　)
　　A. 周围神经病变　　　B. 脑神经病变
　　C. 自主神经病变　　　D. 中枢神经病变
　　E. 脊髓病变

34. 下列哪一项是 2 型糖尿病患者的主要死因(　　)
　　A. 高渗性非酮症糖尿病昏迷
　　B. 糖尿病视网膜病变
　　C. 心脑血管病变
　　D. 糖尿病肾病
　　E. 酮症酸中毒

35. 反映近 2~3 个月血糖控制总体水平的检查是(　　)
　　A. 尿糖测定
　　B. 空腹血糖测定
　　C. 口服葡萄糖耐量试验
　　D. 血浆胰岛素和 C-肽测定
　　E. 糖化血红蛋白(GHb)测定

36. 肥胖者的腰臀围比值(WHR)大于(　　)
　　A. 0.60　　　　　　　B. 0.66
　　C. 0.72　　　　　　　D. 0.80
　　E. 0.85

37. 脑血栓形成患者可表现(　　)
　　A. 头痛、呕吐剧烈伴颈强直,无瘫痪
　　B. 晨起时发现一侧口角歪斜
　　C. 情绪激动时突然昏迷伴瘫痪
　　D. 突然偏瘫,脑脊液正常
　　E. 晨起时发现一侧肢体瘫,神志不清

38. 脑出血可表现出(　　)
　　A. 情绪激动时突然昏迷伴瘫痪
　　B. 头痛、呕吐剧烈伴颈强直,无瘫痪
　　C. 突然偏瘫,脑脊液正常

D. 晨起时发现一侧肢体瘫,神志不清

E. 漱口时发现一侧口角歪斜

39. 脑血栓发生的时间通常在

 A. 剧烈运动时 B. 安静睡眠时

 C. 情绪激动时 D. 用力排便时

 E. 血压剧烈上升时

40. 老年人夜间安静睡眠时易出现脑血栓,原因是
(   )

 A. 血液黏稠,流动慢 B. 血 CO_2 浓度高

 C. 脑缺血加重 D. 血糖过低

 E. 脑血管痉挛

41. 脑血栓最常见的病因是(   )

 A. 呼吸道病毒感染

 B. 休克

 C. 脑动脉粥样硬化

 D. 先天性脑动脉瘤

 E. 风湿性心脏病二尖瓣狭窄

42. 引起短暂性脑缺血发作最主要的基础病因是
(   )

 A. 高血压   B. 低血压

 C. 心排血量减少 D. 颈内动脉粥样硬化

 E. 血容量减少

43. 短暂性脑缺血一般在多少小时内恢复(   )

 A. 12   B. 24

 C. 36   D. 48

 E. 72

44. 关于帕金森病的饮食下列哪项是错误的
(   )

 A. 进餐时注意力要集中

 B. 普食为主

 C. 高热量食物

 D. 少食多餐

 E. 高蛋白质的食物

45. 关于帕金森病症状表现,下列说法错误的是
(   )

 A. 手"搓丸样"动作 B. "面具脸"

 C. "慌张步态" D. "小写症"

 E. "舞蹈样"动作

46. 帕金森病患者的体征不包括(   )

 A. 静止性震颤 B. 肢体肌张力降低

 C. 面部表情刻板 D. 体位不稳

 E. 随意运动减少

47. 老年痴呆症临床首发症状(   )

 A. 记忆障碍 B. 定向障碍

 C. 人格障碍 D. 思维障碍

E. 睡眠障碍

48. 骨质疏松症(OP)最常见的疼痛部位是(   )

 A. 肩周   B. 双膝

 C. 双髋   D. 腰部

 E. 双足

49. 骨质疏松症(OP)的 X 线检查下面哪项是错误
的(   )

 A. 骨皮质变薄

 B. 骨密度降低

 C. 骨小梁减少、变粗

 D. 透明度加大

 E. 晚期出现变形及骨折

50. 老年骨质疏松症的护理措施哪项正确(   )

 A. 治疗以药物补充为主

 B. 钙剂最好饭前服用,以利于吸收

 C. 豆腐与菠菜同时烹调有利于钙的吸收

 D. 可早期应用激素类药物

 E. 注意环境安全,防止跌倒

51. 老年骨质疏松症临床表现描述下列哪项不妥
(   )

 A. 本病早期多无明显表现

 B. 易发生骨折,多见于脊椎、股骨和桡骨骨折

 C. 脊柱椎体压缩性骨折可引起身长缩短

 D. 疼痛的原因是因骨关节病所致

 E. 部分患者以全身骨痛、腰背痛多见

52. 下列关于骨质疏松症的说法,错误的是(   )

 A. 原发性骨质疏松症是自然衰老过程中骨骼
系统的退行性改变

 B. 骨质疏松会导致胸腰椎体、桡骨远端等部
位骨折

 C. 特发性骨质疏松症是由于疾病或药物代谢
损害代谢所诱发的骨质疏松

 D. 约在 40 岁时便开始出现与年龄有关的骨
量持续丢失

 E. 长期卧床老人由于成骨细胞活性降低,而
破骨细胞的活性增高,则极易导致骨质
疏松

53. 原发性骨质疏松症是指(   )

 A. 绝经后、年龄增加而引起的骨质疏松症,以
及一些儿童和青少年原因不明的特发性骨
质疏松症

 B. 绝经后、年龄增加而引起的骨质疏松症,不
包括特发性骨质疏松症

 C. 一些儿童和青少年原因不明的特发性骨质
疏松症

D. 主要由于某些疾病或药物诱发的骨质疏松症

E. 以上都不对

54. 下列哪项不符合老年性聋的特点(　　)

A. 双侧对称性听力下降,以低频听力下降为主

B. 听人说话,喜慢怕快,喜安静怕嘈杂

C. 常有听觉重振现象,即"低声听不见,大声又嫌吵"

D. 能听见但听不清楚别人说话

E. 常伴有高频性耳鸣,开始为间歇性,渐渐发展成持续性

55. 老年人听力随年龄增长而减退,原因不包括

A. 中耳变硬

B. 中耳萎缩

C. 内耳的功能改变

D. 听觉高级中枢对声音信号的分析减慢

E. 耳鸣

56. 关于佩戴助听器,下列不正确的是(　　)

A. 经专业医生检查,根据老年人听力损害程度及其经济情况,选配适当型号的助听器

B. 所有听力较差的老年人都适合配戴助听器

C. 助听器佩戴适应期3~5个月,使用2~3个月后需重新调整

D. 刚开始佩戴助听器时,需要进行适应性对话训练

E. 助听器不可自行选购随意佩戴

57. 老年人在初次佩戴助听器时,在最初的几天,每天佩戴的时间为(　　)

A. 0.5~1 小时　　　　B. 1~2 小时

C. 2~3 小时　　　　D. 3~4 小时

E. 4~5 小时

58. 老年人视觉功能减退的表现不正确的是(　　)

A. 老视眼,看清近距离物体困难

B. 不能忍受强光刺激

C. 对光线明暗的适应力降低,夜间视力较差,阅读时,需要较亮的光线

D. 对颜色的分辨力较差,尤其是红色、绿色和紫色

E. 深度视觉明显下降,有时无法判断距离和深度,易摔倒

59. 有关老视叙述下列哪项不正确(　　)

A. 通常正视眼从 40 岁开始出现老视

B. 老视是一种正常的生理现象

C. 老视需要佩戴合适的凸透镜(俗称老花镜)

D. 老视的主要表现为视近物困难

E. 出现老视后只要验配一副老花镜就可不必更换

60. 老年性白内障临床表现下列哪项不正确(　　)

A. 是老年人常见的致盲性双眼病

B. 主要表现为无痛性视力下降

C. 皮质性白内障是老年人最常见的一种

D. 本病成熟期适合手术治疗

E. 视力障碍程度与晶状体弹性有关

61. 老年性白内障最多见的类型是(　　)

A. 皮质性白内障　　B. 核性白内障

C. 囊下性白内障　　D. 混合性白内障

E. 代谢障碍性白内障

62. 老视主要是什么发生改变(　　)

A. 角膜曲力

B. 晶状体透明度

C. 晶状体弹性

D. 睫状体平滑肌的收缩性

E. 视网膜变性

63. 青光眼的危害主要是造成(　　)

A. 眼痛　　　　　　B. 头痛

C. 视神经损害　　　D. 雾视

E. 高眼压

64. 避免眼压升高的措施有(　　)

A. 少食油腻食物　　B. 加强活动

C. 少喝水　　　　　D. 在暗处生活

E. 少睡觉

65. 患者,女,67 岁。糖尿病 10 年,注射普通胰岛素后 1 小时仍未进餐。此时患者出现头晕、心慌、出汗、疲乏、强烈饥饿感,护士应首先考虑发生了(　　)

A. 血容量不足　　　B. 胰岛素过敏

C. 低血糖反应　　　D. 酮症酸中毒早期

E. 高渗性昏迷先兆

66. 患者,男,73 岁。有糖尿病病史 10 余年,近几个月发现视力模糊,入院后查餐后 2 小时血糖为 16.8mmol/L。该患者可能患有(　　)

A. 老花眼　　　　　B. 黄斑变性

C. 角膜溃疡　　　　D. 糖尿病视网膜病变

E. 动脉硬化

67. 患者,男,60 岁。半年前确诊患有 2 型糖尿病,体态肥胖,"三多一少"症状不太明显,血糖偏高,长期采用饮食控制、休息、口服降糖药,但血糖仍高,对此下列哪项处理恰当(　　)

A. 改用胰岛素治疗

B. 增加运动量

C. 加大降糖药剂量

D. 加强血糖自我监测

E. 住院进一步检查、治疗

68. 患者,女,67岁,体重75kg,身高162cm。因多饮、多尿确诊为2型糖尿病,经饮食治疗和体育锻炼,2个月后空腹血糖为8.8mmol/L,餐后2小时血糖为13.2mmol/L,进一步治疗应选择( )

A. 维持原饮食治疗 B. 增加运动量

C. 加胰岛素治疗 D. 加双胍类降血糖药

E. 加磺脲类降血糖药

69. 患者,男,68岁,身高172cm,体重85kg,请问该老人属于( )

A. 超重 B. 肥胖前期

C. Ⅰ度肥胖 D. Ⅱ肥胖

E. 极重度肥胖

70. 患者,男,51岁。饮酒后突然头痛、呕吐,意识障碍,颜面潮红。查体:脉搏慢而有力,颈软,左侧肢体瘫痪。护士首先考虑的情况是( )

A. 脑出血 B. 脑血栓形成

C. 酒精中毒 D. 蛛网膜下隙出血

E. 病毒感染

71. 患者,女,58岁。傍晚时突发左侧肢体不能活动,夜班护士查房时发现患者肢体恢复了功能,所有症状完全消失。护士考虑该患者可能是( )

A. 脑栓塞 B. 短暂性脑缺血发作

C. 脑血栓 D. 脑出血

E. 蛛网膜下隙出血

72. 患者,男,60岁。饮酒后突然意识丧失,颜面潮红,脉搏慢而有力,呼吸变深,有鼾声,颈软,左侧肢体瘫痪,首先考虑( )

A. 脑出血 B. 脑血栓形成

C. 脑栓塞 D. 蛛网膜下隙出血

E. 短暂性脑缺血发作

73. 患者,男,60岁。4小时前突发右侧肢体不能活动,晨间查房时发现患者所有症状、体征完全消失,考虑可能是( )

A. 脑出血 B. 脑血栓形成

C. 脑栓塞 D. 蛛网膜下隙出血

E. 短暂性脑缺血发作

74. 患者,男,68岁。主因"左侧肢体无力逐渐加重2天"到医院就诊,无头痛、呕吐,否认既往高血压病史,有糖尿病史1年,未系统服药治疗,入院前1个月曾有左侧肢体一过性无力,自行缓解。查体:神志清楚,双侧瞳孔等大等圆,对光反射存在,左肢肌力3级,左侧病理征阳性。诊断应首先考虑( )

A. 脑出血 B. 脑血栓形成

C. 脑栓塞 D. 蛛网膜下隙出血

E. 短暂性脑缺血发作

75. 患者,男,68岁。患原发性高血压多年,曾有脑卒中发作史。1年来自觉记忆力减退,注意力不集中,计算力减退,离家后自己不能回家。脑CT检查仅有脑萎缩,诊断应首先考虑( )

A. 意识障碍 B. 阿尔茨海默病

C. 遗忘综合征 D. 老年期抑郁症

E. 颈内动脉系统TIA

76. 患者,男,65岁。近3个月来出现颈肩疼痛,前臂和手指有麻木、酸胀、烧灼、针刺的感觉,患者最可能诊为下列哪型颈椎病( )

A. 神经根型颈椎病 B. 脊髓型颈椎病

C. 椎动脉型颈椎病 D. 交感神经型颈椎病

E. 复合型颈椎病

77. 患者,女,70岁。诊断为脊髓型颈椎病,下列叙述不恰当的是( )

A. 可引起截瘫

B. 可引起二便失禁

C. 早期可以按摩、牵引治疗

D. 早期应积极手术治疗

E. MRI可见脊髓受压

78. 患者,女,55岁,农民。2年前无明显诱因出现双腕、双手关节和双膝、踝、趾关节肿痛,伴晨僵,时间约10分钟,疼痛尤以夜间明显,影响行动。X线检查:双手骨质疏松,腕关节间隙变窄。有关关节的护理是( )

A. 关节保暖

B. 关节冷敷

C. 因疼痛保持关节持续不动

D. 使用复发新诺明口服治疗

E. 加强关节运动强度

79. 患者,女,60岁。白内障患者。眼部检查为晶状体皮质大部分混浊,瞳孔区呈浓淡不均灰白色混浊,晶状体皮质因吸收水分而膨胀,视力明显下降。请问该患者属于白内障哪一期( )

A. 初发期   B. 未成熟期

C. 成熟期   D. 过熟期

E. 静止期

80. 患者,女,70岁。行白内障手术后出现视物虹视,眼压升高,虹膜睫状体水肿,视力减退,前房变浅,房角窄,应考虑(   )

    A. 白内障术后反应

    B. 开角型青光眼

    C. 急性闭角型青光眼

    D. 慢性闭角型青光眼

    E. 继发性青光眼

二、A₃/A₄ 型题

(81、82 题共用题干)

患者,女,65岁。诊断为高血压10年。1小时前用力大便时突然头痛、恶心、呕吐,语言不清、小便失禁、倒地不起,家属送来急诊。

81. 该患者优先就诊的科室是(   )

    A. 心血管内科急诊   B. 神经外科急诊

    C. 普外科急诊   D. 骨科急诊

    E. 胸外科急诊

82. 配合医生体检时,护士不正确的做法是(   )

    A. 扶患者坐起,听诊有无心脏杂音

    B. 检测血压

    C. 协助患者取仰卧位

    D. 头部放置冰袋

    E. 头抬高 15°～30°

(83～85 题共用题干)

患者,男,72岁。四肢活动障碍伴加重1年入院。无慢性病史。查体:表情呆滞,关节被动运动时始终保持肌张力增高,患肢呈"铅管样"强直,慌张步态,双手指鼻试验正常。头颅 MRI 无异常。

83. 不属于本病的体征是(   )

    A. 手搓丸样动作

    B. 小写症

    C. 行走时步幅减小

    D. 系纽扣、裤带、鞋带等不易完成

    E. 偏身感觉减退

84. 本病的主要病变部位在(   )

    A. 皮质   B. 小脑

    C. 黑质   D. 白质

    E. 丘脑

85. 针对病因治疗,应选用(   )

    A. 华法林   B. 甘露醇

    C. 阿司匹林   D. 左旋多巴

    E. 氟哌啶醇

(86～88 题共用题干)

患者,女,70岁。记忆力进行性下降8年。近年来常因忘记关煤气而引起厨房失火,不知如何烹饪,不知主动进食,或只吃饭,或只吃菜,熟悉的物品说不出名字。夜间定向障碍,行为紊乱,不修边幅。其肌力正常,无共济失调。

86. 对该患者最可能的诊断是(   )

    A. 焦虑症   B. 抑郁症

    C. 谵妄   D. 脑外伤后遗症

    E. 老年性痴呆

87. 对该病例的辅助检查描述错误的是(   )

    A. 脑电图早期呈节律变慢

    B. 脑影像学检查示脑萎缩

    C. 筛选痴呆可用简易智力状态检查量表(MMSE)

    D. 临床痴呆评定量表是诊断痴呆的唯一标准

    E. 记忆障碍测量可用韦氏记忆量表

88. 对患者家属或(和)其照顾者的指导不正确的是(   )

    A. 学会自我放松,合理休息或者主动寻求社会支持

    B. 患者进食时由专人照看,选择适合患者口味的食物

    C. 可利用家庭照顾机构进行家庭护理

    D. 患者家庭成员之间不宜交流,避免负面影响

    E. 对患者言行顺势而为,不阻挠、不辩解、不讲道理、不激怒

(崔德花 李晓兰 张静芬 李海莲)

第8章　老年人临终关怀

出生、成长、死亡是人生的自然发展过程,死亡是生命活动的最后阶段,是构成完整生命历程不可回避的重要组成部分,而老年人临终之前往往伴随着疾病和衰竭,越来越多的人需要临终关怀尤其是护理帮助走完人生的最后一步。因此,护士认识临终现象,学习临终人道关怀和科学护理,是护理基本理论和基本技能的重要组成部分。

第1节　老年人临终关怀概述

一、临终护理的由来

1950年,英国圣约瑟安宁院的一位护士西希里·桑德斯,目睹一位癌症患者经历剧烈的疼痛而死去,该患者留下500英镑当做基金,希望她将来设立一座更人性化的临终关怀院(hospice)。后来这位护士攻读了社会工作及医学系,1967年7月,在英国伦敦东南方希登汉建立了世界上第一座现代化兼医疗科技及爱心照顾的"圣克里斯多佛临终关怀院"。在这里,桑德丝医师亲自带领医疗团队对癌症的疼痛及如何止痛开展科学的研究,致力于将患者的痛苦减至最低,最后平安尊严地死亡。西希里·桑德斯博士被誉为临终关怀运动的奠基人。英国在全球首先提出临终关怀理念,并将它作为一种事业去兴办和实践,是对老年人临终关怀的法律和伦理学提出最早和实践最多的国家。

二、临终关怀的相关概念

中文的"临终关怀"一词译自英文 hospice care。广义地讲,hospice 的意思是:"在家或医院为临终的患者提供物质上和情感上的帮助。" **考点:**临终关怀的概念

世界卫生组织对临终关怀(pallia-tive care)的定义:临终关怀指的是一种照护方法,它通过运用早期确认、准确评估,完善治疗身体病痛及心理和精神疾患来干预并缓解患者的痛苦,并以此提高罹患威胁生命疾病的患者及其家属的生活质量。2004年起,每年10月的第一个星期六作为世界临终关怀及舒缓治疗日。

临终护理对象是目前医学条件尚无救治希望,包括恶性肿瘤晚期患者、严重心肺疾病失代偿期病危者、多器官衰竭病情危重者、衰老并伴有多种慢性疾病、中风偏瘫并发危及生命疾患的患者、全身情况极度衰竭行将死亡者以及其他处于濒死状态者。目前世界上对临终时间范围尚无统一的界定标准,美国定为估计只能存活6个月以内,日本为2～6个月,英国为预后1年或不到1年为临终期;北京松堂关怀医院认定临终期为10个月。

三、老年人临终关怀的现状

具有现代意义的临终关怀的发展非常迅速,目前世界上已有60多个国家和地区成立了临终关怀机构和组织,有关的学术交流活动和专业书刊杂志不断增加,研究内容也日益广泛,取得了许多成功的经验和具有指导价值的科研成果,现代临终关怀事业在世界范围内得到了长足的发展。

（一）临终关怀在美国的发展情况

1973 年美国联邦政府就将临终关怀纳入政府研究课题；1980 年临终关怀纳入国家医疗保险法案；1982 年美国国会颁布法令在医疗保险计划（为老年人的卫生保健计划）中加入临终关怀内容，为患者提供享受临终关怀服务的财政支持，同时也为美国临终关怀产业的发展奠定了基础。美国有超过 3100 个临终关怀机构。接受家庭临终护理的患者所用的特制床、轮椅等及所有一次性用品、营养液、流食（口服或鼻饲）等，都由政府免费提供。

链接 ┈┈┈┈┈ **美国医疗保险临终关怀福利**

包括：①护理服务；②内科医师服务；③药物和生物制品；④内科、手术、语言治疗；⑤家庭保健援助和家务服务；⑥医疗支持和医疗器械；⑦短期住院患者照料；⑧医疗社会服务、精神、饮食和其他咨询；⑨专业培训的志愿者；⑩丧葬服务。（来源：徐勤. 2000. 美国临终关怀的发展及对我国的启示. 人口学刊，3.）

（二）临终关怀在德国的发展情况

德国有临终关怀急救站 1310 个，临终关怀中心 112 家，还有 90 家止痛中心。被医院证明只能再活 14 天至 1 个月的患者方可住进临终关怀中心，每人每天支出的费用约 240 欧元，其中大部分由医疗保险公司报销，小部分由护理保险支出，10% 的费用由各家临终关怀中心自筹，个人每天大约支付十几欧元。

（三）临终关怀在英国的发展情况

2008 年英国共有独立的成人临终关怀院（independent adult hospice）155 家，国民医疗保险体系（national health service，简称 NHS）所属医院的临终关怀病房（hospice unit）共有 40 家，从业的专业医护人员共计 5500 人，护理队伍庞大，病房患者与护士之比约为 1∶2 甚至 1∶3，以应对艰巨的临终关怀任务。从事临终关怀的护士划分为多个等级，其中专业护士具有较高的地位，他们往往经验丰富、学历高，可出门诊、去其他科室会诊、修改医嘱、单独决定诊治计划。每年大约有 25 万患者以不同方式接受临终关怀服务。

（四）临终关怀在中国的发展情况

1982 年香港首先建立第一个临终关怀小组，有 6 张临终关怀病床。1988 年 8 月天津医学院成立我国第一个研究死亡的机构——临终关怀研究中心。1988 年上海首创第一个临终关怀机构。1992 年北京市接收濒危患者的松堂医院正式成立。1993 年中国心理卫生协会临终关怀专业委员会成立并设立临终关怀基金。2006 年中国生命关怀协会成立。从 2005 年至今，中国老龄事业发展基金会在全国建立了 350 余家"爱心护理工程建设基地"，开展高龄老年人的长期照料康复医疗和临终关怀服务。

我国临终关怀主要有李义庭提出的 PDS 模式和施榕的施氏模式，前者以缓解患者的痛苦为中心，将临终关怀医院、社区临终关怀机构及家庭临终关怀病床结合，建立国营、集体和民营相结合的资金投入和运营模式；后者则主要着眼于农村的临终患者，设计出家庭和社区临终关怀照护的双元模式。

四、临终关怀教育与科研进展

美国是开展死亡学研究最早的国家之一，伏尔顿于 1963 年在明尼苏达大学首次开设死亡教育课程。美国、日本、德国、法国、荷兰等国先后在幼儿园、小学、中学、大学以及医院、社会服务机构等开设死亡教育课程，"死亡教育"逐渐融入学校教育与社会当中。目前世界上已有 60 多个国家和地区开展了临终关怀服务项目和研究项目，成立了相关学会和死亡研究所，研究死亡的期刊相继面世，如美国的《死亡教育》杂志、日本的《临终与临床》杂志、加拿大的

《安息护理》杂志、台湾的《安宁疗护》杂志等。专业书籍出版如日本的《生与死的思考》《人的临终图卷》，德国的《死亡准备的教科书》，我国的《生命的尊严与临终护理》等，促进了临终关怀知识的深入研究与向大众普及。

五、老年人临终关怀的意义

(一) 有助于正确认识人的本质

人在生命即将结束时多数会思考："我这一辈子怎么样？什么事情我做得好？什么事情留有遗憾？最后还能做些什么？"不同的价值观、不同的生命经历产生的满足感与不满足感不一样。年轻护士刚步入社会，缺乏社会阅历，很难自然换位替老年人思考这些，需要接受生与死的本质教育，进而理解临终关怀内容并非单纯的医疗、护理服务，还包括心理咨询、死亡教育、社会支援和居丧照护等多学科、多方面的综合性服务，实现整体护理。

(二) 维护临终老人人格尊严

通过临终关怀对患者实施整体护理，最大限度地帮助患者减轻躯体和精神上的痛苦，提高生命质量，建立一种坦然面对死亡的健康心态，充分尊重老年人的生命价值和人格尊严。临终关怀是社会文明的标志。

(三) 满足和谐社会市场需求

一是老年人生活品质提高，不仅慢性病患者和丧失生活自理能力的老人对长期护理有渴求，而且认识和希望得到临终关怀的老年人逐年增多；二是年轻人生活节奏变快，生活压力增加，无暇照顾老年人，"空巢老人"对社会照料需求空前高涨，并将临终护理逐渐由家庭照料转移到社会。

(四) 可以减少过度医疗支出

处于临终阶段的老年人，过度治疗不但对其生命没有价值，反而会延长痛苦。接受临终关怀服务可减少大量的巨额医疗费用，若将这些高额费用转移到其他有希望救助的患者身上，发挥价值更大，并可减少家庭财力支出。

链接┈┈┈┈┈ 临终关怀与安乐死的不同之处

①概念渊源不同：临终关怀是桑德斯博士于20世纪60年代提出和创立；安乐死是患者的自我要求，一般是由患者首先提出来。 ②伦理价值的依据或出发点不同：临终关怀具有浓厚的人道主义色彩，它的医学伦理原则基于传统的伦理道德，强调对临终者的同情、关怀与照护；安乐死的伦理出发点有两个：一是患者有选择生死的权利，二是功利伦理观，是临终者对社会和亲人的最后一次回报。 ③关注的范围和焦点不同：临终关怀是缓解、消除临终者的生理疼痛；安乐死是使死亡时间缩短。 ④社会接受程度不同：临终关怀是在社会的欢迎氛围中产生和发展起来的；安乐死从产生到目前一直处于争论之中。（来源：张仙桥，李德滨.2011.中国老年社会学.北京：社会科学文献出版社）

六、影响我国老年人临终关怀的主要因素

临终关怀是一种特殊的卫生保健服务。它的出现曾一度给中国医学界及社会带来轰动，甚至曾出现多年的"hospice热"，但是临终关怀在中国的发展却没有像人们期望的那样一帆风顺，相对集中在北京、上海、天津、重庆等一些百万人口以上的大城市，其影响因素如下所述。

1. 孝顺观念的制约　生命不息，治疗不止。大部分临终患者不愿放弃治疗，仍希望医生尽全力给予治疗，期待奇迹发生；家属也认为患者应该坚强地活下来，只有用药治到最后一刻才是孝。癌症终末期是否放弃或减少治疗的抉择，不论是癌症患者本身还是其家属均充满

了心理冲突。很多患者及家属不愿接受安宁疗护。

2. 忌讳死亡话题的习俗　调查显示,医生护士跟肿瘤患者谈论死亡话题时,23.1% 的患者感到恐惧,31.7% 的患者表现为悲伤,15.3% 的患者认为解脱,只有 29.8% 的患者表示能自然面对。在某种程度上阻碍和制约了临终关怀事业的发展。

3. 保障机制的缺陷　国外临终关怀机构的运行经费大多来源于慈善机构的捐赠,所有的照护和日常事务性工作全部由训练有素的义工来承担。而医疗和护理保险的双重不足是许多临终关怀机构难以维持的重要原因。义工服务在我国的发展相当缓慢,无论参与人数还是服务质量都还远远不能满足需求。

4. 死亡教育尚未普及　死亡专业教育仍很匮乏,尚没有临终关怀专科医生和专科护士的训练和认证。临终关怀应让人们接受良好的死亡教育,让国家、社会、家庭和老人感受到临终关怀的切实好处;应加大力度积极宣传和教育。

5. 缺乏临终关怀法律、法规及发展规划　临终关怀需要全社会的共同参与和支持。如长期护理保险、医疗保险要应用于临终关怀机构,要完善临终关怀的法律、法规及发展规划。

第 2 节　老年人的死亡教育

《死亡的尊严与生命的尊严》作者傅伟勋认为:死亡学(thanatology)是所有学问之中最复杂的一门,因为它所涉及的研究范围以及与之相关的问题和学科极其广泛,包括政治、法律、道德、(世界)宗教、哲学、心理学、精神医学、精神治疗、文学艺术等。不但如此,死亡学也是最难精通的学问,"活到老,学到老"还不够,在生命的最后关头,即临终阶段,仍要学习。

一、认识死亡

死亡(death)是人及生物生命的停止,是人生旅途中不可避免、不可逆转的生物学现象。在一般的观念中,一个人成长,我们说他长大了,但若是从另一个角度来看,他是一步步地走向死亡。没错,他是长得更高更成熟了,但就整个人生而言,正是不断地走向死亡。死亡是成长的最后阶段,有可能在任何时间发生。

传统意义的死亡是呼吸停止、心脏停止跳动等生命迹象的消失。现在入 ICU 病房的患者可能接受的抢救措施包括:心外按压、气管切开、气管插管、麻醉机、机械呼吸、体外循环等人为维持心跳和呼吸,但是导致了濒死患者痛苦,使死亡过程大大延长。

📖 链接 ┈┈┈┈┈ 死亡的定义

死亡是一种生物学现象,简单的定义是生物失去生命。死亡是一切生物的必然归宿。自然界各类生物都在世代交替。在环境改变时适应环境的生物得以生存,不适者将死亡。生物会在死亡前繁殖大量后代以延续其种系。这些后代可能出现许多新的特征,能适应已改变的环境。死亡将生命力耗竭的生物移向自然循环的另一时相。因此,死亡的生物学意义在于它是自然界改进生物形式的一种手段,为自然选择提供一个机会来进行生物进化的新实验。除创伤或意外所致的迅速死亡外,高等生物的死亡是一个过程,从细胞和组织至器官和重要系统逐渐死亡,最终导致整个机体的衰竭。(来源:1985.简明不列颠百科全书.北京:中国大百科全书出版社)

二、死亡教育

死亡教育(death education)可以帮助人们正确地面对自我之死和他人之死,理解生与死是人类自然生命历程的必然组成部分,从而树立科学、合理、健康的死亡观(thanatopsis);可以消除人们对死亡的恐惧、焦虑等心理现象,教育人们坦然面对死亡;使人们思索各种死亡问题,学习和探讨死亡的心理过程以及死亡对人们的心理影响,为处理自我之死、亲人之死做好心理上的准备。

(一) 死亡教育的目标

认识死亡,更深刻而有意义地看待自己和他人的生命;建立对死亡问题的新看法或新态度;学习帮助临终老年人与家属平和面对死亡。

(二) 人的生命本质

人的生命首先是肉体的生物存在,其独特之处在于人有意识、能思维,具有丰富的精神活动,是肉体与精神、心理的统一体。人类必然经历出生、幼年、成年、老年,从生到死的自然生命历程,顺应生命的普遍自然规律,从这个意义上说,人的生命是自在的,死并不以人的意志为转移。然而人是"宇宙的精神,万物的灵长",人在认识和利用自然规律的基础之上,能够实现超越自然限制,成为自身生命活动的主宰者。人如果越早,意识到死亡这种客观规律性,就越珍惜生命,在有生之年享受生命和有所作为的快乐更大社会价值。人的生命价值取决于生命本身的质量和对他人、对社会的意义,前者决定生命的内在价值,后者决定生命的外在价值。人的生命个体性无人可以替代。但另一方面,从生到死,每一个生命活动都离不开与社会及与他人的关系。因此,在护理实践操作中,既要关注老人的生理病理改变,维护与促进老人的身体健康,也要关注老人精神和心理需求。

(三) 死亡教育内容

1. 求生是人的本能 凡有生命者,都会经过孕育期,然后出生、成长,再进入衰老期,最后死去。生与死虽然截然不同,但生的瞬间就蕴含着死的因素,两者是互渗而浑然一体的。文献报道,在濒死的患者中,积极要求治疗抢救者占33% ,放弃抢救治疗只给予减轻痛苦药物者占30% ,不知所措者占37% ;面对死亡有程度不同恐惧感者占93.3% 。可见,在人们的眼中,"生"是盈满着生机的,充溢着温暖、活力、光明、拥有;而"死"则是生机尽失,是冰冷、枯竭、黑暗和丧失。

2. 死亡是生物客观必然现象 人是一种生物,必然逃脱不了死亡的命运,无论接受与否,死亡都会来临。面对现实,承认治疗不能绝对阻挡死亡,只有在这个前提下,临终关怀才可以具体实施。理解生命有限,才能珍惜生命,活着追求积极的人生、成功的人生,尽可能的惠及自己、家人和事业,死了把精神财富和物质财富留给后人。只有这样,人们在直面人生的同时,才能够坦然地面对死亡,在心理上不惧怕死亡,从而享有生的欢欣和死的尊严。

3. 惧怕死亡的心理护理 科学和人道地对待死亡众说纷纭,内容单薄,特别是对于绝症者或临终者的照顾,灵魂的关怀仍在探索之中。虽然人们都明白"人生自古谁无死"的道理,但是要做到很安定地对待死亡,从心理上接受死亡、战胜死亡,并不是容易的事。古希腊的圣哲指出:死是人无法体验的对象。当人还活着时,死非常遥远;当死来临时,人们已经毫无感觉和思虑了。人们对死的害怕、焦虑、恐惧等,无不都是一种活着时才有的感受,而死亡一旦降临,人所有的知觉、心理的反应都不复存在。所以,我们活着时就没有必要去恐惧死亡。

4. 陪伴临终老年人的话题 临终老年人多数害怕孤独地死去,往往需要护士、家属等守护,话题的选择也是门艺术。医护人员要善于发现老年人生活中的事业、亲情、友情、爱情、人情的闪光之点,即有系统地协助老年人以一种崭新的观点去回忆其生命中的种种旧痛或快乐的过程;在生命回顾中寻找诸种经历的意义,使老年人体会到生命的价值,工作的辉煌与艰辛,创造过的精神财富和物质财富,亲情、友情的美好片段,生活中最高兴的事和最波折的经历,探讨人生价值的另一种诠释,体验生命的丰富意义;称赞老年人的善心善为,点明老人已品尝了种种人生的滋味,告诉老年人能在死亡来临之际,没有遗憾,向亲朋好友告别,向人世间的烦恼告别,并为自己即将永久地安息和为别的生命之诞生做基础而欣喜,这就达到了生死两相安的最佳境界。总之,任何人在"生"的阶段时都应该生机勃勃,奋发努力;而到了"死"时,则应该心安坦然,无所牵挂。

第3节 安宁护理

在生命的最后时光里,怎样让老人走得更有尊严? 正确评估临终老人的身心变化是提供全面护理的前提。老人的临终反应与他的信仰、年龄、社会经济状况、心理成熟、应付困境的本领、机体的变化过程,以及医生和其他重要人物的态度等都有关系。

案例 8-1

蓝爷爷,78 岁。胃癌行次全切除术及空肠造口 2 个月,尿潴留而留置导尿管,无法脱离呼吸机。近日发现腹腔种植性转移,腹胀、腹泻,每天稀便(340 ~600) g/(6 ~8) 次。造口周围皮肤浸润发红。蓝爷爷听到监测器警报声显得紧张,并不停询问:"我会不会死,医生你一定要救我,拜托!"由于蓝爷爷病情不断恶化,家庭经济不堪重负,建议由重症监护转成临终护理。

问题: 1. 蓝爷爷是否属于临终护理对象?

2. 蓝爷爷主要护理诊断有哪些?

3. 如何做好蓝爷爷的心理护理?

一、临终老年人的护理评估

(一) 临终老年人一般生理变化

考点:临终老年人的一般生理变化与心理变化

1. **肌肉失去张力** 表现为大小便失禁,吞咽困难;肢体软弱无力,不能进行自主躯体活动,无力翻身,容易发生压疮。

2. **胃肠蠕动减弱** 表现为食欲不振、恶心、呕吐、腹胀、脱水、口干。

3. **呼吸功能减弱** 表现为呼吸频率由快变慢,呼吸深度由深变浅,出现鼻翼呼吸、张口呼吸等,由于分泌物在支气管内潴留,出现痰鸣音及鼾声呼吸,最终呼吸停止。

4. **循环功能减退** 表现为皮肤苍白、湿冷、大量出汗,四肢发绀、发硬,出现斑点,然后向中央发展,脉搏细数、不规则甚至测不出,血压逐渐降低甚至测不出,心尖冲动减弱。

5. **意识的改变** 无波及神经系统的疾病,患者邻近死亡神志仍可清醒,反之较早出现意识障碍。临终意识可分为三期:昏睡期对周围事物无反应,处于睡眠状态,强烈刺激可暂时转醒;木僵期是一种可以唤醒的无意识状态;昏迷期是一种唤不醒的无意识状态,意识完全丧失。

6. **感觉、知觉改变** 表现为视觉逐渐减退,最后视力消失,分泌物增多。听觉是最后消失的感觉功能。疼痛是患者临终前最严重的症状,表现为烦躁不安,疼痛面容(五官扭曲、眉头紧锁、眼睛睁大或紧闭、双眼无神、咬牙)。

7. **免疫力下降** 表现为呼吸道、消化道、泌尿系统容易感染,用一般抗生素不容易控制感染。

8. **脏器功能临近衰竭** 高龄老年人往往一个器官功能衰竭,可以诱发多器官功能衰竭,容易危及生命。

(二) 临终老年人心理变化

1. **恐惧猜疑心理:**许多老年人住院接受各项医疗详细检查和治疗时,首先在心理上产生一种可怕的预感,常表现为疑虑重重,反复追问检查结果及预后,悲观想象,心烦意乱,唉声叹气,感情脆弱。老年人通常无法接受面临失望的事实,亦否认希望的存在。

2. **否认侥幸心理** 当患病老年人猜测到或间接知道了自己的病情,心理上不愿接受这个事实,有 5.8% 的患者常常是反复追问医生"这不可能,万一诊断错了呢?"。表现为不安、急躁、矛盾、多虑、失眠,到大医院重复检查,尽可能否认这个事实。随着病情逐渐加重,老年人已不再否认,多数老年人心理还期望着有新的治疗或奇迹出现。

3. 愤怒发泄心理　当病情加重时,患者因生命即将逝去而恼怒。"我一辈子没有做过坏事,老天凭什么让我得绝症?"。有 13.5% 的患者往往把情绪发泄到医护或家属身上,指责医生无能,斥责护士技术不良,甚至拒绝治疗,拔出针头和导管。

4. 积极应对心理　为了延长生命,26.9% 的患者捐善款、做善事、烧香拜佛;有些患者积极锻炼身体、练气功;有些患者寻找名医生、名医院、奇药偏方,期待奇迹发生,扭转生命。这个时期对患者是有益的,因为患者正在尽量地用合作和友好的态度来推迟死亡的到来。

5. 忧郁伤心心理　患者看到自己病情逐渐加重难以逆转,体力衰竭,加上亲人含泪的目光和百般的体贴照顾,此时患者已经意识到自己将不可避免的离开人世,表现明显的忧郁、深层的悲哀、变得消沉继而绝望,并时常哭泣。忧郁和悲伤对于临终患者是正常的,应允许他们根据自己的需要表达这些感情。这时患者急于交代后事,然后沉默不语,但希望亲人能日夜守候在身边。57% 的癌症患者觉得自己妨碍了家庭生活,成了家庭的累赘,这些都会大大降低临终患者的生活质量和生存信念。

6. 平静接受心理　患者由于身体极度衰弱,感情减退,表现平静,而有时间独自思考后事问题,如遗体处理、配偶生活、财产分配等问题。后期处于嗜睡或昏迷状态,面临死亡。

(三) 临终老年人需求评估

临终老年人:①需要缓解疼痛为 75.0% ;②需要经济支持为 50.0% ;③需要身体护理为 46.9% ;④陪护照顾:需要家庭和家人的陪护照顾占 37.5% ,缓解精神压力、放松心情占 31.2% ,静静地守护占 18.7% ;⑤评价支持:某些老年人追求生命价值,对人生意义的探讨有 9.4% ,满意和遗憾的评价、得到和失去的评价,今生为来生做的是否足够的评价等。

二、临终老年人的常见护理诊断

1. 疼痛　主要与晚期肿瘤、器官病变压迫、损伤、刺激感觉神经末梢有关。
2. 低效性呼吸形态　主要与呼吸道感染、呼吸道不畅、呼吸功能衰竭有关。
3. 恐惧　与惧怕死亡、产生死亡临近的幻觉和或幻听有关。
4. 生活自理能力缺陷　与极度衰竭有关。
5. 意识障碍　与大脑缺血缺氧及器质性改变有关。

三、临终老年人的护理措施

(一) 常见症状及护理

1. 疼痛与控制疼痛的护理　疼痛是老年人尤其是肿瘤患者临终前的主要症状,帮助老年人减轻疼痛,使其无痛苦地走过人生的最后阶段,是临终护理的主要目的之一。护士要对疼痛进行观察和评估,鼓励老年人说出自己的痛苦,及时准确地了解疼痛的特点、部位、诱发因素,采取有效措施,减少患者痛苦。如用熏衣草精油按摩是方便有效的疼痛处理方法。病痛难忍时,应理解并给予镇痛剂应用,还要热情、周到地做好解释工作,给予安慰,使患者的最后时光舒心、舒适。疼痛判断分级,可采取非药物治疗,如心理治疗、音乐疗法、针灸疗法、按摩和放松疗法,冷敷或热敷,转移注意力,无效时采用药物镇痛。WHO 建议癌痛治疗可选用的镇痛剂必须从弱到强 3 个阶梯进行。对于轻度疼痛的患者选用第 1 阶梯解热镇痛类药物,中度疼痛应用第 2 阶梯弱阿片类药物,重度疼痛选用第 3 阶梯强阿片类药物。必要时给予姑息性治疗,如造瘘术、梗死短路解除术等,减少病痛带来的焦虑痛楚。

考点: 临终老年人常见症状及护理

2. 呼吸困难与维持呼吸道通畅 房间尽可能开窗通风,被子轻柔,白天摇高床头或协助其改变体位,以减少呼吸费力感;指导有效性咳嗽、拍背等,听到痰鸣音要及时吸痰;持续低流量吸氧,以缓解呼吸困难现象。临终肺通气功能下降,易反复的肺部感染,遵医嘱给患者抗感染、止咳平喘、营养支持治疗,静脉输液滴速以 25~30 滴/分为宜,以防急性肺水肿的发生。痰多、黏稠时可给翻身、拍背,多喝热开水;患者无力咳痰时,可给予电动吸痰处理。

3. 两便异常及其会阴部护理 尿潴留时留置导尿管,每 4 小时放尿 1 次,注意导尿管清洁与更换频率,观察所导出尿液颜色、有无浑浊、异味,异常报告医生处理。尿失禁男性使用保鲜袋接尿,女性可使用尿布或护垫,大便失禁者的床单下垫隔尿中单,便后不仅要清除大便、还要清洗肛周,保持会阴部之整洁、干爽、无异味及完整。对于便秘患者,如果病情许可,要尽可能下床活动,定时如厕。平时要多食含有适量纤维素的食物,多吃新鲜蔬菜、水果和粗粮,鼓励多饮水。护士要注意观察患者的排便情况,可给予缓泻剂,或用双手依结肠的走向作环形按摩,也可保留灌肠,必要时应戴手套取出大便,保持大便通畅。

(二)临终老年人生理舒适安全的护理

1. 饮食护理 对于意识清醒患者,可提供软质或流质饮食,一次给予的量不宜太多,宜少量多次,富含能量、维生素和适量蛋白质。必要时,可采用鼻饲法或肠道外营养法支持,但不强迫其进食。

2. 口腔护理 能自理者饭前饭后漱口,早晚刷牙;如不能自理或者昏迷者每天给予 2 次口腔护理。如患者张口呼吸,需特别注意口腔护理,可视需要以棉棒沾水润湿患者口腔和嘴唇,满足其基本需求;必要时朵贝液漱口,预防感染,如有义齿,需取出放在清洁容器内,在患者临终时将义齿装回。

3. 预防压疮 给予气垫床,每 2 小时翻身、拍背 1 次,随时观察患者是否体位舒适,检查受压部位有无红肿变黑,按摩骨突部位,热敷四肢,增加舒适感。

4. 维持水电解质平衡 因肠道蠕动减慢,常使患者觉得恶心。而长期恶心呕吐会引起水、电解质不平衡及减少营养的摄取,应注意患者血中电解质及营养状况变化,少量多次喂水,必要时静脉给予补充适当的液体和电解质。

5. 皮肤护理 每天给老年人清洁面部、颈部,洗手洗脚,经常擦拭身体,如眼睛有分泌物,可用生理盐水冲洗,或以棉棒沾生理盐水,轻轻拭去分泌物,避免干燥不适,并增加湿润感,眼睛不能闭合的患者予以湿纱布覆盖眼睛。保持床单的清洁、干燥。

6. 病情观察及处理 密切观察神志、意识、皮肤、血压、体温、脉搏、呼吸、瞳孔等变化,以及患者的主诉。配合医生及时调整药物的用量,保证药物能够迅速及时准确地进入患者体内。同时,密切观察其用药后的反应,准确记录出入量,对病情危重者进行心电监测。护理人员应随时注意并记录患者病情,如有异状,及时报告医师。

(三)临终老年人心理护理

考点: 临终老年人心理各期护理

1. 震惊与否认期 患者常常对即将到来的死亡感到震惊,不相信医生的诊断。护理人员应耐心倾听老年人诉说,维持适当的希望感,缓解其心灵创痛。若已确诊为不治之症,视老年人和家属的心理承受能力和心理应对能力,可针对老年人病情的不同阶段,适时告知病情、治疗方案及结果等。开展临终护理教育,正确对待临终与死亡的自然性和必然性,耐心解释老年人与家属的疑问,倾听老年人的诉说,满足老年人合理的需求。

2. 愤怒期 不要把患者的攻击看成是针对某人,也不要用愤怒的表现去反击他,不要告诉患者不应该这样做,不应该那样说。应创造舒适的病房环境,细心、耐心照顾老年人,多进行床边交谈和倾听患者述说。

3. 协议期 帮助老年人积极应对是此期重要任务之一,要尊重老年人的民族习惯和信仰,根据老年人不同的职业、心理应对能力,适时解释,谨言慎语地与老年人及其家属共同探讨生与死的意义,使患者理解医护和家属会尽力提高其生命质量,但生命是有限的,死亡是自然规律,帮助老年人正确认识和善待生命,从对死亡的恐惧与不安中解脱出来,坦然接受有尊严的死亡。

4. 抑郁期 给予老年人呼吸护理、口腔护理、皮肤护理、大小便护理,以减轻痛苦、增加舒适感,设计其喜欢的营养饮食,用轮椅带老年人到院子散步、聊天,并根据其需要随时出现在老年人身边,使老年人有一种被关心呵护的温馨感。

5. 接受期 与其子女商量如何安排照顾老年人事项;协助做好老年人未完成事物的心理处理;协助老年人向亲朋好友道别。尽可能将患者打扮漂亮,房间内要空气新鲜,光线适宜,播放优雅轻松的音乐,布置患者喜爱的花、画于环境中。使老年人享有被爱、安全感和尊严感,以达到心理上的稳定,让其在安详中离世。

(四)维护老年人尊严及支持护理

1. 尊重老年人的权利 医学人道主义要求尊重患者的各种权利和人格尊严,医护人员应充分认识临终老年人所拥有的各种权利:他们有权享受正常人的待遇,有权要求不受痛苦,有权要求不要孤独地死去,有权保持一种希望感,有权不受欺骗,有权受到细心而有效的照护。

2. 家属陪伴 临终时老年人希望亲属陪在身边,亲属嘘寒问暖,回忆生活美好经历,悉心生活照料,经济上的支持,处理老年人未完成的遗愿,最后默默陪伴,都是老年人最后的企盼。

3. 社会支持 有领导同事看望老年人,给予过去工作时的肯定,经济上的支持,以及给后代的安排或交代,是老年人地位、生命价值的另一种体现,能给予老年人不同程度的荣耀和满足。老年人有见亲朋好友最后一面的需求,亲朋好友也有探视老年人的心理愿望。让家属通知、安排见面,了却双方的意愿。

4. 环境布置 大多数老年人希望有安静舒适的环境。为老年人安排一间单独、安静的宁养病房,白天采光充足,夜间也应留一盏壁灯,提供适量照明,以增加安全感。老年人有用的东西和从前喜爱的物品,放在易看到或取到的地方。床旁桌及周边可布置花篮,墙壁可悬挂童话般的油画和全家福照片,营造温馨似家及仙境的感觉。由于听觉最后消失,故可播放老年人所喜好或舒缓优美之音乐,陪伴老年人安适平静地走完人生。

5. 医疗护理 医护人员应态度慈祥和蔼,医疗护理悉心到位,切实减轻老人身心痛苦,可降低老年人及家属的害怕及不安的情绪。但不要给予不切实际的安慰或急于转移话题,显得虚伪和冷漠。

6. 宗教安慰 对有宗教信仰的老年人,医护人员可允许临终者接受其法师、牧师指导,协助老年人佩带平安符及枕头旁放置念佛机,给予老年人心灵上的安慰、支持和安全。

第4节 与临终老年人家属的沟通及护理

近年来越来越多的人愿意在医院和养老机构等待死亡,通常老年人最后接触的人是医生护士,患病老年人的临终阶段实际上是以医疗为主的治疗转变为以护理为主的照护。由于医疗保护措施的执行,老年人处于临终阶段时医护人员要找家属谈话,让家属签署知情同意书。如何让家属平静接受亲人即将来临的死亡,而且能够妥善处理情感和物质上的重要事情,是广大医护人员面对的生命伦理方面的难题之一。

一、临终评估结果的通知

1. 早期反应及护理 家属在第一时间内了解到老年人病情的危重性和不可逆性,大多数会有非常强烈的情绪反应,表现有气愤、恼怒、恐惧、悲伤、内疚自责、无能为力。此期家属很少冷静、理智地接受死亡,不愿去想象与亲人分开的现实,不愿去了解、讨论亲人对生命最后的需求。因此,护士应鼓励家属宣泄感情,表达自己的看法、体验和感受,保持情感互动交流。理解家属反应,等待时机,加强对患者家属的健康教育,提供多个渠道让家属获得科学的信息,减少错误信息的来源,纠正误区,给家属思考判断的时间,尊重家属和患者的自主选择,适时介入在临终护理中非常重要。医护人员不能忌讳死亡,必须向家属承认诊疗水平的有限性和死亡的必然性。

2. 接纳临终关怀期的介入 家属情绪渐趋平静后,引导家属在家中召开家庭核心成员会议,选择是否放弃积极治疗转入临终护理。临终护理要做到多元化支持,让家属陪伴在临终老年人身旁,指导家属如何照顾和安慰临终的患者,鼓励家庭核心成员及病友互相支持。关注和解决家属在陪伴临终患者中发生的心理、情感的危机,认真倾听其交谈,提供有关临终护理知识,善意而智慧地对家属及患者进行死亡教育,使其能在理性的思考后直面临终真相,了解死亡,接纳优逝。

二、指导家属协助照护临终老年人

给家属提供陪伴亲人的环境,优雅肃静,温度适宜,有茶有水,有适量椅子,有张床,让他们目睹亲人得到尊严、科学的临终护理,教会家属亲自照顾老人的饮食、散心、清洁、翻身、按摩等服务,鼓励患者家属适当帮助患者做肢体活动,回忆各种有趣的事情,有纪念意义的片段,兴奋患者的大脑皮质,提高抗病能力,既达到与家属良好沟通的目的,又让家属觉得自己尽了最大努力,逝者死而无憾,生者问心无愧。

允许家属和信教者为死者祷告,如有的死者家属想亲自为死者进行遗体料理,以表孝心,或想和死者作最后一次谈话,或想再看一眼、再抚摸一下死者,护士都应给予理解、支持和满足,鼓励家属参与对亡者的遗体料理,减轻家属无能为力的心理反应。

三、对丧偶老年人的评估与护理

丧偶是生活中最震撼心灵的应激事件,对老年人的打击更大。据有关资料报道,失去配偶的老年人因心理失衡而致死亡的人数是一般老年人死亡人数的 7 倍。因此,老年人丧偶后必须及时进行心理评估,动态护理,指导家属支持,方能走出丧偶的阴影,从而恢复正常生活。

(一)丧偶精神心理评估

1. 自责 与老伴洒泪告别之后,总觉得对不起逝者,甚至认为对方的死自己负有主要责任,于是心理负担沉重,过度伤感,可引起食欲下降、失眠、精神恍惚、免疫力下降,诱发原有病情,强烈地感到死亡在不可抗拒地靠近。当人看不到未来的希望时,死亡就会迅速靠近。

2. 怀念 老伴逝世后,生者在剧烈的情感波涛稍稍平息之后,会进入一个深沉的回忆和思念阶段,不知如何安排自己的生活,回忆过去成了老年人主要的生活内容,在头脑中经常出现老伴的身影,感到失去他(她)之后,自己是多么的无助、凄凉和孤寂、闷闷不乐。

3. 恢复 在亲朋好友的关怀和帮助下,自己终于领悟了"生老病死乃无法抗拒的自然规律"这个道理。于是,理智战胜了感情,身心渐渐恢复了常态,从而以坚强的毅力面对现实,开始全新的生活。

(二)哀伤动态护理辅导

考点: 对丧偶老年人的哀伤护理

1. 心理调适 首先,欲使老年人尽快地从悲痛的氛围中解脱出来,不妨通过各种方式尽情宣泄一番,如在亲人挚友面前号啕大哭一场,也可将自己的眷恋怀念之情,用诗文、书信或日记等形式写出来,以抒发胸怀并作为永久的纪念。其次,从心理学角度来看,尽管宣泄对于维护身心健康有益,但是无休止的悲哀必然造成人为的精神消耗。所以家属需将悲痛转化为祝福的心态,给予心理支持。

2. 转移环境　丧偶者面对和老伴共同生活的房子、老伴的衣服和用品,常常睹物思人,哀伤很难自行纠正,会加重情绪上的不稳定。子女不妨把老年人接来同住一阵,变换生活环境,或者安排老年人外出旅游,调整情绪,鼓励老年人振奋精神,参加有益的文体活动,以消除孤单和精神痛苦。

3. 建立新的生活模式　把注意力转移到现实生活中来,会见老朋友、老同事或同样经历的老年人并与之交流,参加晨练,买菜做家务,到老年大学学习,参加街道社区组织的活动,以充实的生活,也可根据个人兴趣爱好,种花、养鸟、书法、绘画、摄影等,外出旅游,或含饴弄孙,这样可缓解悲伤的情绪,有助于身心健康。此外,如果有合适的对象再婚,那么两位老人就能一起说说贴心话,相互搀扶散散步,相互照应,相互依托,生病时有人端水、端饭照料,也让儿女们在繁忙中多一份安心。

4. 跟踪随访　一年内丧偶老人在生理和心理上都极度虚弱、极易患病。护士、社工定期电话随访或家访,了解老年人身体和心理情况,理解老年人的各种想法,鼓励宣泄感情,认真倾听其叙说,及时做好心理疏导。安慰老年人面对现实,尽力提供生活指导与建议,帮助他们缩短悲痛过程,降低悲痛程度,顺利度过悲伤期。

目 标 检 测

一、名词解释

临终关怀　死亡教育

二、A₁/A₂ 型题

1. 临终关怀的理念是(　　)

　　A. 全力救治患者

　　B. 姑息治疗患者

　　C. 提高患者临终生命质量

　　D. 延长患者生命

　　E. 消除患者和家属对死亡的焦虑

2. 临终关怀对象不包括(　　)

　　A. 恶性肿瘤老年患者

　　B. 严重心肺疾病失代偿期病危者

　　C. 多器官衰竭病情危重者

　　D. 衰老并伴有多种慢性疾病、中风偏瘫并发危及生命疾患的患者

　　E. 全身情况极度衰竭行将死亡者以及其他处于濒死状态者

3. 临终关怀团队服务不包括(　　)

　　A. 生活照顾

　　B. 心理疏导

　　C. 缓解心身痛苦

　　D. 维护临终患者生的尊严

　　E. 跟家属宣教安乐死的优点

4. 英国从事临终关怀的专业护士具有的权利包括

(　　)

　　A. 出门诊

　　B. 去其他科室会诊

　　C. 修改医嘱

　　D. 单独决定诊治计划

　　E. 以上权利均有

5. 影响我国老年人临终关怀的最主要因素是

(　　)

　　A. 传统尽孝观念制约

　　B. 死亡教育尚未普及

　　C. 临终关怀保障缺陷

　　D. 缺乏临终关怀法律

　　E. 缺乏适合国情的有效临终关怀运行模式

6. 关于死亡叙述不正确的是(　　)

　　A. 死亡是人及生物生命的停止

　　B. 死亡是成长的最后阶段

　　C. 患者自身呼吸心跳停止就进入死亡阶段

　　D. 孔子认为通过死可完善道德,成就道德

　　E. 海德格尔存在主义强调"直面人生,向死而生"

7. 科学对待生和死的态度正确的是(　　)

　　A. 求生是人的本能,应尽可能延长老人的生命

　　B. 死亡是客观必然现象,没有必要给老人上呼吸机

C. 死是人无法体验的对象

D. 人可以超越自然限制,寿命越长越好

E. 人的生命本身的质量决定生命的外在价值

8. 临终老年人对医护特殊心理需求排在最前的是（　　）

A. 得到最先进的诊疗治愈疾病

B. 希望保健康复延长寿命

C. 关心财产分配、遗体处理

D. 有亲人围绕安静舒适地离开人世

E. 如有病痛折磨宁愿安乐死

9. 对维持临终老人呼吸道通畅护理错误的是（　　）

A. 维持空气新鲜流通

B. 给予高流量吸氧

C. 遵医嘱给予止咳平喘药物

D. 静脉输液滴速以 25～30 滴/分为宜

E. 听到痰鸣音给予电动吸痰

10. 临终患者所拥有的各种权利不包括（　　）

A. 享受正常人的待遇　　B. 要求不受痛苦

C. 不要孤独地死去　　　D. 有疾病知情权

E. 要求安乐死

11. 能增加临终老年人安全感的护理是（　　）

A. 单独安静的病房

B. 采光充足,空气流通

C. 夜间留一盏壁灯照明

D. 房间布置鲜花、全家福照片

E. 播放优美舒缓音乐

12. 给予临终老年人人文关怀最重要的是（　　）

A. 医护人员发自内心关心帮助老年人

B. 教会家属陪伴照料老年人

C. 领导同事看望支持老年人

D. 尊重老年人的权利

E. 有序医疗护理

13. 诊断疾病达到临终护理阶段告知临终护理的介入时间、人物是（　　）

A. 第一时间告知患者

B. 第一时间告知家属

C. 逐步渗透信息给家属,不告诉患者

D. 逐步渗透信息给家属,接纳后再渗透信息给患者

E. 对家属和患者能隐瞒多久就隐瞒多久

14. 对丧偶老年人最关键的哀伤辅导是（　　）

A. 尽情宣泄感情,大哭一场

B. 儿女接去关心照料

C. 建立新的生活模式

D. 再婚

E. 护士社工定期随访

15. 临终关怀着重对临终患者进行的内容不包括（　　）

A. 疼痛的控制　　　　B. 情绪的支持

C. 家属的心理指导　　D. 患者的灵性需求

E. X 线照射

16. 郑奶奶,76 岁。某天一觉醒来发现自己左侧上下肢体瘫痪,于是她心事重重,长吁短叹,怎么也不让儿女将自己送去医院,且交代财产分配和遗体处理事项。郑奶奶面对死亡的心理属于（　　）

A. 理智型　　　　　　B. 积极应对型

C. 接受型　　　　　　D. 恐惧型

E. 无所谓型

17. 石爷爷,71 岁。患肝癌晚期,反复肝区剧痛,近来每天医嘱吗啡皮下注射 1 次止痛。今天第 2 次出现痛得满头大汗。护士观察后说要请示医生再处理,石爷爷便勃然大怒,言辞激烈。护士应该采取的措施是（　　）

A. 耐心告诉他护士要等到医生医嘱才可以注射吗啡

B. 触摸安慰石爷爷

C. 暂时不理石爷爷,等他消气再来处理

D. "爷爷您消消气,我马上叫医生来看您"

E. 打开电视,选择小品等开心节目转移石爷爷注意力

18. 世界上第一个现代临终关怀机构是（　　）

A. 美国新港临终关怀病院

B. 西欧修道院

C. 英国圣·克里斯多弗临终关怀院

D. 加拿大姑息护理协会

E. 天津医学院临终关怀研究中心

19. 护理濒死期患者,下列哪一项不妥（　　）

A. 要有坦诚的态度

B. 要认真听取患者的诉说

C. 要充分体谅患者的痛苦

D. 要制止患者的愤怒表现

E. 要尊重患者的选择

20. 对濒死期患者临床表现的叙述中哪项是错误的（　　）

A. 肌肉张力下降

B. 胃肠蠕动加快而腹胀

C. 潮式呼吸或点头样呼吸

D. 血压下降,脉搏细弱

E. 视觉丧失

三、A₃/A₄ 型题

(21~23题共用题干)

韦奶奶82岁,自从老伴去世后,每天不是对着老伴遗像发呆,就是翻阅以前的相册暗自垂泪,儿女怎么劝也好像听不见。

21. 韦奶奶心理变化属于哀伤的哪一阶段(　　)

　　A. 悲痛　　　　　　B. 自责

　　C. 忧郁　　　　　　D. 怀念

　　E. 恢复前期

22. 1个月后韦奶奶不思茶饭,辗转难眠,头痛乏力,反复说想追寻老伴一起驾鹤西游,此期她属于(　　)

　　A. 现实性焦虑　　　B. 慢性焦虑

　　C. 急性焦虑　　　　D. 抑郁早期

　　E. 重度抑郁

23. 家人将韦奶奶送入老年护理院,医生护士给老人处理的措施不可能的是(　　)

　　A. 给韦奶奶安排一位热情和善解人意的张奶奶同住

　　B. 给韦奶奶每晚1片米安舍林(抗抑郁药)口服

　　C. 根据韦奶奶从前爱唱歌的兴趣安排到老人合唱团活动

　　D. 安排热情的老人轮流邀韦奶奶散步聊天

　　E. 家人24小时静静守候

(24~27题共用题干)

唐爷爷,75岁,胃癌晚期已经多处转移。现出现咳嗽,咳少量白色黏痰,呼吸困难,发现腹腔种植性转移,腹痛、腹胀、少量黑便。尿量300ml/d,体检:体温38℃,脉搏60次/分,呼吸30次/分,血压90/60mmHg。动脉血氧分压55mmol/L,动脉血二氧化碳分压52mmol/L,消瘦明显,极度乏力,反复出现痰鸣音,听到监测器警报声显得紧张,并不停询问"我会不会死?",腹部移动性浊音阳性。血肌酐223mmol/L。

24. 最危及唐爷爷生命的护理诊断是(　　)

　　A. 清理呼吸道无效:与痰液黏稠、无力咳痰有关

　　B. 腹痛:与胃癌损伤刺激局部感觉神经末梢有关

　　C. 营养失调:低于集体需要量,与恶病质、食欲不振有关

　　D. 恐惧:与惧怕死亡、对报警器敏感有关

　　E. 体液过多:腹水,与肾功能障碍、肿瘤腹腔种植性转移等有关

25. 判断唐爷爷符合临终关怀条件不正确的是(　　)

　　A. 恶性肿瘤晚期

　　B. 高龄

　　C. 呼吸衰竭失代偿期

　　D. 极度乏力

　　E. 多脏器功能衰竭

26. 评估唐爷爷心理属于下列哪一期

　　A. 恐惧猜疑期　　　B. 否认侥幸期

　　C. 愤怒期　　　　　D. 积极应对期

　　E. 忧郁伤心期

27. 对唐爷爷提问护士最好的护理方法是(　　)

　　A. "爷爷您命大得很,您不会死的"

　　B. "爷爷,人总会死的,75岁已经很不错了"

　　C. 将报警器声音关闭,调整为红色闪烁报警,告诉爷爷:"没事了"

　　D. "爷爷,我帮您把痰吸掉,呼吸顺畅报警器就不响了"

　　E. "我帮您把痰吸掉,呼吸顺畅报警器就不响了,爷爷,我也想长生不老"

(刘丽萍)

参 考 文 献

贺美玲,隆春玲,郭志华,等. 2013. 小组心理干预对空巢老年人焦虑抑郁情绪的影响. 中华护理杂志,48(5):450-452

胡秀英. 2011. 老年护理手册. 北京:科学出版社

化前珍. 2006. 老年护理学. 北京:人民卫生出版社

黄玉蓉,唐密. 2007. 对临终病人家属的共情护理. 哈尔滨医药. (4):61-63

李小萍. 2006. 基础护理学,第2版. 北京:人民卫生出版社

刘亚香. 2010. 濒死患者及家属心理状态调查与临终关怀护理. 中国误诊学杂志. 10(14):3519

鲁亚平. 2006. 老年护理学. 上海:上海科学技术出版社

马强,熊仿杰. 2012. 老年介护简明读本. 上海:复旦大学出版社

苏永刚,马娉,陈晓阳. 2012. 英国临终关怀现状分析及对中国的启示. 山东社会科学. 2:48-54

孙颖心. 2007. 老年心理学. 北京:经济管理出版社

田建丽,郭桂芳,洪查理,等. 2013. 高龄老年人生活质量影响因素的研究进展. 护理学杂志. 28(9):92-94

文集,谢林伸,樊均明. 2012. 宗教心理学在临终关怀中的应用. 医学与哲学. (10):29-318

吴丽文,史俊平. 2012. 老年护理学. 第3版. 北京:科学出版社

熊仿杰,袁惠章. 2006. 老年介护教程. 上海:复旦大学出版社

许建阳,刘静. 2012. 中老年心理学. 北京:中国科学技术出版社

尹红艳. 2012. 老年科病房中临终关怀实施效果分析. 中国医药指南. 5:160-161

张姣姣,曹梅娟. 2011. 常见老年人生活质量测量工具介绍及研究展望. 护理学报. 18(8A):12-14

张杰,彭琰,王治仁等. 2010. 中日两国医学院校医学专业老年临终关怀教育的比较. 中国老年学杂志. 3:818-820

张丽萍,方雪梅,郑晓珍. 2013. 晚期癌症患者家属优逝认知的质性研究. 护理学报. (4):73-76

赵锦绣,赵秀梅,罗羽. 2009. 恶性肿瘤病人对临终关怀认识及需求的调查分析. 西南国防医药. (1):156-158

《老年护理学》教学大纲

一、课程性质和任务

《老年护理学》是护理专业学生必修的一门临床护理课程。在临床护理和社区护理中处于前沿和中心位置的学科,老年护理的理论和技能对培养老年保健护理人员有重要作用。其主要任务是使学生在具有一定科学文化素质的基础上,使学生掌握本学科的基本理论知识和常用操作技能,为毕业后直接进入老年临床护理专科和养老护理机构工作奠定扎实的基础。

二、课程教学目标

(一)知识教学目标

1. 了解国内外老年人与人口老龄化的现状、老年人福利与养老护理方法。

2. 熟悉老年人各系统生理变化及病理变化、老年人的健康保健措施及老年临终关怀。

3. 掌握老年人健康评估、老年期心理护理与沟通交流、老年人日常生活护理、老年人常见疾病的护理、老年人安全护理、老年人安全用药的注意要点。

(二)能力培养目标

1. 通过教学,使学生具备规范、熟练的老年护理的基本操作技能。

2. 培养学生用老年护理的基本知识解释日常生活和临床护理问题的能力。

3. 培养学生发现问题、分析问题及解决问题的综合能力。

(三)思想教育目标

1. 通过了解老年健康保健与疾病护理的知识,培养正确人生观、世界观及价值观。树立热爱生命,实事求是的科学态度。

2. 具有良好的老年护理职业道德,人际沟通能力和团队精神。

3. 具有严谨的学习态度、敢于创新的精神,勇于创新的能力。

三、教学内容和要求

教学内容	了解	理解	掌握	教学活动参考	教学内容	了解	理解	掌握	教学活动参考
一、绪论					3. 我国人口老龄化的发展趋势和基本特征		√		
(一)老年护理学概述					(三)老年人福利与养老护理				
1. 老年护理学概念			√	理论讲授 多媒体演示	1. 社会福利制度		√		理论讲授 多媒体演示
2. 老年护理学的研究范畴		√			2. 日本老年介护理念与介护保险制度			√	
3. 学习老年护理学的意义		√			3. 国内外养老护理现状	√			
(二)老年人与人口老龄化					4. 我国养老护理的内容与方式	√			
1. 老年人年龄划分和人口老龄化的标准		√			5. 21世纪养老新概念	√			
2. 世界人口老龄化的发展概况	√								

续表

教学内容	教学要求			教学活动参考	教学内容	教学要求			教学活动参考
	了解	理解	掌握			了解	理解	掌握	
二、老化理论					5. 防止过分依赖原则	√			
(一)老化的生物学理论					6. 联合国老年政策原则			√	
1. 老化的定义		√			(三)老年保健任务和策略				
2. 老化的生物学理论			√		1. 老年保健的重点人群		√		
(二)老化的心理学理论					2. 老年保健的基本任务			√	
1. 人的需求理论	√				3. 老年保健策略		√		
2. 自我概念理论	√				(四)老年人自我保健和健康行为促进				
3. 人格发展理论			√		1. 自我保健的概念与内涵				
(三)老化的社会学理论					2. 自我保健的原则			√	理论讲授 多媒体演示
1. 隐退理论			√		3. 提高自我保健的认知和能力		√		
2. 活跃理论	√				4. 选择合适的养老方式			√	
3. 持续理论	√				(五)老年人业余文化娱乐生活指导				
4. 次文化理论			√		1. 老年人体格锻炼的意义	√			
5. 年龄阶层理论		√		理论讲授 多媒体演示	2. 体格锻炼对老年人的影响			√	
6. 社会环境适应理论		√			3. 不同状态老年人体格锻炼方式的选择		√		
7. 角色理论			√		4. 老年人户外活动锻炼的形式		√		
(四)老年人各系统生理变化及病理变化					四、老年人的健康评估				
1. 呼吸系统生理、解剖特征	√				(一)老年人的健康评估概述				
2. 循环系统生理解剖特征	√				1. 老年人健康评估的内容	√			
3. 消化系统生理解剖特征			√		2. 老年人健康评估的原则		√		
4. 泌尿系统生理解剖特征		√			3. 老年人健康评估的注意事项			√	
5. 感官系统生理解剖特征			√		(二)老年人躯体健康的评估				
6. 造血系统生理解剖特征	√				1. 健康史采集				
7. 内分泌与免疫系统生理解剖特征			√		2. 身体状况评估			√	
8. 神经系统生理解剖特征		√			3. 功能状态的评估			√	理论讲授 多媒体演示
三、老年人的健康保健					4. 实验室检查及其他辅助检查			√	
(一)老年保健概述					(三)老年人心理健康的评估				
1. 老年保健概念		√			1. 情绪与情感的评估	√			
2. 老年保健的特点	√				2. 认知功能的评估			√	
(二)老年保健原则				理论讲授 多媒体演示	3. 压力与应对的评估			√	
1. 全面性原则			√		(四)老年人社会健康的评估				
2. 区域化原则		√			1. 角色功能的评估			√	
3. 费用分担原则			√		2. 环境评估	√			
4. 功能分化原则	√								

续表

教学内容	了解	理解	掌握	教学活动参考
3.文化与家庭的评估	✓			
(五)老年人生活质量的综合评估				理论讲授 多媒体演示
1.生活满意度的评估		✓		
2.主观幸福感的评估		✓		
3.生活质量的综合评估			✓	
五、老年期心理护理与沟通交流				
(一)老年期的心理特点				
1.老年人的感知觉特点		✓		
2.老年人记忆的特点			✓	
3.老年人思维的特点		✓		
4.老年人智力的特点			✓	
5.老年人情绪与意志的特点	✓			
6.老年人人格的特点	✓			
(二)影响老年人心理的因素及健康心理的促进				
1.影响老年人心理的因素		✓		
2.老年人健康心理的促进			✓	理论讲授 多媒体演示
(三)老年沟通护理				
1.与老年人沟通与交流的特点		✓		
2.影响老年人沟通的因素	✓			
3.与老年人有效沟通的方法		✓		
(四)老年人常见的心理问题与护理				
1.概述		✓		
2.老年焦虑症患者的护理			✓	
3.老年抑郁症患者的护理	✓			
4.离退休综合征患者的护理	✓			
5.空巢综合征患者的护理			✓	
6.高楼住宅综合征患者的护理		✓		
7.疑病症患者的护理			✓	
六、老年人日常生活护理				理论讲授 多媒体演示
(一)老年人日常生活功能状态评估				

教学内容	了解	理解	掌握	教学活动参考
1.对老年人进行功能状态评估的护理要点	✓			
2.常用的功能状态评估工具			✓	
3.评估结果的意义			✓	
(二)老年人日间生活照料				
1.饮食与营养			✓	
2.活动与运动	✓			
3.休息与睡眠	✓			
4.皮肤清洁与衣着			✓	
5.排泄与性需求		✓		
6.老年人日间生活作息安排		✓		
(三)老年人安全护理				理论讲授 多媒体演示
1.老人跌倒的安全护理		✓		
2.老人噎食的安全护理	✓			
3.其他		✓		
(四)老年人日常生活介护技能操作				
1.生命体征(体温、脉搏、呼吸)的测量		✓		
2.血压的测量			✓	
3.头发介护	✓			
4.口腔介护	✓			
5.压疮介护			✓	
6.沐浴介护		✓		
7.排泄介护			✓	
8.饮食介护			✓	
9.更衣介护		✓		
七、老年人常见疾病的护理				
(一)老年疾病的护理概述				理论讲授 多媒体演示
1.老年疾病的特点			✓	
2.老年疾病的护理原则和措施		✓		
(二)老年人安全用药				
1.老年人用药特点	✓			
2.老年人安全用药原则	✓			
3.老年人常用药物不良反应及预防			✓	

教学内容	教学要求			教学活动参考	教学内容	教学要求			教学活动参考
	了解	理解	掌握			了解	理解	掌握	
4. 老年人安全用药护理		√			2. 骨质疏松症患者的护理			√	
(三) 老年人呼吸系统疾病及护理					(九) 老年人感官系统疾病及护理				理论讲授多媒体演示
1. 老年慢性阻塞性肺疾病患者的护理			√		1. 老年听力障碍患者的护理	√			
2. 老年性肺炎患者的护理		√			2. 老年视觉障碍患者的护理			√	
(四) 老年人循环系统疾病及护理					八、老年人临终关怀				
1. 老年高血压患者的护理			√		(一) 老年人临终关怀概述				
2. 老年冠心病患者的护理			√		1. 临终护理的产生		√		
(五) 老年人消化与泌尿系统疾病及护理					2. 临终关怀的相关概念		√		
1. 老年人便秘的护理		√			3. 老年人临终关怀的现状	√			
2. 老年人尿失禁的护理	√			理论讲授多媒体演示	4. 临终关怀教育与科研进展	√			
(六) 老年人内分泌、代谢性系统疾病及护理					5. 老年人临终关怀的意义			√	
1. 老年糖尿病患者的护理		√			6. 影响我国老年人临终关怀的主要因素		√		
2. 老年肥胖症患者的护理		√			(二) 老年人的死亡教育				理论讲授多媒体演示
(七) 老年人神经系统疾病及护理					1. 认识死亡	√			
1. 脑血管意外患者的护理		√			2. 死亡教育	√			
2. 帕金森病患者的护理	√				(三) 安宁护理				
3. 认知症(阿尔茨海默病)患者的护理		√			1. 临终老年人的护理评估		√		
(八) 老年人运动系统疾病及护理					2. 临终老年人的常见护理诊断		√		
					3. 临终老年人的护理措施			√	
					(四) 与临终老年人家属的沟通及护理				
1. 颈椎病患者的护理		√			1. 临终评估结果的通知	√			
					2. 指导家属协助照护临终老年人		√		
					3. 对丧偶老年人的评估与护理			√	

实践模块

实践主题	教学内容	教学要求	
		能应用	能熟练应用
1. 老年人的健康保健	通过社区见习、理解老人保健的基本原则,能教会老年人进行自我保健	√	
2. 老年人健康评估	通过社区见习的观察与会谈,了解老人的健康状况,判断老人目前尚存在的需解决的健康问题及预防潜在的健康问题		√

续表

实践主题	教学内容	教学要求	
		能应用	能熟练应用
3. 老年期心理护理与沟通交流	通过在医院或社区学习,能利用常见心理评估量表对老年人进行心理评估,并进行心理护理	√	
4. 老年人日常生活护理	通过社区见习、角色扮演,熟练掌握老年人日常生活护理技能	√	
5. 老年人安全用药护理	通过医院社区见习,掌握老年人用药的基本原则,教会老年人及家属对家庭用药进行管理		√
6. 老年人常见疾病的护理	通过医院见习和角色扮演,熟练掌握常见老年疾病的基本护理技能及进行健康指导	√	
7. 临终关怀	通过社区见习,掌握临终关怀的方法,理解临终关怀的意义		√

四、教学大纲说明

(一)适用对象与参考学时

本教学大纲可供高职高专护理、助产等相关专业使用,总学时为 48 学时,其中理论教学 34 学时,实践教学 14 学时。

(二)教学要求

1. 本课程对理论教学部分要求有掌握、理解、了解 3 个层次。掌握是指对老年护理学中所学的基本知识、基本理论具有深刻的认识,并能灵活地应用所学知识分析、解释临床问题。理解是指能够解释、领会概念的基本含义并会应用所学技能。了解是指能够简单理解、记忆所学知识。

2. 本课程突出以培养能力为本位的教学理念,在实践技能方面分为熟练掌握和学会 2 个层次。熟练掌握是指能够独立娴熟地进行正确的实践技能操作。学会是指能够在教师指导下进行实践技能操作。

(三)教学建议

1. 在教学过程中要积极采用现代化教学手段,加强直观教学,充分发挥教师的主导作用和学生的主体作用。注重理论联系实际,组织学生开展必要的临床案例分析讨论,以培养学生的分析问题和解决问题的能力,使学生加深对教学内容的理解和掌握。

2. 实践教学要充分利用教学资源,案例分析讨论等教学形式,充分调动学生学习的积极性和主观能动性,强化学生的动手能力和专业实践技能操作。

3. 教学评价应通过课堂提问、布置作业、单元目标测试、案例分析讨论、期末考试等多种形式,对学生进行学习能力、实践能力和应用新知识能力的综合考核,以期达到教学目标提出的各项任务。

学时分配建议(48 学时)

序号	教学内容	学时数		
		理论	实践	合计
1	绪论	4		4
2	老化理论	2		2
3	老年人的健康保健	4	2	6
4	老年人健康评估	4	2	6
5	老年期心理护理与沟通交流	4	2	6
6	老年人日常生活护理	2	8	10
7	老年人常见疾病的护理	8	2	10
8	老年临终关怀	4		4
	合计	32	16	48

目标检测题参考答案

第1章

1. C 2. A 3. B 4. E 5. E

第2章

1. D 2. A 3. B 4. C 5. B 6. D 7. A 8. D 9. D 10. A 11. E 12. C 13. D 14. A

15. E 16. D

第3章

1. C 2. D 3. D 4. A 5. A

第4章

1. C 2. B 3. C 4. B 5. E 6. C 7. D 8. A 9. E 10. A 11. A 12. B

第5章

1. D 2. B 3. D 4. B 5. D 6. B 7. D 8. D 9. A 10. C 11. A 12. E 13. C 14. A

15. D 16. A 17. D 18. C 19. A 20. E 21. C 22. D

第6章

1. E 2. A 3. B 4. C 5. C 6. C 7. D 8. D 9. C 10. C

第7章

1. D 2. D 3. E 4. C 5. B 6. A 7. A 8. D 9. D 10. B 11. D 12. C 13. A 14. D

15. D 16. E 17. A 18. C 19. B 20. C 21. C 22. B 23. C 24. C 25. A 26. C 27. C

28. E 29. C 30. B 31. D 32. D 33. C 34. A 35. C 36. E 37. C 38. E 39. A 40. B

41. A 42. C 43. D 44. B 45. B 46. E 47. B 48. A 49. D 50. C 51. E 52. D 53. C

54. B 55. A 56. E 57. B 58. B 59. D 60. E 61. E 62. A 63. C 64. C 65. C 66. C

67. D 68. B 69. D 70. C 71. A 72. B 73. A 74. E 75. B 76. B 77. A 78. C 79. A

80. B 81. E 82. B 83. A 84. E 85. C 86. D 87. E 88. D

第8章

1. C 2. A 3. E 4. E 5. B 6. C 7. C 8. A 9. B 10. E 11. C 12. A 13. D 14. C

15. E 16. C 17. D 18. C 19. D 20. B 21. D 22. D 23. E 24. A 25. D 26. B 27. E